PALENIE
DLA KOBIET

ALLEN CARR

PROSTA METODA JAK SKUTECZNIE RZUCIĆ PALENIE

DLA KOBIET

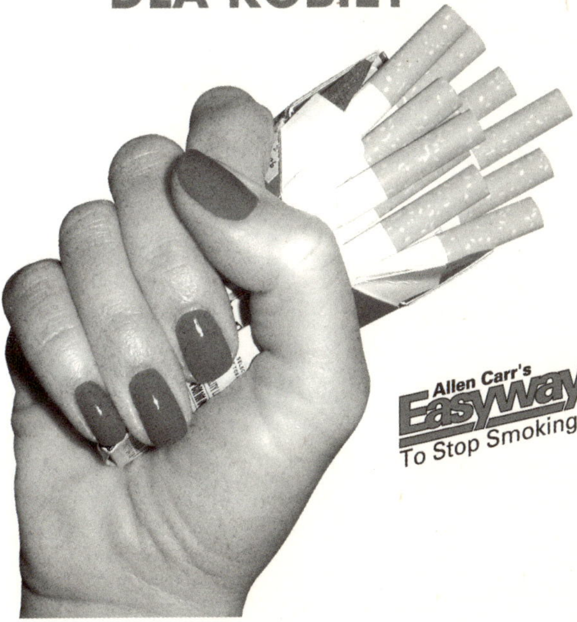

Allen Carr's Easyway® To Stop Smoking

www.allen-carr.pl

BETTERS

Tytuł oryginału
Allen Carr's Easyway For Women To Stop Smoking

Przekład: Joanna Beta
Projekt okładki: Magdalena Giera

Wydanie II

ISBN 978-83-926159-9-6

Betters Sp. J.
Licencjonowany Partner Allen Carr's International
ul. Wilcza 12b lok. 13
00-532 Warszawa
tel./fax (0 22) 621 36 11
www.allen-carr.pl
e-mail: info@allen-carr.pl

Skład i druk: Edit Sp. z o.o., www.edit.net.pl

Printed in Poland

Od Wydawcy

Drogie Czytelniczki,

Dobrze znamy te wszystkie wymówki: „Muszę rzucić... ale tak bardzo lubię palić!", „Zrobię to, ale jeszcze nie dzisiaj...", „Poczekam, aż miną stresowe sytuacje"; te obawy i lęki: „Co ja sobie robię – przecież mnie to wykańcza!?", „Przecież to szkodzi mojemu dziecku", „Żeby tylko rodzina nie dowiedziała się, że palę"; te wątpliwości: „Pewnie mi się nie uda, przecież to niewykonalne.... – tyle razy już próbowałam", „A jeśli przytyję...?".

Znamy Wasze rozterki i lęki, rozumiemy je, bo same przez to przeszłyśmy. Każda z nas paliła wiele lat. Jedna podejmowała kolejne beznadziejne, dołujące próby rzucenia, druga cały czas uważała, że palenie ma pod kontrolą, że to nie jest uzależnienie, tylko jej własny wybór.

Ale wiemy też, co znaczy przestać palić – na zawsze.

Wiemy, co zrobić by zrozumieć, w jakiej pułapce uzależnienia mentalnego się tkwiło, a potem odzyskać spokój, niezależność, pewność siebie, poczucie własnej wartości i poczuć swoją siłę: „Teraz mogę wszystko!".

Obie odzyskałyśmy wolność dzięki metodzie Allena Carra, a teraz pomagamy innym uwolnić się od nałogu.

Przed rokiem pojawiło się polskie wydanie kultowej książki Allena Carra „Prosta metoda jak skutecznie rzucić palenie", światowy bestseller – 9 milionów sprzedanych egzemplarzy, który również w Polsce spotkał się z bardzo dobrym przyjęciem.

Dzisiaj z prawdziwą przyjemnością oddajemy w Wasze ręce kolejną ważną pozycję Allena Carra, skierowaną specjalnie do nas, do kobiet – polskie wydanie „Prostej metody jak skutecznie rzucić palenie – dla kobiet". Autor pochyla się tu w szczególny sposób nad motywami, problemami i emocjami kobiet, uwzględnia naszą wrażliwość, dotyka szczególnych aspektów palenia, porusza szczególne struny, takie, które łatwiej poczuć nam, kobietom.

Drogie Panie, życzymy Wam, żebyście dzięki tej mądrej i życzliwej Wam książce doświadczyły tego, czego doświadczyłyśmy nie tylko my osobiście, ale także miliony kobiet na całym świecie – ulgi i radości, że już nie musicie palić. Warto zrobić coś dla siebie!

Anna Kabat
Kinga Balter
Warszawa, październik 2008

Spis treści

Wstęp

Moją pierwszą książkę, „Prosta metoda jak skutecznie rzucić palenie", napisałem w 1985 roku. Od tamtej pory niemal codziennie uczyłem się czegoś nowego o uzależnieniu nikotynowym.

Pragnąc, aby moja metoda nie traciła na aktualności i była skuteczna, wzbogacałem swoje publikacje o tę nową wiedzę. Do tej pory wszystko o czym pisałem, pisałem zawsze z własnej perspektywy. W niniejszej książce moje wyobrażenia i odczucia ustąpiły miejsca doświadczeniom kobiet, które wygrały z nałogiem. Większość klientów naszych klinik stanowią kobiety, więc naturalne wydaje się, że powinna istnieć wersja mojej metody, przeznaczona tylko dla kobiet. Ale czy na pewno?

Pytano mnie, czy to w ogóle konieczne i czy w obecnych czasach jest to poprawne politycznie. Poza tym twierdzę, że moja metoda działa na wszystkich palaczy, bez względu na płeć. Wciąż twierdzę, że tak właśnie jest. Ale wiem też, zarówno z własnego doświadczenia jak i z rozmów z naszymi terapeutami, że są pewne powtarzające się obawy związane z rzuceniem palenia, charakterystyczne tylko dla kobiet. Na naszych sesjach możemy odnieść się do nich bezpośrednio, a przy pomocy książki „Prosta metoda jak skutecznie rzucić palenie – dla kobiet" chcę dotrzeć do szerszego grona czytelniczek, żeby pokazać im, jak, niezależnie od ich specyficznych lęków, moja metoda może pomóc im pokonać wszelkie przeszkody, jakie pojawią się przy próbie wyjścia z nałogu.

Czy kobiety i mężczyźni różnią się od siebie? I tak i nie. Jedno jest pewne. Palące kobiety odczuwają dużo większy lęk przed rzuceniem palenia, niż mężczyźni. Dowiadujemy się o tym podczas sesji terapeutycznych. Jestem przekonany, że nie jest to spowodowane tym, że mężczyźni są zbyt nieśmiali, żeby mówić o swoich lękach. Po prostu mężczyźni nie odczuwają wielu lęków, o których często wspominają kobiety.

Powody występowania u kobiet tych lęków będą szczegółowo analizowane w kolejnych rozdziałach. Teraz tylko tyle: Dla palących kobiet papierosy są najwyraźniej istotną częścią ich systemu bezpieczeństwa, zdają się stanowić stały element ich życia i integralną część ich tożsamości. Dotyczy to zwłaszcza kobiet, które przesadnie koncentrują się na swojej wadze i figurze. Już sama myśl, że mogłaby się pojawić luka w tym systemie wsparcia, wprawia palącą kobietę w panikę – nawet, jeśli jest ona osobą skądinąd przebojową i zaradną.

Ta szczególna relacja, szczególny stosunek kobiet do papierosów i palenia, wynika z tego, jak i dlaczego kobiety funkcjonują w ten, a nie inny sposób, oraz z ich odmiennych przekonań i spojrzenia na życie. Koncerny tytoniowe znakomicie zdają sobie sprawę z tych powiązań. Nie na darmo pompują miliardy dolarów w stworzenie psychologicznego profilu kobiet. Robią, co w ich mocy, aby zgłębić tajniki kobiecego umysłu, aby zrozumieć jak kobiety postrzegają świat, jak rozumują i co różni je od mężczyzn.

Nigdy nie zmieni się zapewne sama istota nikotynowego nałogu, którą moja metoda zajmuje się tak skutecznie. Jednak zmieniają się drogi i sposoby, którymi kobiety dają się w te pułapkę wciągnąć. Kobiety, które chcą się z niej wyrwać, muszą być tego wszystkiego świadome, żeby skończyć z tym raz na zawsze i nie dać się więcej nabrać. Te zmiany to w dużym stopniu skutek działań przemysłu tytoniowego, ale także społecznych przeobrażeń i zmian, jakim podlegały same kobiety. Rewolucja społeczna, zapoczątkowana w latach 60., przyczyniła się do powstania nowego lukratywnego rynku – rynku kobiet, zwłaszcza młodych. Zważywszy, że branża ponosi obecnie ogromne straty po męskiej stronie – więcej palących mężczyzn ubywa, niż przybywa – jest to prawdziwa żyła złota!

To doprawdy ironia losu, że te z jednej strony wyzwolone i emancypujące się właśnie wtedy kobiety, z jednego zniewolenia popadały w kolejne. Więcej napiszę o tym w dalszej części. Wszystko stanie się jasne. Jedno jest pewne: Kiedy zobaczysz nikotynową pułapkę we właściwym świetle, zrozumiesz, dlaczego chcę uwolnić świat od tej plagi. Mam nadzieję, że się przyłączysz – rzucając palenie albo kupując tę książkę palącej kobiecie, o której zdrowie się troszczysz.

Nazywając rzeczy po imieniu, mam nadzieję przekonać cię, jak łatwo się uporać z wszelkimi przeciwnościami, na jakie napotykają palacze, chcąc rzucić palenie. Kiedy już to zrozumiesz, zobaczysz, że moja metoda to naprawdę prosty sposób.

1. Panie mają pierwszeństwo

Po latach dominacji mężczyzn kobiety w krajach zachodnich w końcu cieszą się równymi prawami. Nie tylko w biznesie, gdzie obecnie zajmują najwyższe stanowiska nawet w typowo męskich zawodach, ale także w pozostałych sferach życia. Niewielu ludzi odważyłoby się krytykować taki stan rzeczy, a z pewnością większość powiedziałaby: najwyższy czas!

Sposób, w jaki wielkie pionierki ruchów na rzecz emancypacji kobiet odniosły sukces, jest istotną wskazówką do odpowiedzi na pytanie: dlaczego kobiety palą?

Sufrażystki odważyły się sprzeciwić obowiązującym zasadom. Nie chciały posłusznie przyjąć powszechnej organizacji świata i społeczeństwa. Przedstawiły niepodważalne argumenty, dla których powinny odrzucić stereotypowe role kobiece. Były panie, które w duszy popierały swoje „siostry–aktywistki", ale bały się iść w ich ślady. Jednak znacznie więcej było tych kobiet, które zaakceptowały nową sytuację bez żadnych pytań.

To dziwne, ale często zdarza się, że rozumiemy nasze życiowe pomyłki dopiero wtedy, gdy zaczynamy zadawać pytania. Jeżeli nigdy nie zadajesz żadnych pytań, nic nie podważasz, to przyjmujesz, że sytuacja musi być taka, jaka jest.

Pranie mózgu może kształtować niemal każdą sferę naszego życia. W niniejszej książce skupiłem się na dwóch dziedzinach poddawanych praniu mózgu. Są to:

1) palenie,
2) różnice między kobietami i mężczyznami.

Słownikowa definicja prania mózgu brzmi:

Spowodowanie radykalnej zmiany poglądów i przekonań.

Być może zastanawiasz się, jaki to ma związek z paleniem. Wszyscy wiemy, że palenie jest okropnym nałogiem, że niszczy nasze zdrowie i drogo nas kosztuje.

Obecnie sami palacze uważają, że palenie jest aspołeczne. Więc po co zmieniać swoje i tak negatywne poglądy na temat palenia, aby z nim zerwać? A może wierzysz, że jest jakaś magiczna sztuczka albo pigułka, dzięki której nie będziesz miała ochoty na papierosa? I pewnie właśnie zastanawiasz się, w jaki sposób przeczytanie książki pomoże ci zerwać z nałogiem. Pozwól, że ci wytłumaczę:

Jaki jest twój cel? To oczywiste, chcesz zgasić swojego ostatniego papierosa i nigdy więcej nie czuć ochoty na palenie.

Z pewnością znasz wielu byłych palaczy, którzy uwolnili się z nikotynowej pułapki. Ale czy nie było tak, że większość z nich miała za sobą także nieudane próby zerwania z nałogiem? Czy nie było tak, że nadwyrężali swoją silną wolę, szukali wsparcia w tabletkach, plastrach i gumach antynikotynowych? I czy nie było tak, że przez wiele dni, a może nawet miesięcy albo lat cierpieli katusze i czuli przygnębienie? Ilu z nich okazjonalnie prosiło cię o papierosa? Wielu byłych palaczy twierdzi, że cieszą się, że pokonali nałóg. Jednak przyznają, że spożywanie posiłków i spotkania towarzyskie nie sprawiają im tak dużej przyjemności jak wtedy, kiedy palili. Albo, że gdy dzwoni telefon, odruchowo sięgają po papierosa.

Czy właśnie tego chcesz dla siebie?

Na chwilę zapomnij o podjęciu wyzwania definitywnego rzucenia palenia. Najpierw spróbuj odpowiedzieć na to bardzo ważne pytanie: co różni palacza od osoby niepalącej?

Odpowiedź wydaje się być oczywista: jedno z nich pali, a drugie nie. Fakt. Ale czy rzeczywiście jest to aż tak proste? Nikt nie zmusza cię do palenia. Więc czy palacz pali, bo naprawdę tego chce? Otóż nie. Przecież sama wiesz, że zdarza ci się zapalić nie dlatego, że odczuwasz taką potrzebę, tylko dlatego, że masz taki nawyk. Wiele osób, które pali do 20 papierosów dziennie, przyznaje, że zaledwie 2 z nich palą z prawdziwą przyjemnością. Pozostałe palą z nawyku. No tak. Ale jeśli to prawda, oznaczałoby to, że bez problemów powinniśmy umieć ograniczyć palenie. Na przykład moglibyśmy schować papierosy do szuflady i zamknąć ją na klucz. To praktyczne utrudnienie sprawiłoby, że sięgając po klucz, zapytalibyśmy siebie: czy naprawdę chcę zapalić, czy to tylko taki odruch? Gdyby palenie wynikało jedynie z nawyku, nie byłoby prawdziwego pragnienia zapalenia.

Prosty podstęp pozwoliłby palaczowi 20 papierosów dziennie ograniczyć palenie do zaledwie 2 papierosów na dobę bez większych wyrzeczeń. Jeśli już stosowałaś ten lub podobny sposób, to wiesz, że jest on skuteczny na krótką metę. Mniej więcej do momentu gdy załamie się twoja silna wola.

Czy kiedykolwiek prosiłaś swoich najbliższych, żeby trzymali papierosy z dala od ciebie? Tylko ty wiesz, jak daleko możesz się posunąć, żeby odzyskać swój „skarb". I nic się wtedy nie liczy. Także twoja wcześniejsza prośba, żeby ignorować twoje ewentualne błagania o zwrócenie papierosów, gdy dopadnie cię chwila słabości... Nawet jeśli twój strażnik papierosów trwał w postanowieniu, że nigdy przenigdy nie ustąpi, ulega ci, gdy dajesz popis paniki, pomysłowości i determinacji w odbiciu tytoniowego zakładnika. Bo przecież musisz zapalić NATYCHMIAST!

Natura wyposażyła kobiety w instynkt macierzyński. Mimo to, znane są historie matek, które porzucają lub pozostawiają dzieci bez opieki, podczas gdy one same oddają się świetnej zabawie, albo wyjeżdżają za granicę. Gardzimy takimi kobietami za ich brak odpowiedzialności. Ale jeśli jesteś absolutnie szczera wobec siebie, czy nie przyznasz, że zdarzyło ci się wymknąć z domu „na chwilkę", np. gdy twoje dzieciaki spały, a ty postanowiłaś w międzyczasie pojechać na stację benzynową po papierosy? Czy nigdy nie zdarzyło ci się zostawić dzieci w samochodzie, przy włączonym silniku, podczas gdy ty wyskoczyłaś do sklepu za rogiem?

Znam przypadek pewnej kobiety, która tuż po porodzie poprosiła pielęgniarkę o popilnowanie jej nowonarodzonego dziecka, podczas gdy ona pójdzie kupić sobie paczkę papierosów. Przeładowana obowiązkami pielęgniarka odmówiła. Wspomnę, że była niepaląca. Jej komentarze – „przecież pani nie musi palić właśnie teraz", „palenie szkodzi zdrowiu pani i pani dziecka", „przecież przeżyła pani czternastogodzinny poród bez papierosów" – wywołały poczucie winy u młodej matki. Ale wcale nie zmieniły jej postanowienia. Kobieta poszła po papierosy pomimo komentarzy pielęgniarki, pomimo głośnej sprawy porwania noworodka ze szpitala, którą z pewnością znała z mediów. Zostawiła niemowlę bez opieki i poszła po swój zakup. Gdy wróciła do pokoju, okazało się, że dziecko zniknęło. Jej pełen przerażenia krzyk było słychać w całym szpitalu. Na szczęście okazało się, że dziecko było w dobrych rękach. Inna pielęgniarka przeniosła niemowlę do innej sali. Tylko sobie wyobraź, co czuła młoda matka przez te kilka minut, zanim upewniła się, że jej dziecku nic się nie stało.

Powyższego przykładu używam, żeby pokazać jaką moc i jakie skutki ma pranie mózgu. Bywa, że palące kobiety w ciąży są krytykowane przez ich palące przyjaciółki, które nie potrafią zrozumieć, jak można palić, gdy spodziewa się dziecka. A potem same zachodzą w ciążę i same nie są w stanie zrezygnować z papierosów. Tak samo trudno uwierzyć, że sytuacja opisana powyżej, mogłaby się wydarzyć wzorowej matce. Zanim potępisz tę młodą kobietę, bądź szczera wobec siebie. Czy nigdy nie zdarzyło ci się przejechać wielu kilometrów w poszukiwaniu całodobowego sklepu tylko dlatego, że skończyły ci się papierosy? Czy nigdy nie doznałaś uczucia paniki, jakie pojawia się gdy zdajesz sobie sprawę, że paczka jest już prawie pusta, albo w najgorszym przypadku: jest już pusta? Oczywiście, dobrze wiesz, o czym mówię.

Jeżeli rzeczywiście mogłabyś odstawić papierosy tak po prostu, jak często zarzekają się palacze, to dlaczego czytasz tę książkę? Czytasz ją tylko z jednego jedynego powodu. Jest nim

STRACH

Nie martw się. To też jedyny powód, dlaczego palacze nie mogą zerwać z nałogiem. Kobieta z przykładu powyżej nie ryzykowała zdrowia i życia swojego dziecka, żeby sobie z przyjemnością powdychać rakotwórcze substancje. Zrobiła to ze strachu, bo zabrakło jej papierosów.

Wyobraź sobie heroinistę, kiedy zabraknie mu heroiny. Wyobraź sobie jego strach, panikę, konwulsje. A potem wyobraź sobie ulgę, jakiej doświadcza, kiedy może wreszcie wstrzyknąć narkotyk w swoją zmaltretowaną żyłę. Czy naprawdę sądzisz, że robienie sobie zastrzyków sprawia narkomanom przyjemność? Osoby wolne od uzależnień narkotykowych nie potrafią pojąć, jaką przyjemność może sprawiać zażywanie narkotyku w ten sposób. Osoby niepalące nie potrafią sobie wyobrazić, że przyjemne jest wdychanie śmiercionośnego dymu. Ty też się nad tym zastanawiałaś, zanim wpadłaś w nikotynową pułapkę. Mój mózg też był wyprany. Kiedyś wierzyłem, że narkomani wkłuwają się w swoje żyły po to, by doświadczyć niesamowitych halucynacji. A prawda jest taka, że wstrzykują sobie narkotyk, żeby pozbyć się uczucia niepokoju, poirytowania oraz poczucia utraty bezpieczeństwa towarzyszącego im, gdy poziom narkotyku w ich ciałach obniża się.

Jednym z wielu błędnych twierdzeń o uzależnieniach narkotykowych jest przekonanie, że narkomani cierpią z powodu fizycznych objawów odstawienia tylko wtedy, kiedy próbują uwolnić się od narkotyku. W rzeczywistości narkomani odczuwają je już po pierwszej zażytej dawce, kiedy narkotyk opuszcza ich organizm. Jedynym powodem wzięcia kolejnej działki jest chęć pozbycia się uczucia pustki i niepokoju, wywołanych poprzednią dawką narkotyku.

Ludzie, którzy nie są uzależnieni od heroiny, nie mają takich napadów paniki i strachu. Podobnie jest z paleniem. Osoby niepalące nie potrafią sobie wyobrazić, jak można wdychać ten okropny dym. Jak można wydawać na to majątek? Jak można ryzykować okropne choroby tylko po to, żeby przez chwilę poczuć dym papierosowy w płucach? I jak można ryzykować życie własnego dziecka – tak jak młoda matka z przykładu? Jest to nie tylko oburzające, ale także zupełnie niezrozumiałe dla niepalących. Jako osoba kiedyś uzależniona od nikotyny, uważam zachowanie tej kobiety za niewybaczalne. Jednak współczuję jej, bo wiem, co nią kierowało. Założenie sobie na głowę plastikowej torby nie należy do najprzyjemniejszych doznań na świecie, nawet jeśli wiesz, że możesz się jej pozbyć, kiedy tylko zechcesz. Ale jeśli ktoś inny, nawet jeśli to ktoś, kto cię kocha, zakłada ci tę torbę na głowę, to jest to prawdziwy koszmar. Zwłaszcza, jeśli ten ktoś wierzy, że robi to dla twojego dobra.

Zastanówmy się teraz przez chwilę, co wynika z tego, o czym pisałem do tej pory. Poprosiłem cię o zdefiniowanie różnic między palaczem i osobą niepalącą. Najprostsza, i oczywiście prawidłowa, odpowiedź to: palacze palą, a niepalący nie. Ponieważ jest to aż tak oczywiste, to zniekształca nasze postrzeganie palenia i sprawia, że podchodzimy do problemu od niewłaściwej strony. Rozwiązujemy sytuację postanowieniem, że już nigdy nie będziemy palić. Na tym etapie, takie stwierdzenie może ci się wydawać słuszne. Pozwól, że za pomocą przykładów wytłumaczę ci, dlaczego nie jest.

Na twoim dachu brakuje jednej dachówki. Za każdym razem po deszczu twój dywan w salonie zdobi mokra plama. Jak rozwiążesz ten problem? Jest kilka możliwości. Możesz zwinąć dywan, możesz trzymać wiadro w miejscu powstawania kałuży, tak, żeby przy najbliższym deszczu woda wpadała do wiadra, możesz nawet podjąć decyzję bardziej drastyczną i wyprowadzić się. Żadna z tych decyzji nie pomoże ci rozwiązać problemu. Najrozsądniejszym i najbardziej opłacalnym sposobem, będzie usunięcie źródła problemu, czyli uzupełnienie brakującej dachówki.

Podobną zasadę – ignorowanie istoty sprawy i ukrytych przyczyn – skłonni jesteśmy stosować w podejściu do innych problemów w naszym życiu. Jeśli w oponie twojego samochodu lub roweru uszło powietrze, to na pewno ją napompujesz, mając nadzieję, że to załatwi sprawę. Jeśli za kilka dni z opony znów zejdzie powietrze, a ty jesteś optymistą albo wolisz iść na łatwiznę, podobnie jak ja, prawdopodobnie znowu ją napompujesz. To samo zrobisz następnym razem i następnym. Ale, nieważne jak leniwi i naiwni jesteśmy, już za drugim razem wiemy, że problemem jest przebita opona i jedynym skutecznym rozwiązaniem jest jej naprawa, a nie nieustanne pompowanie.

Prawdziwą różnicą między palaczem i niepalącym nie jest to, że palacz pali, a niepalący nie. Zapalenie papierosa to tylko czynność będąca skutkiem prawdziwego problemu. Nadzieja, że uda się rzucić palenie decyzją o nie sięgnięciu już nigdy po papierosa, jest równoznaczna z trzymaniem w salonie wiadra, gdy pada deszcz, zamiast wstawienia brakującej dachówki. Jest to równoznaczne z nieustannym pompowaniem opony, gdy wiesz, że jest w niej dziura.

Prawdziwą różnicą między palaczem i niepalącym jest to, że palacz odczuwa potrzebę albo pragnienie, żeby zapalić, a niepalący nie. To jest istota problemu: odpowiednik brakującej dachówki albo przebitej opony. Po prostu przyjmij do wiadomości ten niezaprzeczalny fakt: nikt poza nami samymi nie zmusza nas do zapalenia papierosa. Nawet gdy inni próbują poruszyć niebo i ziemię, żeby nas od tego powstrzymać, znajdujemy sposób, żeby się wywinąć. Przyjmij do wiadomości także inny niezaprzeczalny fakt: nawet kiedy próbujemy ograniczyć palenie czy odstawić palenie całkowicie, jedyną trudnością, jaką napotykamy, jest głos w naszej głowie, który mówi: „ale ja chcę papierosa!" Gdyby to nie była prawda, wyjście z nałogu byłoby dziecinnie proste. Może trudno ci w to uwierzyć, ale rzucenie palenia jest łatwe dla każdego palacza, również dla ciebie, pod warunkiem, że wiesz jak się do tego zabrać.

Tak więc, aby rzucić palenie musimy rozwiązać problem u źródła: musimy usunąć potrzebę i chęć zapalenia. Nie tylko na kilka godzin, dni, miesięcy czy lat, ale na stałe. Nawet ekspertom trudno jest sobie wyobrazić, że można rzucić palenie, nie używając przy tym nawet odrobiny silnej woli. Ale pomyśl przez chwilę – gdybyś nigdy nie miała już poczuć potrzeby czy pragnienia zapalenia, to do czego miałaby ci być potrzebna silna wola?

Może myślisz sobie: „Wszystko to ładnie, pięknie i nie sposób kwestionować to, co mówisz. Rzeczywiście, przyznaję – nikt poza mną samą nie zmusza mnie do palenia. Na pewno jest to skutkiem jakiegoś autodestrukcyjnego procesu, zachodzącego we mnie. Ale w jaki sposób książka miałaby pomóc mi się tych skłonności pozbyć?".

EUREKA! Trafiłaś w sedno. Tak, jak w przypadku brakującej dachówki czy przebitej opony łatwo jest dostrzec źródło problemu i najlepsze jego rozwiązanie, tak i w przypadku palenia widzimy wyraźnie, że jedynym możliwym rozwiązaniem jest pozbycie się pragnienia zapalenia – raz na zawsze. Łatwo powiedzieć. Ale jak to zrobić?

Musimy pójść krok dalej. Zanim uwolnimy się od pragnienia czy potrzeby zapalenia, musimy zrozumieć, skąd się to bierze. W końcu się z tym nie rodzimy. Ludzie przeżyli setki tysięcy lat bez palenia. Nikt chyba nie sądzi, że w umyślnym wdychaniu rakotwórczego dymu jest coś naturalnego? Faktem jest, że nikt z nas nie odczuwał potrzeby palenia, zanim zapalił pierwszego papierosa. Jeśli należysz do tych nieszczęśników, którzy wpadli w tę pułapkę na tyle wcześnie, że nie pamiętają już, jak to jest nie odczuwać potrzeby palenia, nie martw się – gdybyś miała wtedy poczucie, że czegoś ci brakuje, na pewno byś to pamiętała!

Wcześniej podałem definicję prania mózgu jako:

Spowodowanie radykalnej zmiany poglądów i przekonań.

Od urodzenia jesteśmy bombardowani tzw. „faktami". W przypadku palenia wmawia nam się, że palenie nas odpręża, pomaga się skoncentrować, łagodzi stres i zabija nudę. Słyszymy też, że palenie to okropny, odrażający nawyk, który robi z nas niewolników, rujnuje nasze zdrowie i finanse. Że jesteśmy głupi, bo wpadliśmy w jego sidła. Jak na ironię, ci którzy zazwyczaj prawią nam takie kazania, np. nasi rodzice, często mówią to z papierosem w zębach. Oczywiście wierzymy im. Ale, niezależnie od tego, jak straszne są skutki palenia, które pragną nam uświadomić – my nie jesteśmy głupi. Widzimy, że mama sięga po paczkę za każdym razem, kiedy jest spięta, i że ojciec nie odbierze telefonu, póki nie zapali papierosa. Tyle razy mówili: „zwariuję, jeśli nie zapalę", „wyjdźmy stąd, muszę zapalić!". A gdy rzucają palenie, puszczają im nerwy i są gotowi „zabić za papierosa".

Na tym etapie nie ma jeszcze mowy o praniu mózgu. Nasze poglądy i przekonania nie ulegają nagłej zmianie, tylko podlegają procesowi formowania. Oczywiście, bombardowanie informacjami – zarówno za, jak i przeciw paleniu – nie ma na nas żadnego wpływu. Na początku nie stajemy po żadnej stronie. Za słuszne przyjmujemy obie wersje. Ale ponieważ – zanim się uzależnimy – nie odczuwamy ani potrzeby ani pragnienia palenia, sytuacje towarzyskie nas cieszą i radzimy sobie ze stresem bez konieczności zapalenia, jesteśmy w tej szczęśliwej sytuacji, że nie mamy nic do zyskania, ale za to dużo do stracenia.

Nie ma, i nie było, na świecie takiego palacza – ba! nie ma takiego alkoholika, ani narkomana – który z góry zakładałby, czy przypuszczał, że kiedykolwiek się uzależni. Gdyby naprawdę sądzili, że jest to możliwe, nigdy nie zdecydowaliby się na pierwszą dawkę. Wmawiamy sobie, że nas to nie wciągnie – przecież pierwszy papieros smakuje okropnie.

Dopiero kiedy wpadamy w pułapkę, pranie mózgu zaczyna działać. Innymi słowy, przed pierwszym zapalonym papierosem uważamy palenie za ohydne, niezdrowe i kosztowne. Smak pierwszego papierosa nie tylko potwierdza to wyobrażenie, ale obala też mit, że palenie jest przyjemnością. Mimo to, w bardzo krótkim czasie zaczynamy zmieniać zdanie. Nagle palenie zaczyna być nie tylko przyjemne, ale też odprężające i dodające odwagi i pewności siebie. Wkrótce papierosy stają się dla nas niezbędne, nie możemy się bez nich obyć. Bez względu na to, jak szybko przebiega ten proces, jesteśmy nieświadomi, że w nas zachodzi. Ale nie można zaprzeczyć, że nasze odczucia się zmieniły.

Dla optymisty butelka jest w połowie pełna. Pesymista zobaczy butelkę w połowie pustą. Kto ma rację?

CZY BUTELKA JEST W POŁOWIE PEŁNA, CZY W POŁOWIE PUSTA?

2. Czy butelka jest w połowie pełna, czy w połowie pusta?

Jeśli szklanka jest wypełniona dokładnie w 50 procentach, zarówno optymista jak i pesymista mają rację. Obaj odbierają ten sam fakt w inny sposób. Każdy ma prawo do swojej opinii, ale w tej książce nie będziemy zajmować się opiniami, tylko faktami. Jeśli szklanka jest wypełniona nieco poniżej lub powyżej połowy, wówczas zarówno optymista jak i pesymista mają zniekształconą percepcję prawdziwej sytuacji. Na pytanie „Jak Allen Carr pomógł ci przestać?" niektórzy byli palacze korzystający z usług z naszych klinik, odpowiedzą „Wmówił mi, że nie muszę więcej palić".

Taka odpowiedź wywołuje u mnie konsternację. Sugeruje, że stosuję jakieś sekciarskie taktyki, których celem jest kontrolowanie umysłów wyznawców, a co bardziej jeszcze niepokojące, że ktoś z łatwością będzie mógł odwrócić ten proces i przekonać palacza, że znowu musi palić.

Ćwiczenie relaksacyjne jest częścią naszych sesji i nasi klienci wychodzą od nas przekonani, że już nie chcą palić. Ale gdy ktoś, palący czy nie, pyta ich, co wydarzyło się podczas sesji, większość nie jest w stanie tego wyjaśnić i kończy się niezbyt wyczerpującą odpowiedzią, typu: „Nie wiem dlaczego, ale to działa".

Chcę cię zapewnić, że nie mam nic wspólnego z mistycyzmem i żadnymi czarami. Mogę sobie tylko wyobrazić, jak wspaniale czuł się Ali Baba, gdy wymawiając osławione „sezamie otwórz się", dostał się do wielkiego skarbu.

Nie trzeba szukać wsparcia w mistycyzmie lub czarach, żeby wywarzać już otwarte drzwi. Zamiast czarować, lepiej znaleźć klucz do zamka.

Ja zajmuję się tylko faktami. Podkreślam: nigdy nie używam technik prania mózgu. Metoda, którą stworzyłem, ma zgoła inne założenia i podstawy.

Na potrzeby tej książki, musimy od nowa stworzyć definicję prania mózgu.

Pranie mózgu to:

Skuteczne nakłonienie kogoś do przyjęcia pewnych faktów i przekonań, gdy w rzeczywistości są one nieprawdziwe.

Wobec tego przeciwieństwem prania mózgu będzie:

Eliminacja skutków prania mózgu, w celu uświadomienia komuś, jaki jest stan rzeczywisty.

Wiem, co myślisz: *O nie, nie będzie mi chyba teraz opowiadał, że palenie jest okropne, że jest obydnym nawykiem, szkodliwym dla mojego zdrowia i że rujnuje moje finanse?*

Zapewniam cię, że to nie jest taktyka godna mojej metody. Przecież już wiesz, że palenie jest szkodliwe i sama świadomość tego powoduje u ciebie strach i niepokój. Co robią palacze gdy są zestresowani? Dokładnie! Sięgają po papierosa!

Społeczeństwo postrzega palaczy jako ludzi nierozumnych, o słabej woli, traktuje ich jak społecznych wyrzutków. Wielu palaczy myśli o sobie dokładnie to samo. W końcu nad wszystkim innym masz w życiu kontrolę – poza paleniem. Dlatego przyjmujesz do wiadomości, że jesteś słaba. To też jest część prania mózgu. W rzeczywistości masz tak samo dużo, albo nawet więcej, silnej woli jak każdy inny człowiek, palący czy niepalący. Tylko że w tym momencie używasz swojej silnej woli w zły sposób.

Może być ci trudno zaakceptować i uwierzyć w niektóre rzeczy, o których piszę. Niekiedy będziesz miała ochotę odłożyć tę książkę. Proszę, nie rób tego. Na stronach mojej książki nie znajdziesz strasznych opowieści. Przeciwnie, mam dla ciebie tylko dobre wiadomości. Chociaż istotnie, całą tę sytuację można porównać do odwiecznego dylematu „Co było pierwsze? Jajko czy kura?" Najważniejszym czynnikiem powstrzymującym palacza przed rzuceniem palenia jest strach. Strach ten jest prawdziwy i może przyjąć różne formy. To strach, że aby osiągnąć sukces najpierw będziemy musieli przejść przez niewiadomo jak długi okres przygnębienia i cierpień. Strach, że nie mamy wystarczająco dużo silnej woli, aby nam się udało. Strach przed porażką. Jak na ironię, największym strachem palaczy jest strach, że jednak się uda: strach, że posiłki albo spotkania towarzyskie nigdy nie będą nas już cieszyły tak, jak do tej pory. Przecież obserwowałaś swoich znajomych rzucających palenie, wiesz przez co przeszli. Kto chciałby się dobrowolnie skazywać na taki koszmar? Jest strach, że bez papierosa nie będziesz w stanie odebrać telefonu, albo radzić sobie ze stresem. Strach, że jeśli rzeczywiście uda nam się rzucić, będziemy po prostu byłymi palaczami, do końca swoich dni użalającymi się nad sobą, ponieważ nie wolno im już zapalić.

Te lęki odczuwasz naprawdę. Jeżeli rzucałaś palenie metodą silnej woli, tak jak ja wielokrotnie tego próbowałem, to wiesz, że czułaś się nie tak, jakbyś rezygnowała z palenia, ale tak, jakbyś wyrzekała się życia. Miałaś wyrzec się swojego mechanizmu obronnego, swojego wsparcia. Na tym etapie po prostu zaakceptuj obecność tych lęków w swoim życiu. Przyznajmy też, że podjęcie próby rzucenia palenia wymaga prawdziwej odwagi. Fakt, że odczuwasz lęki, oznacza jedynie, że udało ci się przeskoczyć tę pierwszą przeszkodę. Wszystkie lęki są efektem prania mózgu, więc można je łatwo wymazać z twojej świadomości, zanim jeszcze spróbujesz rzucić.

Wszyscy palacze przejawiają w pewnym sensie zachowania schizofreniczne. Z jednej strony jest obawa: to mnie zabija, kosztuje majątek i kontroluje moje życie. Z drugiej strony: to sprawia mi przyjemność, papieros to mój przyjaciel, to moje wsparcie. Bądźmy szczerzy, nie chodzi o to, że lubimy palić – przypomnij sobie tę kobietę ze szpitala. Chodzi raczej o to, że bez papierosa nie potrafimy cieszyć się życiem, ani sobie z nim radzić. Palenie, podobnie jak inne uzależnienia, to wojna strachów: z jednej strony strach przed tym, co robi z tobą narkotyk, z drugiej strach, że bez niego nie będziesz umiała cieszyć się życiem i radzić sobie w trudnych sytuacjach. Pamiętaj, że osoby niepalące nie odczuwają takich lęków.

Jednym z podstępnych elementów pułapki nikotynowej jest zaszczepienie w tobie lęku przed przyszłością: „OK, może dostanę raka płuc, ale, z drugiej strony, może też nic mi się nie stanie". Jednak w momencie gdy robisz pierwszy krok do rzucenia palenia, sama utwierdzasz się w przekonaniu, że rzucając palenie skazujesz się na traumę, przygnębienie, porażkę – już dzisiaj. Naturalną tendencją jest odsuwanie złego na później, nadzieja, że będę miała szczęście i uda się uniknąć najgorszego, i że „przecież równie dobrze mogę wpaść pod autobus" albo „może zdarzy się cud i pewnego dnia obudzę się wolna i nigdy już nie zapragnę papierosa". Słyszeliście pewnie, jak ja, o palaczach, którym się to przydarzyło. Przez 30 lat modliłem się, żeby i mnie to spotkało. Ale wbijcie sobie do głowy: ta podstępna pułapka pomyślana jest w taki sposób, żebyśmy tkwili w niej w nieskończoność, a im bardziej ten nałóg nas niszczy, tym bardziej czujemy się od niego uzależnieni.

Niewielkiej grupie palaczy przytrafia się taki poranek, kiedy budzą się i nagle uświadamiają sobie, że już nie odczuwają ochoty na papierosa. Zabrnęli w swój nałóg tak mocno, że już nie są w stanie wmawiać sobie, że palenie sprawia im jakąkolwiek przyjemność albo daje wsparcie. Smutne jest to, że ogromna większość palaczy, którym przytrafił się taki poranek, zerwała z nałogiem za późno. Proszę, nie pozwól, by spotkało to także ciebie.

Przez całe nasze życie palacza obiecujemy sobie, że rzucimy palenie. Oczywiście, że rzucimy. Jutro. Zawsze rzucamy od jutra. Ja miałem to szczęście, że udało mi się wyrwać, zanim mi się coś przytrafiło. Mogę sobie tylko próbować wyobrazić, jak bym się czuł, gdybym zrobił to za późno.

Gdybym zachorował na raka płuc, jestem pewien, że natychmiast całe pranie mózgu jakiemu mnie poddawano przez lata, wymazałbym ze świadomości. Obwiniałbym się:

Ty głupku, ty idioto! Urodziłeś się zdrowy. Jak mogłeś być tak niewdzięczny albo tak głupi, że trułeś siebie nikotyną całe życie? Jak mogłeś być takim egoistą, że nie obchodziło cię, ile cierpień i bólu zadałeś swoim najbliższym? Myślisz, że jesteś racjonalnym, inteligentnym człowiekiem. Więc jak mogłeś być tak głupi i słaby, żeby wpędzić się w takie tarapaty?

Nie próbuję apelować do twojego zdrowego rozsądku. Po prostu chciałem sobie wyobrazić, jak mógłbym się czuć w takim momencie. Chodzi o to, że żaden palacz nie miewa takich myśli, dopóki nie zachoruje. Chcę ci uświadomić, jak bardzo podstępna jest nikotynowa pułapka. Już o tym mówiłem: chodzi o odwieczny dylemat „Co było pierwsze? Jajko czy kura?". Na szczęście wszelkie lęki są wynikiem prania mózgu. Więc możesz się ich pozbyć, zanim skończysz czytać tę książkę. Bądź gotowa na zmiany.

Zapewne zdarzą się momenty, kiedy postanowisz odłożyć książkę, nie kończąc jej. Albo może będziesz ją czytała bardzo, bardzo wolno, znajdując zawsze coś ważniejszego do zrobienia. W końcu posprzątanie domu, nakarmienie dzieci, kontynuowanie kariery nie poczeka, prawda?

Życie jest grą. W naszej grze stawką jest szczęśliwe życie i umiejętność radzenia sobie z problemami. Nigdy nie możemy być absolutnie pewni, czy nasze działanie okaże się najtrafniejszą inwestycją, czy spowoduje najboleśniejsze straty. A jak często zdarza ci się podejmować decyzję, na skutek której nie masz kompletnie nic do stracenia, a za to wszystko do zyskania? Właśnie teraz jesteś w tej szczęśliwej sytuacji. Myślisz, że przesadzam? Wcale nie. Chcę, żebyś mi obiecała, a co ważniejsze, żebyś obiecała sobie, że przeczytasz tę książkę do końca. Pamiętaj, że nikotynowa pułapka skonstruowana jest w taki sposób, żebyś tkwiła w niej przez całe życie. Nie daj się jej wodzić za nos. Przeczytaj książkę, bo:

NIE MASZ KOMPLETNIE NIC DO STRACENIA!

Jeśli chcesz, pal dalej. Szczerze mówiąc, poczujesz się lepiej. Zamiast się obwiniać, przynajmniej będziesz mogła powiedzieć swoim najbliższym: „Trudno, próbowałam, starałam się jak tylko mogłam. Przeczytałam książkę od deski do deski i wciąż nie mogę rzucić palenia". Jeśli zrobisz wszystko, o co cię proszę, albo o co proszą cię inni i wciąż nie zerwiesz z nałogiem, to przynajmniej z czystym sumieniem będziesz mogła dalej palić. Zapamiętaj sobie: nie masz nic do stracenia. Więc nie ma się czym zadręczać. Obiecuję, że mam dla ciebie tylko dobre wiadomości. Nie musisz nawet rzucać palenia, ani go ograniczać, póki nie skończysz czytać. Wręcz przeciwnie. Może to brzmi jak głupia rada, ale jeżeli jeszcze nie wypaliłaś swojego ostatniego papierosa, to będzie ci łatwiej jeśli nie będziesz od razu rzucała palenia, ani go ograniczała. Tylko nie wykorzystuj tego, żeby czytać jedną linijkę dziennie. A jeśli już wypaliłaś papierosa, który ma być tym ostatnim, przeczytaj książkę jak najszybciej.

Gdy mówię o paleniu, to mam na myśli palenie wszelkiego rodzaju produktów nikotynowych: papierosy, ale także fajki, cygara, skręty, jak również przyjmowanie nikotyny we wszystkich postaciach: wąchanie tabaki, żucie gum nikotynowych, plastry i spreje do nosa.

Nie masz nic do stracenia, a możesz zyskać tak wiele dzięki metodzie „Easyway". I wierz mi, nie chodzi tu tylko o zaoszczędzenie pieniędzy i pozbycie się swetrów śmierdzących dymem papierosowym. Wśród komplementów jakie słyszę od tych, którzy rzucili palenie dzięki mojej metodzie, pojawiają się:

Dziękuję za przywrócenie mi życia.
lub
Moje życie zaczęło się, gdy rzuciłem palenie.

Dostaję podobne listy zarówno od wieloletnich palaczy, takich jakim byłem ja, jak i od młodych ludzi, od kobiet i mężczyzn.

Będąc niewolnikami nikotyny, jesteśmy świadomi ryzyka, jakie ponosimy, paląc. Podobnie jak wy, miałem za sobą wiele nieudanych prób zerwania z nałogiem i coraz trudniej było mi sobie wmawiać, że kiedyś mi się to uda, dopóki się w końcu nie udało. Czekałem, miałem nadzieję, ale zdążyłem się już pogodzić z myślą, że palenie kiedyś mnie zabije. Jak na ironię, wcale mi to nie przeszkadzało. Upadłem tak nisko, że nie bałem się śmierci, bo wcale nie wydawała mi się najgorszym wyjściem. Oczywiście nie przychodziło mi do głowy – z tobą będzie tak samo – że to palenie doprowadziło mnie do takiego stanu. Jasne, zauważyłem, że brakuje mi tchu, ale brak energii i notoryczne zmęczenie przypisywałem starzeniu się i temu, że zawsze próbuję zajmować się wieloma sprawami jednocześnie. Nigdy też nie przyszło mi do głowy, jak fatalny wpływ ma palenie na moją psychikę. Przeciwnie. Sądziłem, że papierosy dodają mi odwagi i pewności siebie. Znasz to przecież, cappuccino bez papierosa, to tak jakbyś siedziała w kawiarni całkiem naga. A już próba przełamywania lodów na imprezie – bez papierosa – wykluczone. Byłem przekonany, że bez papierosa nigdy nie będę w stanie się skoncentrować. Jak miałabyś, bez przerwy na papieroska, poradzić sobie z całym tym szaleństwem wokół? Naprawdę, ta paczka papierosów była nie tylko moim najlepszym przyjacielem, ale była moją siłą. Bez niej czułem się słaby, bezradny, niezdolny cieszyć się czymkolwiek.

Gdy w końcu przejrzysz na oczy, zrozumiesz, że obudziłaś się z prawdziwego koszmaru. Udało mi się wydostać z tego biało-czarnego świata strachu i przygnębienia. Trafiłem do świata kolorowego, gdzie świeci słońce, gdzie odzyskałem kontrolę nad swoim życiem, energię do życia i pewność siebie. Przez ponad 30 lat zdążyłem zapomnieć, jak to jest zwyczajnie cieszyć życiem. Jak większość palaczy, dałem się wciągnąć w nikotynową pułapkę, jeszcze gdy byłem nastolatkiem. Utratę radości, jaką kiedyś czerpałem z życia, wiązałem ze starzeniem się i obowiązkami, jakie mi przybywały wraz z osiągnięciem dorosłości. Gdy przestałem palić, spodziewałem się, że będę zdrowszy i zamożniejszy. Myślałem, że to największe zyski z rzucenia palenia. Byłem zaskoczony, gdy odkryłem, że jest ich o wiele więcej:

1. W miejsce pogardy pojawił się szacunek dla samego siebie.
2. W miejsce uczucia niepokoju – wiara i pewność siebie niczym nie ograniczona.
3. Zniknął ten straszny czarny cień, który powiększał się niezależnie od moich wysiłków, żeby go nie dostrzegać. Wszyscy uzależnieni od narkotyków doświadczają tego stanu już po drugiej dawce. Od tej pory, całe nasze życie świadomie lub podświadomie okłamujemy siebie. Najpierw wmawiamy sobie, że nigdy się nie uzależnimy. Kie-

dy już do nas dotrze, że jesteśmy w pułapce, obiecujemy sobie, że z tym skończymy. Ale nie dzisiaj. Jutro. Zawsze mówimy sobie – jutro. Później wytłumaczę, dlaczego to jutro nigdy nie przychodzi.

4. Odzyskałem wolność. Tak bardzo staramy się oprzeć presji, jaką wywiera na nas społeczeństwo, próbując nakłonić nas do rzucenia palenia, że nie przychodzi nam do głowy, że palenie wcale nie sprawia nam przyjemności. W istocie uznajemy to twierdzenie za coś oczywistego i już. Dlatego sądzimy, że większość papierosów, które wypalamy, to tylko efekt przyzwyczajenia. Wielu palaczy przyzna, że najbardziej smakuje im papieros zapalony po jedzeniu. Dlaczego papieros wyciągnięty z paczki, w której jest wiele takich samych papierosów, miałby smakować lepiej? Nie może smakować inaczej. Nie ma żadnej różnicy w jego składzie. Nie chodzi o to, że palacze odczuwają wyjątkową przyjemność, zapalając po posiłku. Chodzi o to, że w tej skądinąd przyjemnej sytuacji czują się nieszczęśliwi, kiedy nie wolno im zapalić. Życie osoby niepalącej nie jest zdominowane przez takie myślenie. Cóż to za szczególna przyjemność? W tych rzadkich momentach, kiedy zdarzy nam się uczciwie zobaczyć, czym jest palenie, żałujemy, że w ogóle kiedykolwiek zaczęliśmy palić. Papierosy stają się dla nas cenne tylko wtedy, kiedy nie wolno nam palić. Czy znasz jakiekolwiek inne zajęcie, poza uzależnieniem od narkotyków, którym rządzi podobny mechanizm? Kiedy nie możesz palić, pragniesz zrobić to ponad wszystko. A kiedy możesz – chciałabyś nie musieć tego robić.

Ostateczna suma korzyści wynikających z rzucenia palenia znacznie przewyższa wszystko, o czym do tej pory mówiliśmy. Zanim rzuciłem palenie, co rano budziłem się zmęczony i ospały – pomimo 10 godzin snu. Zmuszałem się do wyjścia z łóżka, aby stawić czoła wyzwaniom dnia. Teraz mam siedemdziesiąt lat, a budzę się wypoczęty, pełen energii i chęci do życia. Właśnie to mają na myśli ludzie, mówiąc:

Moje życie zaczęło się, kiedy rzuciłem palenie.

Dostałem wyjątkowo inspirujący list od pewnej młodej damy, Debbie Sekula'y:

Śmiałam się z siebie, z tego jak bardzo chcę rzucić palenie i że jestem tak bardzo zdeterminowana, że przyszło mi nawet do głowy, że jakaś książka mogłaby mi pomóc. Wydało mi się to żałosne i nielogiczne. To nie miało żadnego sensu. Zawiodły przecież naukowe metody, dlaczego więc miałaby mi pomóc książka?

Jak w wielu innych dziedzinach życia, również kiedy rzucamy palenie, szukamy rady tak zwanych „ekspertów", aby się upewnić, że jesteśmy na dobrej drodze. Jednak w świecie uzależnionych od nikotyny wszystko, co zdaje nam się, że wiemy o pułapce i o sposobach wydostania się z niej, zwykle okazuje się czymś zupełnie odwrotnym, sprzecznym z rzeczywistością.

Dziwne? Ta książka sprawi, że na zawsze zmienisz swój sposób postrzegania papierosów, nie tylko na chwilę, kiedy skończysz ją czytać, ale już do końca życia. Najbardziej ekscytujące jest to, że aby się uwolnić, wystarczy ci proste narzędzie – kilka informacji. Wiedza to potęga: bez niej czujesz, że jesteś na straconej pozycji; z nią – czujesz się jak zwycięzca. Słowa Debbi świetnie to obrazują:

Gdy to odkryłam, na mojej twarzy zagościł uśmiech, który nie znika... Po przeczytaniu ostatniej strony twojej książki w tamto niedzielne popołudnie, wiedziałam, że już nigdy nie zapalę. Wiedziałam, że zostałam wyleczona, raz na zawsze.

To było takie niezwykłe uczucie. Nie umiem tego wytłumaczyć, ale jestem pewna, że wiesz o jakie uczucie mi chodzi…

To już mój drugi tydzień. Wciąż jestem tak samo szczęśliwa i podekscytowana, jak w dniu gdy przeczytałam twoją książkę, a może nawet bardziej! Doświadczam nowego świata zapachów, smaków, energii!! Nie mogę uwierzyć, jak cudownie się czuję!

Moje życie jest obecnie jednym wielkim cudem. Wszystko jest takie nowe i fantastyczne. Otworzyłeś przede mną drzwi, przeszłam przez nie i nie wiem, jak mam ci dziękować.

Piszesz o olśnieniu, które może nadejść w ciągu trzech tygodni. U mnie pojawiło się w kilka sekund. Ja już nawet nie myślę o paleniu.

Kończąc mój list, chciałam ci z całego serca podziękować.

Mam nadzieję, że będę miała kiedyś szansę podziękować ci osobiście. Zanim to się stanie: DZIĘKUJĘ ZA TO, ŻE NAUCZYŁEŚ MNIE, JAK ŻYĆ.

Wyrazy szacunku i serdecznej sympatii dla Ciebie i Twojej kochającej rodziny.

Debbie Sekula

Straciłem rachubę, ile podobnych listów otrzymałem przez te wszystkie lata. Pamiętasz, jak porównałem swoje rozstanie z nałogiem do cudu?

Gdy stał się cud, to było jak obudzenie się z powracającego koszmaru.

W swoim liście Debbie pisze: „Moje życie teraz to prawdziwy cud". Innym często pojawiającym się w listach wyrażeniem jest: „to było jak magia".

A zatem:

CUD CZY MAGIA?

3. Cud czy magia?

Nie był to ani cud, ani magia. Choć tak mi się wtedy zdawało. Ponad dwadzieścia lat później, wciąż zdarza mi się tak o tym myśleć. Byłem nałogowym palaczem przez ponad trzydzieści lat. Palenie nie sprawiało mi przyjemności, ale nie byłem w stanie funkcjonować bez papierosów. Mam na koncie niezliczone próby zerwania z nałogiem. Raz udało mi się wytrwać nawet pół roku. Ale nigdy nie czułem się niepalący.

Kiedyś nawet sądziłem – z pewnością z wami jest podobnie, że istnieją różne typy palaczy. Byli więc palacze popalający towarzysko, trochę na pokaz, tacy, którzy tylko udają, że palą. Wykonują wszystkie niezbędne ruchy, imitujące palenie, ale widać, że nie sprawia im to żadnej przyjemności. Nawet nie wyglądają jak prawdziwi palacze. Pragną się czuć częścią grupy i dlatego palą tylko podczas okazji towarzyskich. Widać, że czują się niezręcznie, nigdy się nie zaciągają, zapominają o strzepnięciu popiołu i zawsze palą tzw. „cudzesy", zazwyczaj twoje.

Był też typ, któremu zazdrości każdy nałogowy palacz: palacz okazjonalny. Ten, który zdaje się czerpać autentyczną przyjemność z każdego wypalanego papierosa, zaciąga się głęboko, i nie kaszle przy tym, ma typowe odruchy palacza i zawsze pasuje do grupy. A mimo to, choć brzmi to nieprawdopodobnie, zdaje się odczuwać potrzebę czy pragnienie zaledwie pięciu papierosów dziennie!

Wyglądało jednak na to, że największa grupa palaczy to ci, co palą z przyzwyczajenia – już o nich mówiłem. Wypalają dwadzieścia papierosów dziennie, ale tylko dwa z nich im smakują. Ma się wrażenie, że palenie wcale nie sprawia im przyjemności, palą raczej automatycznie. Twierdzą też, że przestaliby palić, gdyby tylko poczuli, że papierosy im szkodzą.

I wreszcie moja grupa – prawdziwi palacze! To ludzie, którzy mają pełną świadomość swojego uzależnienia od nikotyny, bez papierosa nie potrafią cieszyć się życiem, ani się koncentrować, ani radzić sobie ze stresem.

Dziwne, że jeszcze nie ukuł się termin „palaczoholik". Ale – tak samo jak wielu alkoholików sądzi, że skład chemiczny ich organizmu różni się od tego, którym dysponuje osoba nie uzależniona od alkoholu – ja także wierzyłem, że mój organizm różni się od organizmu przeciętnego palacza. Poza tym byłem przekonany, że nawet gdybym znalazł w sobie dość silnej woli i przestał palić – nieważne, jak długo udałoby mi się wytrwać – i tak będę po prostu palaczem, któremu nie wolno palić.

No i stało się. To było tak, jakby wreszcie opadła mi z oczu szczelna opaska, która przesłaniała mi prawdę... Mogłem spojrzeć na palenie wolny od prania mózgu. Jeszcze zanim zgasiłem ostatniego papierosa, czułem już, że jestem niepalący. Miałem całkowitą pewność, że nigdy przenigdy nie poczuję już potrzeby, ani pragnienia, żeby zapalić. Nie rozumiałem wtedy, dlaczego było to dla mnie tak łatwe. Dlaczego nie dokuczały mi objawy odstawienia – te, które towarzyszyły moim poprzednim próbom? Nie tylko nie miałem żadnych objawów po odstawieniu papierosów, ale cały proces rzucania palenia sprawiał mi autentyczną radość.

Prawdopodobnie masz wiele pytań, na które chciałabyś uzyskać odpowiedź. Nie mam wątpliwości, że pierwszym z nich jest: „Ale co ci się tak naprawdę przydarzyło, i co możesz zrobić, żeby i mnie to spotkało?"

Czy mogę sprawić, żeby dokładnie to samo przytrafiło się właśnie tobie? Nie. Ale ty sama możesz do tego doprowadzić. Jedyne co musisz zrobić, to przeczytać tę książkę z otwartym umysłem. To wcale nie oznacza, że masz przyjmować za pewnik wszystko, co mówię. Przeciwnie. Powinnaś kwestionować wszystko, co mówię, ale też wszystko, co na temat palenia wmówiło ci do tej pory społeczeństwo. Przeżyjesz to samo, jeśli otworzysz swój umysł i inaczej spojrzysz na papierosy, jeśli podważysz to, co do tej pory myślałaś o paleniu. Wtedy będziesz mogła dokonać właściwego wyboru. Ale o tym w dalszej części książki.

„Ale co się stało?" To samo właśnie teraz dzieje się w tobie, gdy czytasz tę książkę. Będzie dojrzewało rozdział po rozdziale. Może wydaje ci się, że gdybyś spadła tak nisko, jak ja, to nie zabrakłoby ci determinacji i też rzuciłabyś palenie bez większych problemów. Pamiętaj, mnie to wcale nie motywowało. Wiedziałem, że mnie to zabija, a jednak nie powstrzymywało mnie od palenia. Na pewno znasz kogoś, kto umiera przedwcześnie z powodu choroby spowodowanej paleniem, a mimo to ciągle pali. Ty też miałabyś z tym problem. Odwiedzamy naszych bliskich w szpitalu i nasze samopoczucie pogarsza się, ale wtedy właśnie tym bardziej zdajemy się potrzebować papierosów, tym więcej palimy – mimo wstydu i poczucia winy. Wystarczy spojrzeć, co dzieje się przed budynkami szpitali, żeby przekonać się, że to prawda.

Być może fakt, że wymieniłem kilka typów palaczy, sprawił, że zaczęłaś się zastanawiać, czy nie należysz przypadkiem do grupy tych, na których moja metoda nie działa. Tak nie jest, ale ja też się nad tym zastanawiałem, zanim rozgryzłem nikotynową pułapkę.

Wyobraź sobie palenie jako więzienie, w którym sama się zamknęłaś. Żeby z łatwością otworzyć jakikolwiek zamek, potrzebny jest klucz. Moja metoda to właśnie taki klucz, który pozwala każdemu palaczowi natychmiast wydostać się z tej pułapki. Jest kilka kategorii palaczy, ale tak jak bliźniacy nigdy nie są absolutnie identyczni, tak i w przypadku palaczy trudno znaleźć dwóch takich samych. Każdy palacz jest unikalny.

Mam nadzieję, że wiesz, jaką mam renomę, i że czytasz moją książkę, bo jeden z byłych palaczy ci ją polecił. A może przeczytałaś już którąś z moich poprzednich publikacji? Albo uczestniczyłaś w sesjach w moich klinikach? Jeśli tak, to słyszałaś może także o palaczach, którzy próbowali mojej metody, ale im się nie udało. Dlaczego?

Mogę im jedynie dać klucz. Ale nie mogę ich zmusić, żeby go użyli. Tak samo jak nie mogę zmusić kogoś do skorzystania z autobusu, jeśli chce jechać w innym kierunku. Pewnie się teraz zamartwiasz myśląc, że część twojego mózgu nie chce wcale użyć tego klucza. Ostatecznie, nawet jeśli z całego serca nienawidzisz być palaczką i nie dostrzegasz w paleniu żadnej zalety, to przecież to ty sama zapalasz tego papierosa. Nawet jeśli tego nie rozumiesz, jest w twoim mózgu coś, co sprawia, że działasz odwrotnie niż nakazuje racjonalne myślenie. W przeciwnym razie, już dawno przestałabyś palić. Na tym etapie nie musisz się tym martwić. Moja metoda pozbawi cię wątpliwości. Pamiętaj, że nie masz absolutnie nic do stracenia. Najpierw przeczytaj książkę, potem zdecyduj, czy chcesz przestać palić, czy nie. Kiedy skończysz czytać, będziesz wolna, jak Debbie.

W tym momencie twoje wyobrażenie na temat palenia może być niespójne i zamazane, i dopóki nie masz odpowiedniego podejścia, to się nie zmieni. W momencie, w którym spojrzysz na sytuację z innego punktu widzenia, wszystko stanie się absolutnie jasne.

Jest kilka powodów, dla których postanowiłem umieścić w książce list od Debbie. Przyjrzyjmy się jeszcze kilku sprawom, które poruszyła:

Śmiałam się z siebie, z tego jak bardzo chcę rzucić palenie i że jestem tak bardzo zdeterminowana, że przyszło mi nawet do głowy, że jakaś książka mogłaby mi pomóc. Wydało mi się to żałosne i nielogiczne. To nie miało żadnego sensu. Zawiodły przecież naukowe metody, dlaczego więc miałaby mi pomóc książka?

Debbie początkowo podchodziła do mojej metody bardzo sceptycznie. Jak wszyscy palacze. Mimo to, przeczytała książkę i oczywiste jest, że wygrała z nałogiem. Bo zdołała odpowiedzieć sobie na wszystkie nurtujące ją pytania. Ale być może zastanawiasz się, czy udało jej się rzucić palenie na stałe? Przecież napisała, że to dopiero jej drugi tydzień bez papierosa. A przecież wiadomo, że aby mieć pewność, potrzeba dużo więcej czasu.

To tylko kolejny z wielu rozpowszechnionych absurdów nt. palenia. „Eksperci" mówią o sukcesie po roku abstynencji. Czy to brzmi wiarygodnie? Dlaczego rok? Na podstawie jakiego naukowego dowodu przyjęto, że to właśnie rok oznacza wygraną? Gdyby to była prawda, to nikt, komu udało się powstrzymać od palenia przez rok, nie wpadłby w tę pułapkę ponownie. A przecież niezliczone są przypadki palaczy, którzy po latach niepalenia dali się wciągnąć ponownie. W naszych klinikach często pojawiają się palacze, którzy rzucili palenie silną wolą i wytrzymywali przez wiele lat. Dlaczego muszą korzystać z naszych usług?

Dlatego, że ciągle czują się niepewnie i potrzebują silnej woli, żeby oprzeć się pokusie. Na naszych sesjach uwalniamy ich od tej konieczności „opierania się pokusie".

Nie lubię, kiedy mówi się o mnie guru. To sugeruje, że moja metoda czerpie z mistyki i korzysta z tajemnych mocy. Fakt, może się wydawać, że to cud albo magia. Jednak w rzeczywistości metoda ma podstawy naukowe, bazuje na faktach i zdrowym rozsądku. Tak, jak dla mnie było jasne, że jestem wolny, jeszcze zanim wypaliłem ostatniego papierosa, tak samo dla Debbie. Wcale nie musiała czekać dwa tygodnie.

Szczerze przyznaję, że wszelkie wątpliwości zniknęły już w połowie Twojej książki. To właśnie wtedy na mojej twarzy pojawił się uśmiech, którego nie mogę powstrzymać. Po przeczytaniu ostatniej strony twojej książki w tamto niedzielne popołudnie, wiedziałam, że już nigdy nie zapalę! Wiem to na pewno. Zostałam wyleczona!

Potwierdza się to także w naszych klinikach. Mniej więcej w połowie terapii, nasi klienci mówią:

Już nic nie musisz mówić. Wiem, że nie zapalę już nigdy więcej.

Nawet jeśli to prawda, sugerujemy dokończenie terapii. Z informacji zwrotnej jaką dostaję od wielu palaczy wiem, że większość z nich ma podobne odczucia, zanim skończą czytać książkę. Mam nadzieję, że i ty będziesz mogła tego doświadczyć. Jeśli ci się to przytrafi, mimo wszystko dokończ książkę. Nie wystarczy wpaść w stan euforii, tak jak się to przytrafiło Debbie. Musimy mieć pewność, że tak będzie już zawsze, bo wtedy naprawdę nigdy więcej nie poczujesz pokusy, aby zapalić.

Muszę teraz poruszyć temat, którego szczególnie nie lubię, ale z poczucia obowiązku muszę go przywołać. Być może słyszałaś o palaczach, którzy rzucili moją metodą na wiele miesięcy, a nawet lat, a potem dali się wciągnąć na nowo. Tak jakby ich euforia zniknęła. Niestety, może się tak zdarzyć. Gdyby na przykład spotkało to Debbie (oby nie), „eksperci" kiwaliby głową ze zrozumieniem i uczenie się wypowiadali:

No proszę, ona wcale nie została wyleczona! Nie można mówić o wyleczeniu, jeśli palacz nie powstrzymał się od palenia co najmniej przez rok.

Ci sami „eksperci" zdają się nie dostrzegać, że na tej samej zasadzie nie można uznać palacza za wyleczonego, nawet jeśli nie pali dłużej niż rok. Reguła „ekspertów" zawodzi, bo nie uwzględnia stanu psychicznego palacza, na różnych etapach jego abstynencji. Tak, jakby nie miało to żadnego związku. To dowodzi, że ci ludzie, chociaż uważają się za ekspertów, wcale nimi nie są.

„Rzucić palenie" – to najbardziej popularne postanowienie noworoczne. Słyszałem o wielu przypadkach, kiedy palaczom udaje się *wytrzymać* cały rok. Sadzą, że im się udało i ogłaszają: „EUREKA. Zrobiłem to!!" Wierząc, że są bezpieczni, świętują rocznicę, zapalając tego jednego, jedynego papierosa. Zanim się zorientują, znów tkwią w pułapce. Może nawet sama tego doświadczyłaś? W takim wypadku poprawniej jest raczej powiedzieć, że tym palaczom się nie udało: wprawdzie zrezygnowali z palenia na rok, ale w żadnym razie nie rzucili palenia.

Zapewne lekarze nie poinformują cię, że szanse na to, że rzucisz palenie polegając na silnej woli, wynoszą jedynie 10 procent. W naszych klinikach zwracamy pieniądze osobom, którym udaje się odstawić palenie przez okres krótszy niż trzy miesiące. Zupełnym przypadkiem odsetek tych osób także wynosi 10 procent, tylko powód jest inny. Na całym świecie mniej niż 10 procent naszych klientów występuje o zwrot zapłaconej sumy, jednocześnie ponad 80 procent naszych klientów zgłasza się do nas z polecenia swoich znajomych, którym się udało.

Może te dane wydają ci się niewiarygodne. W rzeczy samej, krytykuje się nas za ich publikowanie. Ale taka jest prawda. Pamiętaj proszę, że nie jestem szefem jednej z tych potężnych antynikotynowych organizacji, które otrzymują ogromne wsparcie od zamożnych sponsorów albo instytucji charytatywnych. Nie dysponuję też funduszami tak wielkimi jak międzynarodowe koncerny farmaceutyczne, które stać na zmasowane gigantyczne kampanie reklamowe promujące ich najnowszą „pastylkę nikotynową" albo „nikotynowy plaster". Zanim skończysz czytać tę książkę, zrozumiesz, dlaczego wszystkie te produkty to tylko mydlenie oczu.

Właściwie wcale się nie reklamuję. A jednak moja pierwsza książka, „Prosta metoda jak skutecznie rzucić palenie", nie znika z list bestsellerów począwszy od jej premiery w 1985. Została przetłumaczona na ponad 20 języków, przez rok była numerem 1 w Niemczech, a np. w Holandii była na drugim miejscu najlepiej sprzedających się pozycji. Obecnie mamy ponad 70 klinik rozsianych po wszystkich kontynentach, z wyjątkiem Antarktydy. Jacyś chętni na Antarktydzie?

Wszyscy terapeuci to byli palacze, którzy rzucili palenie moją metodą i dostrzegli jej wyjątkową skuteczność. Pomyśl, Debbie mieszka na drugim końcu świata i – tak jak ty czytasz teraz moją książkę, bo słyszałaś o mojej renomie – tak samo ona i jej chłopak przeczytali moją książkę dokładnie z tego samego powodu. Gdy mówisz „dobry golf" – myślisz Tiger Woods. Gdy mówisz „rzucić palenie" – myślisz Allen Carr. Dlaczego Allen Carr na całym świecie utożsamiany jest ze skutecznym rzucaniem palenia? Jest tylko jeden jedyny powód: moja metoda działa. Ale pozwalając sobie na dygresje, odwodzę cię być może od bardzo ważnego pytania, które w tym momencie powinno ci się nasunąć. Skoro nie mogę polegać na opinii ekspertów, to

PO CZYM POZNAM, ŻE ZOSTAŁAM WYLECZONA?

4. Po czym poznasz, czy zostałaś wyleczona?

Zanim odkryłem moją metodę, wydawało mi się, że nigdy nie można wiedzieć tego na pewno. „Eksperci" jedynie mnie w tym utwierdzali. Przyjrzyjmy się typowej próbie rzucania palenia, bazującej na metodzie silnej woli.

Poza moją metodą wszystkie inne, to według mnie „metody silnej woli". Zaliczam do nich także stosowanie Zybanu czy nikotynowej terapii zastępczej w postaci plastrów, tabletek, gum nikotynowych lub sprejów do nosa. Stosując tę metodą, już na starcie czujesz się przygnębiona, ale żyjesz nadzieją, że ci się uda, jeśli tylko wytrzymasz wystarczająco długo i przetrwasz ten koszmar. Ale ile miałabyś czekać? Ile czasu ma trwać taki stan? Czy ktoś to wie? Już przecież ustaliliśmy, że nawet rok abstynencji nie jest dowodem wyleczenia.

Sytuacja staje się przez to nie tylko żałosna i przerażająca, ale wręcz absurdalna – czekamy właściwie na nic. Typową, do znudzenia powtarzaną formułką „ekspercką" jest: „Pamiętaj. Im dłużej uda ci się wytrzymać ten trudny okres, tym większe są twoje szanse na osiągnięcie celu". Ma to wzmocnić twoje morale, silną wolę i pomóc ci wytrwać. Z pozoru wydaje się, że to działa, że to dobra rada. Jednak tylko do czasu, kiedy się nad tym zastanowisz.

Cóż bowiem znaczy ta ekspercka rada: „Jeśli przeżyję bez papierosa dziesięć lat, to moje szanse na sukces będą większe, niż gdybym poddała się po godzinie". Wspaniale! Nigdy bym na to nie wpadł. W praktyce, jeśli skorzystasz z tej rady, przedłużysz jedynie swoje cierpnie. Właśnie to miałem na myśli mówiąc, że często siła woli jest wykorzystywana w niewłaściwy sposób. Im dłużej wytrzymasz, tym dłuższe będą tortury, na które się skazujesz. Poprzyjmy to przykładem.

Dziecko chce zabawkę, a ty mu ją zabierasz. Co się dzieje? Dziecko o słabej woli odpuszcza i szybko zapomina o sprawie, więc konflikt natychmiast znajduje swój finał. Ale dziecko o silnej woli będzie drążyć ten temat, czasem nawet do końca życia od czasu do czasu wspomni taki incydent. Zwłaszcza po kilku drinkach. Podobnie palacz, który rzucał palenie z wielkim wysiłkiem i żalem, jeszcze po 20 latach odczuwa pokusę i tęskni za nikotyną, zwłaszcza po drinku albo kiedy pojawi się stres.

Opiszę ci mój „ostatni raz" z metodą silnej wolej. Wytrzymałem bite sześć miesięcy bez papierosów i cygar, bez jednego dymka. Od ludzi, którym udało się rzucić palenie używając tej metody, wiedziałem, że początkowo jest wprawdzie ciężko, ale jeśli się wytrwa, to z czasem robi się coraz łatwiej, a ochota na papierosa stopniowo zanika, pojawia się coraz rzadziej i w końcu przestaje być problemem. W rzeczywistości początki nie były wcale takie straszne. Pewnie dlatego, że byłem bardzo zdeterminowany, bo doskonale zdawałem sobie sprawę z tego, że długo nie pożyję, jeśli z tym nie skończę. Problem w tym, jak pewnie sama wiesz z własnego doświadczenia, że zamiast słabnąć, przygnębienie i chęć zapalenia wzmagały się z dnia na dzień. Było coraz gorzej. Po sześciu miesiącach byłem znerwicowanym wrakiem. Nie byłem w stanie wykonać żadnej czynności, która wymagałaby choćby minimalnego zaangażowania szarych komórek. W końcu się poddałem. Płakałem jak dziecko. Z jednej strony dlatego, że czułem się przygnębiony. A z drugiej, bo zawiodłem, bo nie osiągnąłem wyznaczonego celu i bałem się, że nigdy nie będę wolny. Ale tak naprawdę był jeszcze ważniejszy powód mojej rozpaczy. Płakałem, ponieważ zwątpiłem, że może mi się kiedykolwiek udać, nawet gdybym wytrzymał kolejny dzień, tydzień czy miesiąc. Wyrzucałem sobie, że nie dałem rady. Jestem pewien, że znasz to uczucie.

Teraz, gdy doskonale rozumiem mechanizm palenia (ty też zaczynasz zdobywać tę wiedzę), uświadomiłem sobie, że nie ma znaczenia, jak długo bym wytrzymał. Moje szanse na sukces nie były większe, niż szansa na to, że uda mi się na nartach wdrapać na Matterhorn. Moja silna wola służyła w istocie przedłużaniu mojego cierpienia. Gasząc swojego (taką miałem nadzieję) ostatniego papierosa naprawdę wierzyłem, że bez papierosa nie będę w stanie cieszyć się życiem, radzić sobie ze stresem, ani się koncentrować. Dlatego trauma, jaką następnie przeżyłem, jedynie utwierdziła mnie w tym przekonaniu, zamiast je podważyć. Mając w tamtym czasie taką wiedzę i przekonania, podjąłem jedyną, jak mi się wtedy zdawało, racjonalną decyzję. Powiedziałem sobie: „jeśli tak wygląda życie bez nikotyny, to ja wolę krótsze, ale za to lepsze życie palacza". Na wypadek, gdybyś miała podobny zamiar, pamiętaj: życie palacza jest rzeczywiście krótsze, ale w żadnym razie nie jest lepsze. Więcej powiem o tym później.

Pamiętaj, że musiałem przechodzić przez te wszystkie tortury tylko dlatego, że kiedyś wpadłem w pułapkę, a nie dlatego, że próbowałem się z niej wydostać. Osoby niepalące nigdy nie muszą stawiać czoła takim sytuacjom. Masz moje słowo, jeśli przeczytasz tę książkę i zastosujesz się do moich zaleceń, wkrótce dowiesz się, czym jest prawdziwa przyjemność.

Pewnie zastanawiasz się, jakim cudem palacze rzucają palenie, polegając wyłącznie na silnej woli. Mógłbym ci to wytłumaczyć, ale szkoda naszego czasu. Wykorzystamy go lepiej, skupiając się na znalezieniu prostego sposobu, który pozwoli ci z radością uciec z tej pułapki. W każdym razie, wracając jeszcze do tych „męczenników walki z nałogiem", niektórym w końcu rzeczywiście się to udaje. Oczywiście, nieustannie spekulują, ile czasu to potrwa, a dla większości miarą sukcesu jest kolejny dzień bez papierosa – syndrom „trzeźwiejącego" alkoholika. Ale metoda silnej woli ma jeszcze jeden poważny mankament: wmówiono nam, że nigdy nie będziemy wolni.

Dlatego ważne jest, żebyś zastanowiła się nad jedną sprawą. Kiedy będziesz wiedziała, że jesteś już wyleczona? Jeśli znajdziesz odpowiedź, która wyda ci się prawidłowa, porównaj ją z typowymi odpowiedziami naszych klientów. Oto one:

Gdy jestem w stanie wytrzymać cały dzień (tydzień itp.) bez palenia:

Przypomnę uwagę Debbie: „w przeszłości każda próba kończyła się porażką już po kilku godzinach". To świetnie obrazuje strach jaki kreuje palenie. Od czasu do czasu spotyka się wieloletnich palaczy, którzy twierdzą, że palenie sprawia im tak wielką przyjemność, że nigdy nie przeszło im przez myśl, żeby rzucić. Kiedyś bym im uwierzył. Prawda jest taka, że boją się nawet spróbować. Wkrótce przekonasz się: skądinąd uczciwi ludzie – wszyscy palacze kłamią. Okłamują także siebie. Muszą! Fakt, że w przeszłości palacz nie był w stanie odstawić papierosów nawet na dzień, nie daje niestety gwarancji, że jeśli to zrobi, to stanie się wolny.

Gdy uda mi się wytrzymać bez papierosa okrągły rok:

To jedna z bardziej rozpowszechnionych opinii. Już o tym mówiliśmy. Ale wyobraź sobie ten strach, jaki ogarnia poprzednią grupę, kiedy słyszą taką odpowiedź? Nic dziwnego, że odkładamy ten sądny dzień w nieskończoność.

Kiedy będę mogła iść na przyjęcie i dobrze się na nim bawić:

To brzmi już lepiej. Tylko skąd wiadomo, że na następnym przyjęciu również będziemy się dobrze bawić?

Kiedy poczuję się jak osoba niepaląca:

Kiedyś wierzyłem, że palacz czuje się inaczej, niż osoba niepaląca. Ale osoby niepalące wcale nie czują się jak niepalący. Podobnie jak osoby, które nie są uzależnione od heroiny, wcale nie czują się jak nie-heroiniści. Czuć się palaczem oznacza tak naprawdę: nie być w stanie cieszyć się życiem ani sobie z nim radzić – bez papierosa. To nie jest przyjemne uczucie i będziesz bardzo szczęśliwa, gdy w końcu się go pozbędziesz.

Kiedy będę mogła skoncentrować się bez papierosa:

Właśnie to trzymało mnie w sidłach. Jeśli naprawdę wierzysz, że papierosy pomagają ci się skoncentrować, to nie ma znaczenia, jak długo uda ci się bez nich wytrzymać. Bo przy każdej umysłowej blokadzie – co zdarza się każdemu, będziesz narzekać, że nie wolno ci zapalić. A wtedy tym bardziej się nie skoncentrujesz.

Nie wiem:

Nie brzmi zbyt zachęcająco. Ale przynajmniej jest to szczera odpowiedź. Ci, którzy udzielili takiej odpowiedzi, wcześniejsze uznali za nieprawdziwe.

Nigdy:

Kiedyś w to wierzyłem. Jestem ogromnie szczęśliwy, że byłem w błędzie.

Gdy przestanę myśleć o paleniu:

Jeszcze raz zacytuję Debbie: *Nawet nie myślę o paleniu.*

To zdanie wielokrotnie pojawia się w listach, które otrzymuję. Czy to nasze brakujące ogniwo? Czy to klucz do mojej metody? Nie da się zaprzeczyć, że Debbie była szczęśliwa, że jest niepaląca.

Przeczytanie twojej książki i wykorzystanie szansy, którą mi dałeś, hm, to moje dwie najlepsze i niezwykłe decyzje jakie podjęłam w życiu... na mojej twarzy zagościł uśmiech, który nie znika!... Wciąż jestem tak samo szczęśliwa i podekscytowana, jak w dniu gdy przeczytałam twoją książkę, a może nawet bardziej!... doświadczam nowego świata zapachów, smaków i energii!! Nie mogę uwierzyć, jak cudownie się czuję... Można powiedzieć, że bije ode mnie blask!... Moje życie stało się jednym wielkim cudem... Wszystko jest takie nowe i fantastyczne... Promienieję. Widzisz jaka jestem podekscytowana... to takie niezwykłe uczucie!! Nie umiem tego wytłumaczyć, ale jestem pewna, że dobrze wiesz, o jakie uczucie mi chodzi! Otworzyłeś przede mną drzwi, przeszłam przez nie i nie wiem jak mam ci dziękować! Tak zmieniłeś moje życie, a ja nie umiem wyrazić wdzięczności tobie i twojej metodzie.

Tak Debbie, nawet po 18 latach wolności doskonale pamiętam to uczucie. Myślę, że się ze mną zgodzicie, że Debbie w piękny sposób opisała zarówno swoje uczucia jak i wdzięczność.

Ludzie często mnie pytają: *Jak działa Pańska metoda?*

Ja: *Palacze trafiają do naszych klinik w różnych stadiach paniki. Sądzą, że będą musieli przejść długi okres przygnębie-*

nia i, że nawet jeśli im się uda, spotkania towarzyskie już nigdy nie sprawią im tyle przyjemności co kiedyś, że nie będą w stanie poradzić sobie ze stresem. Ponad 90% naszych klientów opuszcza naszą klinikę po sześciu godzinach jako szczęśliwi niepalący.

Co do licha im mówicie?

Ja: *Masz może wolne sześć godzin?*

Myślą, że próbuję uniknąć odpowiedzi. Być może ty też dochodzisz do takiego wniosku. Zapewniam cię, że tak nie jest. Przeczytaj, co napisała Debbie. Nie ulega wątpliwości, że dobierała słowa bardzo starannie. Bardzo precyzyjnie opisała swój stan euforii i wspaniałomyślnie uczyniła mnie ojcem swojego sukcesu.

Otworzyłeś przede mną drzwi, przez które przeszłam.

Ale nie doświadczyła euforii, dopóki nie przeszła przez te drzwi. Debbie nie tłumaczy jak działa moja metoda. Z wyjątkiem jednego możliwego punktu zaczepienia, nie zdradza, w jaki sposób pozwala ona rzucić z łatwością palenie kobiecie, która wcześniej była w stanie wytrzymać bez papierosa nie dłużej niż kilka godzin. Owszem, wymieniła konkretne korzyści, jakie odniosła – ale nie było tam klucza. Doskonale wiedziała, co może zyskać rzucając palenie, zanim przeczytała moją książkę. Wszyscy palacze zdają sobie sprawę, jak wiele zyskają, kiedy uda im się rzucić palenie. Inaczej przecież nie próbowałabyś tego robić. Więc co jest kluczem? Czy jest nim: „Nawet nie myślę o paleniu”?

Nie. To tylko kolejna ekspercka rada, która bardziej jeszcze niż inne sprawia, że metoda silnej woli jest takim koszmarem. Wydaje się brzmieć logicznie:

Ekspert: *Spróbuj myśleć o czymś innym. Unikaj sytuacji, które kojarzysz z paleniem.*

Ty: *Wspaniale! Dlaczego sama tego nie wymyśliłam?*

Myśl dalej –

Ty: *Oczywiście mój partner pali, ale mogę się z nim rozstać. A co do moich palących przyjaciół, będę ich bojkotowała. W końcu wkrótce będę miała nowych. Ale zaraz, zaraz. Przecież palaczy spotkam także w restauracjach, barach, klubach – czyli wszystkich miejscach, gdzie mogłabym poznać nowych przyjaciół. Hm. Cóż. W takim razie tych miejsc też będę unikać. Właściwie będę mogła spotykać się z ludźmi tylko wtedy, gdy będę miała pewność, że nie ma wśród nich palaczy. Ale zaraz, zaraz. To może oznaczać, że już nigdy nigdzie nie wyjdę i nie poznam nowych osób. Przecież papierosy są dostępne nawet w sklepach spożywczych. A, i jeszcze praca. Pali się także w pracy. Będę musiała rzucić pracę.*

Ekspert: *Nie, no teraz to już przesadzasz. Musisz unikać palaczy tylko do czasu, kiedy ci się uda.*

Ty: *A ile to potrwa?*

I w tym cały szkopuł: ci sami eksperci pouczą cię, że potrwa to co najmniej rok – prawdopodobnie.

Ty: *Oh, Cudownie! Tylko co ja mam robić w międzyczasie? Siedzieć sama w domu i bawić się w cierpliwość?*

Nic dziwnego, że tak niewielu palaczom, stosującym metodę silnej woli, udaje się wyjść z nałogu.

Czy zdarzyło ci się mieć kiedyś kłopot z zaśnięciem, bo jakaś sprawa nie dawała ci spokoju? Czy pomogło ci wtedy liczenie owiec? A może bez względu na to, jak bardzo starałaś się o tym nie myśleć, problem uparcie powracał i nie dawał o sobie zapomnieć? Czy zauważyłaś, że brak snu stał się dodatkowym problemem, a im bardziej się tym martwiłaś, tym trudniej ci było zasnąć. I mogę się założyć, że kiedy w końcu udało ci się zapaść w spokojny, głęboki sen, już po pięciu minutach wyrywał cię z niego dźwięk budzika.

Palenie wypełnia całe nasze życie. Pisząc do mnie list, Debbie wcale nie przestała myśleć o paleniu. Przeciwnie, cały list był wyłącznie temu poświęcony. Spędziłem większość mojego życia myśląc o paleniu. Przez pierwsze kilka godzin, dni, tygodni, a nawet miesięcy, palacze, którzy podejmują próbę rzucenia ze wsparciem swojej silnej woli, też nieustannie myślą o paleniu. Różnica polega na tym, że oni myślą: „Kiedy skończy się ten koszmar?", „Czy kiedykolwiek przestanę pragnąć i myśleć o papierosach?"

Gdy ja i Debbie myślimy o paleniu, to myślimy: „Czy to nie cudowne? Jestem wolny! Nie odczuwam najmniejszej potrzeby, żeby zapalić".

A zatem, czy to jest klucz? Czy naprawdę jest to aż tak proste? Od tej pory, kiedykolwiek poczuję pokusę, żeby zapalić, zamiast to zrobić, powiem sobie: „Czy to nie wspaniałe? Jestem wolna! Nie mam najmniejszej ochoty na palenie". Czy to naprawdę zadziała? Być może. Przez kilka dni. Ale nie marnuj czasu próbując to sprawdzić. Rzecz w tym, że musisz mieć pewność, że to prawda. Nie wystarczy jedynie wmawiać sobie takie rzeczy, trzeba to zrozumieć i wierzyć w to.

Wszyscy palacze uważają się za osoby głupie i pozbawione silnej woli, nawet jeśli nie mają odwagi tego przyznać. Często palacze przypierają mnie do muru przy różnych okazjach towarzyskich, próbując przekonać mnie, że palenie sprawia im przyjemność i daje im wsparcie. Jeśli myślisz, że robią to, żeby oprzeć się moim próbom nawrócenia ich, jesteś w błędzie. Gdyby czynność ta zajmowała ci dziesięć godzin dziennie przez siedem dni w tygodniu, to ostatnią rzeczą o jakiej chciałabyś rozmawiać, byłoby palenie. Tak czy inaczej, zrozumiałem, że nie da się przekonać palacza, żeby uwolnił się od tego ciężaru, póki sam o tym nie zdecyduje. Ale cierpliwie ich wysłuchuję i myślę sobie: „Lubię groszek, ale nie odczuwam potrzeby usprawiedliwiania się z tego powodu przed kimś, kto go nie lubi". Gdy moja cierpliwość się kończy, pytam ich po prostu, czy zachęcają do palenia swoje dzieci i wnuczki. Resztę wieczoru spędzają wtedy na opowiadaniu mi, jak bardzo się cieszą, że ich potomstwo posłuchało ich rady i nie palą, albo jak rozczarowani są tym, że pomimo ostrzeżeń i próśb, nie udało im się uchronić dzieciaków przed paleniem. A kiedy dziwię się i mówię: „Nie rozumiem, skoro palenie daje ci tak wiele radości i wsparcia, to czemu nie zachęcasz ich do palenia?" – patrzą na mnie, jakbym to ja oszalał.

Nałogowi palacze to często ludzie wyróżniający się niezwykłą inteligencją i szczególnie silną wolą. A jednak większość palaczy uważa się za głupców, właśnie dlatego, że palą. Nieliczni wierzą w coś przeciwnego – sądzą, że palą, bo są głupi.

Żadne z tych stwierdzeń nie jest prawdziwe. Nawet ludzie o nieprzeciętnej inteligencji popełniają czasem głupstwo.

Zarówno ludziom inteligentnym, jak i umysłowo ograniczonym, może się zdarzyć wypadek, np. spadną z dachu albo wpadną pod autobus. Ale jedynym powodem, dla którego mieliby to zrobić celowo, byłby zamiar popełnienia samobójstwa. Nikt nie pali z czystego przypadku. Bez względu na to, jak wysokie, albo jak niskie jest ich IQ. Znakomitą większość papierosów jaką palimy, wypalamy nieświadomie. Nawet rytuał sięgania po paczkę i zapalania papierosa jest wykonywany automatycznie. Ale kiedy kończą nam się papierosy, to podejmujemy całkowicie świadome i celowe działania, żeby je zdobyć: kupujemy je albo „pożyczamy".

Przyjmij do wiadomości: jest powód, dla którego zapalasz kolejnego papierosa. A powód ten nie wynika z braku silnej woli ani z głupoty. Może wydaje ci się, że wiesz jaki jest prawdziwy powód. Zapewniam cię, że nie wiesz. Gdybyś wiedziała, nie miałabyś powodu, żeby czytać teraz tę książkę. Już dawno pożegnałabyś się z nałogiem i byłabyś teraz szczęśliwą niepalącą. Do końca życia.

Najważniejszy jest efekt. Zaczęłaś czytać tę książkę z uczuciem przygnębienia, przybita i pełna obaw. Ale wkrótce poczujesz ulgę. Więc przestań zadręczać się myślami o tym, jak działa ta metoda. Debbie zaczęła nie tylko z wielkim sceptycyzmem. Pomysł, że książka mogłaby pomóc rzucić palenie, uważała wręcz za kuriozalny i śmieszny! A nie możesz zaprzeczyć, że kiedy skończyła czytać, była w euforii, która nie tylko nie opuszczała jej przez kolejne dni, ale wręcz narastała.

Dosłownie miliony palaczy, kobiet i mężczyzn, z łatwością rzuciły palenie dzięki mojej metodzie. Czas zaprezentować:

MOJĄ TEORIĘ

5. Moja teoria

Twierdzę, że moja metoda jest nie tylko łatwa, ale także, że to jedyny sposób na rzucenie palenia. Z tego powodu oskarża się mnie o głupotę albo arogancję. Gdy mówię: „jedyny sposób", to wcale nie zaprzeczam istnienia innych metod. Wręcz przeciwnie, wielokrotnie o nich wspominałem nazywając je „metodami silnej woli". Twierdzę, że moja metoda to „jedyny sposób", bo jest o wiele skuteczniejsza niż wszystkie pozostałe. One, zamiast pomagać, zdecydowanie utrudniają ci rzucanie palenia.

Pozwól, że ci wytłumaczę, jak mało logiczne są rady, jakich udzielają specjaliści w dziedzinie palenia. Wyobraź sobie osobę, która chce nauczyć się pływać i dostaje radę, żeby zamiast „skrzydełek" do nauki pływania, założyła ołowiane obręcze lub związała sobie nogi. „Specjaliści" wierzą, że działają w najlepszym interesie swoich klientów, ale nie trzeba się tu dużo zastanawiać, żeby wysnuć wniosek całkiem przeciwny. Postępują tak, gdyż nie znają najlepszego rozwiązania.

Zatrzymam się przy przykładzie z nauką pływania, żeby poprzeć mój punkt widzenia. Jakiej rady udzieliłabyś osobie, która chce nauczyć się pływać? Możesz zasugerować, żeby zaczęła żabką, kraulem lub na plecach, a może najpierw sugerowałabyś, żeby najpierw pobrodziła po wodzie, spróbowała utrzymać się na powierzchni. To normalne, że część osób uzna, że lepsza jest pierwsza rada, a część osób wybierze drugie rozwiązanie. Więc dlaczego ta sama zasada nie miałaby dotyczyć rzucania palenia? Jednak, gdybym cię zapytał, czy poradziłabyś nowicjuszowi zamianę pływackich skrzydełek na ołowiane obręcze lub związanie nóg, bez mrugnięcia okiem zaprzeczyłabyś. Czy którykolwiek instruktor pływania kazałby robić coś tak głupiego swoim podopiecznym?

Wyobraź sobie, że jest metoda, dzięki której rzucisz palenie:

- ŁATWO, NATYCHMIAST I TRWALE
- BEZ KONIECZNOŚCI ZNOSZENIA OBJAWÓW ODSTAWIENIA
- BEZ UŻYWANIA SILNEJ WOLI
- BEZ CHEMII, LEKÓW, DODATKOWYCH POMOCY
- BEZ KONIECZNOŚCI PRZEŻYWANIA DEPRESJI
- POZWOLI CI BARDZIEJ NIŻ KIEDYKOLWIEK CIESZYĆ SIĘ ŻYCIEM I BAWIĆ SIĘ NA SPOTKANIACH TOWARZYSKICH
- LEPIEJ UZBROI CIĘ DO SKUTECZNEGO ZWALCZENIA STRESU
- SPRAWI, ŻE BĘDZIESZ MNIEJ NERWOWA I SPIĘTA
- NATYCHMIAST STANIESZ SIĘ ODWAŻNIEJSZA I BARDZIEJ PEWNA SIEBIE
- NATYCHMIAST POPRAWI SIĘ TWOJA ZDOLNOŚĆ KONCENTRACJI
- NIGDY, PRZENIGDY NIE BĘDZIESZ MIAŁA OCHOTY NA PAPIEROSA
- A WSZYSTKO TO BEZ KONIECZNOŚCI TYCIA

Co powiedziałabyś na taką propozycję?

Eksperci uznaliby, że taka metoda jest zbyt piękna, żeby mogła być prawdziwa. Jakim cudem miałaby się utrzymać? Z jednego powodu. Miałaby działanie przeciwne do tego, jakie mają metody silnej woli i rzucenie palenia czyniłaby łatwym. Wyobraź sobie, że naprawdę istniałaby taka metoda. Na dodatek metoda ta pozwalałaby palić ci podczas jej przyswajania i wdrażania w życie. Czy potrzebne byłyby ci inne metody?

A teraz wyobraź sobie, że zastosowałaś moją metodę, a ona zadziałała dokładnie tak, jak to opisałem, i że zrozumiałaś ją wystarczająco dobrze, żeby wiedzieć, że będzie ona tak samo skuteczna dla każdego palacza, który zdecydowałby, że chce rzucić palenie. Czy, wobec tych faktów, poleciłabyś jakąś inną metodę, która czyni rzucanie palenia trudniejszym? Gdybyś to zrobiła, czy nie byłoby to tym samym, co doradzenie uczącemu się pływać użycia ołowianych obręczy zamiast „motylków"?

Mam dla ciebie dobrą wiadomość. Metoda opisana powyżej naprawdę istnieje. Nazywa się „Easyway", a ty już zaczęłaś ją stosować. Ale jeśli moja teoria jest prawdziwa, to czy środowisko medyczne nie powinno już o niej wiedzieć? I czy nie sądzisz, że zalecając stosowanie innych metod, w rzeczywistości utrudniają im rzucenie palenia?

Wmówiono nam, że rzucenie palenia jest niezwykle trudne. A przecież tak wielu palaczom udało się z dnia na dzień rozstać z nałogiem bez wielkiego wysiłku, bez proszenia o pomoc Allena Carr'a, bez pomocy medycznej i bez żadnych sztuczek. Z pewnością słyszałaś o takich przypadkach, albo znasz takie osoby. Ale oni nie doświadczają takiej euforii, o jakiej mówi Debbie, której doświadczyłem ja i większość byłych palaczy, którzy skorzystali z mojej metody. Jednak, na co warto zwrócić uwagę, rzucenie palenia przychodzi im stosunkowo łatwo.

Tych palaczy i mnie różni jedno: oni nie wiedzą, dlaczego poszło im tak łatwo. Próbują analizować powody i są szczęśliwi, kiedy wnioski, do jakich doszli, mogą przekazać innym i w ten sposób pomóc im rzucić palenie. Zanim stworzyłem swoją własną metodę, próbowałem tych metod. Niektóre z nich istotnie były skuteczne, ale tylko na krótką metę. W moich klinikach słyszałem wiele historii o innych metodach. Niekiedy na sesjach grupowych klient zaczyna polecać „swoją metodę" innym uczestnikom spotkania. Pytam go wtedy, dlaczego korzysta z naszej sesji, skoro jego metoda była taka prosta. Wtedy słyszę odpowiedź:

Zapewniam cię, że była skuteczna! Przez kilka lat nie odczuwałem ochoty na papierosa, ale wtedy... w chwili słabości, zapaliłem tylko jednego papierosa. Nawet go nie potrzebowałem...

Nie muszę mówić ci, co było dalej. Wtedy pytam, dlaczego ponownie nie zastosował swojej metody? Odpowiedź zawsze jest taka sama: „Próbowałem, ale tym razem nie zadziałała".

Bez wątpienia istnieje powszechne przekonanie, że rzucanie palenia jest niezwykle trudne. Wielu palaczy wierzy nawet, tak jak ja kiedyś, że bywa to niemożliwe. Ale tylko zastanów się nad tym stwierdzeniem. Dlaczego rzucenie palenia miałoby być trudne, albo wręcz niewykonalne? Przecież nikt nie zmusza cię do zapalenia papierosa. Skoro więc sama postanawiasz, że nigdy już nie zapalisz, to dlaczego miałoby to być takie trudne? Nie musisz nic robić. Nie ma nic prostszego – już jesteś niepaląca.

Czy naprawdę jest to aż tak proste? Wszyscy wiedzą, że palenie jest nawykiem, a nawyków ciężko się wyzbyć. To kolejne frazes, którego używają „eksperci", żeby popisać się swoją wiedzą. Pobieżny test ujawnia błąd w myśleniu: nie palimy z nawyku. Gdyby tak było, to rzucanie palenia byłoby najprostszym zadaniem na świecie. Więc tu i teraz obalmy ten mit: nie pali się z nawyku.

Czym jest nawyk? To powtarzające się zachowanie. Przestań powtarzać daną czynność, to wyzbędziesz się nawyku. Chodzi tu więc o powtarzalność. Posłużmy się kilkoma przykładami, żeby wyjaśnić sytuację.

Większość swojego życia jeździłem lewą stroną jezdni. Nie robię tego tylko dlatego, że nabrałem takiego nawyku. Gdy wjeżdżam do krajów, gdzie jeździ się prawą stroną, z łatwością pozbywam się przyzwyczajenia i to natychmiast, z oczywistych powodów. Rozumiesz co mam na myśli? Nawyk nigdy nie jest wytłumaczeniem dla powtarzania danej czynności. Aby łatwo pozbyć się nawyku, musimy się pozbyć powodu, dla którego z przyzwyczajenia wykonujemy daną czynność.

Na szczęście nigdy nie obgryzałem paznokci. Ale wiem, że ludzie, którzy to robią, mają wielkie trudności z pozbyciem się tego nawyku, nawet gdy bardzo, bardzo tego chcą. Jest im trudno, bo nie wiedzą jaki jest prawdziwy powód obgryzania paznokci, a jeśli znają powód, to nie wiedzą, jak się go pozbyć.

Załóżmy na chwilę, że palacze palą, bo się przyzwyczaili. Jeśli to prawda, dlaczego tak trudno pozbyć się tego przyzwyczajenia? To powinno być bardzo proste: zwyczajnie nie pal następnego papierosa. Nawet nic nie trzeba robić!

Innym powodem, jakim „eksperci" uzasadniają trudności, związane z rzuceniem palenia, są fizyczne objawy odstawienia. To kolejny mit i też z łatwością go obalimy. Muszę przyznać, że gdy ja gasiłem swojego ostatniego papierosa i wiedziałem, że już nigdy nie zapalę, spodziewałem się symptomów abstynencji. Ale nic takiego nie odczuwałem. Jak to możliwe, że ich uniknąłem? Przecież nie stosowałem Nikotynowej Terapii Zastępczej (polega na dostarczaniu organizmowi dawek nikotyny). Dopiero gdy przypominałem sobie moje poprzednie „siłowe" próby, dotarło do mnie, że także wtedy nie odczuwałem żadnych objawów fizycznych.

Większości klientom naszych klinik wystarczy zaledwie jedna sześciogodzinna sesja. Czasami klienci do nas dzwonią i mówią nam:

Klientka: „Przecież twierdziliście, że nie odczuję żadnych fizycznych objawów odstawienia, a tymczasem przechodzę tortury".

Ja: „A co ci dolega?"

Klientka: „To przypomina grypę".

Ja: „I twój lekarz potwierdził, że to objawy odstawienia nikotyny?"

Klientka: „Nie byłam u lekarza. Po prostu wiem, że to nie jest grypa".

Ja: „Opisz objawy".

Klientka: „Oblewa mnie pot".

Ja: „Tak jak Marion Jones podczas każdego treningu, ale jej to jakoś nie niepokoi".

Klientka: „Ale ja nie mogę spać po nocach".

Ja: „Każdy miewa taki czas w swoim życiu, kiedy ma trudności z zasypianiem".

Klientka: „Ale ja także nie mogę się skoncentrować".

Ja: „Rozumiem, co mówisz. Ale żadne z opisanych przez ciebie objawów nie wskazuje na fizyczny ból".

Myślę, że gdyby ceną za rzucenie palenia była kilkudniowa grypa, większość z nas podjęłaby wyzwanie.

Chorując na grypę, często czujemy się tak fatalnie, jakbyśmy umierali. A mimo wszystko, nie rozklejamy się i nic nas nie niepokoi. Udaje nam się sobie z tym poradzić. Nie zrozum mnie źle, wcale nie chcę umniejszać koszmaru, przez jaki przechodzi palacz rzucający palenie – czy chodzi o klientkę z przykładu, czy o ciebie. Cierpienie jest prawdziwe; pamiętaj, że sam przez to przechodziłem przez sześć miesięcy. Próbuję ci jedynie powiedzieć, że nie ma fizycznego bólu. Palacze mogą spokojnie przespać całą noc. Wytrzymują wtedy około 8 godzin bez palenia i nie budzą się wyrywając włosy z głowy. Obecnie znaczna większość palaczy nie pali w łóżku. Ani w sypialni. Wielu rozpocznie dzień filiżanką herbaty, kawy albo śniadaniem. Niektórzy wyjdą z domu, inni poczekają z pierwszym papierosem do momentu, gdy znajdą się w pracy. W tym czasie nie wpadają w histerię i nie chodzą po ścianach. Ale gdybyś, kiedy wejdą już do biura i zaczynają palić, spróbował wyrwać im papierosa z ust i zabrać całą paczkę, byliby gotowi złamać ci rękę!

Wyobraź sobie, że idziesz do lekarza z objawami, które odczuwasz w chwili, gdy dopada cię ochota na papierosa. Jak opiszesz i zlokalizujesz to uczucie? Jeśli przez ostatnie pół godziny nie paliłaś i zaczynasz odczuwać to coś, opisz na czym to polega. Gdy pojawia się to uczucie, celowo powstrzymaj się od palenia i spróbuj określić, gdzie dokładnie odczuwasz ból.

Niech twoje ciało będzie jak mapa, podobna do tej używanej przez akupunkturzystów. Czy możesz choćby w przybliżeniu wskazać, gdzie pojawia się to uczucie? Prawda jest taka, że nie jesteś w stanie tego określić. To czego doświadczasz, jest wzmagającym się uczuciem niepokoju i poirytowania, o którym wiesz, że możesz się go pozbyć, zapalając kolejnego papierosa.

Wyobraź sobie, że po tym eksperymencie sięgasz po swoją paczkę i okazuje się, że jest pusta. Natychmiast wpadniesz w panikę i w szale polowania na nikotynę zaczniesz przeszukiwać kieszenie, szuflady i torebki. To raczej mało komfortowe uczucie, którego każdy palacz uczy się unikać.

To jest takie samo uczucie paniki, jakie odczuwają palacze, kiedy w środku nocy, np. na jakimś przyjęciu, kończą im się papierosy. To uczucie nasila się zwłaszcza, kiedy wypalają ostatniego. W myślach robisz sobie kalkulację: „Przecież będę na tym przyjęciu jeszcze przez najbliższe dwie godziny, a zostały mi zaledwie cztery papierosy!".

Racjonujesz zapasy, jak cenną wodę podczas wyprawy na Saharę. Wiesz, że przyjęcie wkrótce się skończy. Bo dla ciebie zaczyna się kończyć w momencie, gdy udziela ci się uczucie paniki. Dzieje się tak dlatego, że od tego momentu nie robisz nic innego, tylko przypominasz wszystkim, że musisz wyjść o tej i o tej godzinie.

Oczywiście przyjęcie mogło być całkiem interesujące – w końcu poznałaś tego fascynującego faceta. Tak się złożyło, że na tym przyjęciu to był jedyny, poza tobą oczywiście, palacz. Na początku nie przeszkadzało ci, że to ten typ palacza, który może obejść się bez papierosów. I nawet nie zwróciłaś uwagi, że nie miał ze sobą papierosów. Fascynacja tym mężczyzną zaczęła słabnąć, gdy zaczął cię pouczać, że za dużo palisz, paląc przy tym twoje papierosy. A przecież właśnie z tego powodu twoja paczka pustoszała szybciej, niż to planowałaś. Ale zdecydowanie najbardziej irytujący był wtedy, kiedy dawał ci do zrozumienia, nie mówiąc tego wprost, że tego wieczoru pali tak dużo, bo bierze z ciebie zły przykład!

Oczywiście, jesteś zbyt uprzejma, żeby zwrócić mu na to uwagę. Zauważasz, że paczka jest prawie pusta i wiesz, że już nikogo nie możesz częstować. Nudziarz w końcu coś wyczuł i zniknął. Ale w momencie, gdy masz zamiar zatracić się w ostatnim papierosie, nudziarz pojawia się nagle, jak grom z jasnego nieba i nie czekając na twoją odpowiedź, sięga po twojego ostatniego drogocennego papierosa, mówiąc przy tym:

„Czy mogę?"

Nie! Nie! Ty głupku, ty idioto! Nie, nie możesz!

Ten dialog rozgrywa się tylko w twojej głowie. On i tak już poczuł się dotknięty do żywego, a ty chciałabyś z całej sytuacji wyjść z twarzą. Więc w końcu mówisz: „Oczywiście, proszę. Ja, tak jak ty, też mogę obejść się bez palenia". Oczywiście puszcza twój sarkazm mimo uszu, a twojego ostatniego papierosa wkłada do ust... Jesteś na lodzie.

Powiedzmy to sobie jasno: rzucając palenie, palacze wcale nie cierpią z powodu fizycznego bólu, i pod warunkiem, że naprawdę tego chcą, z łatwością mogą się tego „nawyku" pozbyć. To dotyczy nie tylko ciebie, ale wszystkich palaczy. Ale nie da się zaprzeczyć, że większość palaczy ma ogromne trudności z rzuceniem palenia. Powodem jest strach, panika i to okropne uczucie pragnienia papierosa, gdy wiesz, że nie wolno ci go zaspokoić. I nie łudźmy się, ta panika jest prawdziwa. Palacze chętnie poczęstują papierosem nieznajomego, oddadzą mu ostatnią koszulę, ale jeśli został mu ostatni papieros w paczce, palacz, jeśli tylko nie zależy mu na tym, żeby zachować twarz, odpowie: „Chętnie oddam ci krew, może nawet nerkę, jeśli mnie ładnie o to poprosisz, ale mojego ostatniego papierosa? Nigdy!!!".

Jedyną torturą na jaką skazują się palacze, przed, czy też po podjęciu decyzji o rzucaniu palenia, jest pragnienie palenia i zabranianie sobie palenia. Innymi słowy, nie pozwalają sobie na zaspokojenie głodu. Tortura istnieje tylko w twojej głowie, ale jest realna i skąd wiadomo, kiedy i czy w ogóle to się skończy? Wiesz, że jest to tylko problem mentalny, ale jakże skutecznie utrudnia ci rzucenie! TO JEST NIEPRAWDA!

Przyjrzyjmy się „metodzie silnej woli". Zaczyna się od trudnego okresu przygnębienia, ale też nadziei, że gdy tylko uda nam się wytrzymać, to ten straszny okres w końcu minie i będziemy wolni. Ale dlaczego w ogóle mamy być przygnębieni? Przecież to my zdecydowaliśmy, że nigdy nie zapalimy. Dlaczego nie cieszymy się, że nie musimy palić? Być może odczuwasz tę panikę, o której mówiliśmy. Ale to nie jest wytłumaczenie. Już ustaliliśmy, że panika dopada palaczy tylko wtedy, kiedy pragną zapalić, ale im nie wolno. Dlaczego więc miałabyś jej doświadczyć, skoro sama postanowiłaś nigdy już nie zapalić?

Być może za taki stan rzeczy obwiniasz uzależnienie od nikotyny i wierzysz, że osoba uzależniona nie ma wyboru, i w okresie odstawienia skazana jest na głód papierosa i traumę, której czasu trwania nie sposób przewidzieć. To brzmi logicznie, ale niczego nie wyjaśnia. Co oznacza „głód papierosa"? W tym kontekście oznacza to ni mniej, ni więcej, tylko: „Chcę papierosa!" Ale przecież przed chwilą sam zdecydowałem, że nie chcę już palić, więc skąd bierze się to dziwne pragnienie? To kompletnie nielogiczne. Wyobraź sobie taką rozmowę dwóch przyjaciółek przy kawie:

A: „Chętnie wybrałabym się z tobą na zakupy w którąś sobotę".

B: „Byłoby cudownie, nie znoszę sama chodzić na zakupy".

A: „Ale muszę pójść na mecz piłki nożnej, patrzeć, jak gra John. On i tak jest za stary, a ja stoję i marznę na wietrze i w deszczu, bojąc się, że złamie nogę. A to i tak najlepsza część! Najgorsze jest słuchanie tych dziecinnych piosenek po meczu".

B: „Najwyższy czas, żeby wydoroślał, a ty i tak jesteś dla niego kiepskim kibicem".

A: „Masz rację. Ciągle straszę go, że sam sobie będzie chodził na mecze. Dobra, wiesz co? Podjęłam decyzję – idę z tobą na zakupy!"

Teraz wyobraź sobie przyjaciółkę A w sobotę, jak powłóczy nogami od sklepu do sklepu, i powtarza:

Przepraszam cię B, ale wciąż mam to straszne uczucie, że muszę pobiec na ten mecz. Jestem zdeterminowana, żeby wytrwać w postanowieniu i mam nadzieję, że nie będę musiała przechodzić przez to w każdą sobotę.

Mam dość bujną wyobraźnię, a jednak w życiu nie powiedziałbym czegoś takiego. Pomimo tego, że osobiście nienawidzę zakupów, a uwielbiam sport. Może zastanawiasz się jaki związek ma powyższy przykład z „metodą silnej woli" i próbą „rezygnowania" z palenia. Ale na pewno słyszałaś, jak palacze mówili: „Koniec z tym! Mam dosyć tego chorego nałogu. Wydaję majątek, żeby niszczyć samego siebie. „Rzucam!" Czy to nie dlatego rzucanie palenia jest najczęstszym postanowieniem noworocznym? I czy przez pierwsze kilka godzin, dni i tygodni rzucający palenie nie mówią: „Zabiłbym za papierosa!"?

Być może sama przeszłaś przez ten proces. Ja przez to przeszedłem kilkakrotnie. „Uzależnienie" to słowo, którym określamy ten stan. Ale nic nie tłumaczy, dlaczego skądinąd inteligentni ludzie nazywają palenie nawykiem!

Dlaczego zachowujemy się tak nieracjonalnie? Klucz do zagadki znajdziemy z terminie „rezygnować". Gdy „A" miała problem z wytłumaczeniem John'owi, że ten utraci jej wsparcie, raczej nie powiedziałaby: „Rezygnuję z przychodzenia na twoje mecze".

Pewnie zauważyłaś, że słowo „rezygnuję" piszę w cudzysłowie i że używam go tylko wtedy, gdy mówię o „metodzie silnej woli". Palacze nie lubią być palaczami i uznają, że nielogiczne jest wdychanie zanieczyszczonego, śmiertelnego dymu, jednocześnie twierdząc, że to przyjemne. Nielogiczna jest także wiara w to, że palenie pozwala sobie radzić ze stresem, że zabija nudę i stres. A jednak wszyscy palacze ulegają złudzeniu, że z palenia czerpią przyjemność i wsparcie. Samo wyrażenie „rezygnować" sugeruje poświęcenie. Nie musisz rozumieć, dlaczego niektóre produkty spożywcze smakują lepiej niż inne, albo dlaczego zaboli cię kciuk, gdy wyląduje na nim młotek, albo dlaczego zapala się światło, gdy naciśniesz włącznik. Analogicznie, nie musisz wiedzieć dlaczego papierosy zdają się poprawiać smak jedzenia i uprzyjemniać spotkania towarzyskie. Nie musisz też rozumieć, w jaki sposób papierosy pomagają ci się skoncentrować i uchronić przed nudą i stresem – jesteś zwyczajnie przekonana, że tak jest i tyle.

Zdaje się nie podlegać dyskusji fakt, że gdy palacz podpala papierosa, czuje się bardziej zrelaksowany i mniej zestresowany, niż chwilę wcześniej. Jeśli wierzysz w to teraz, gdy jeszcze nie wypaliłaś swojego ostatniego papierosa w życiu, to będziesz w to wierzyła także po zgaszeniu go. Nie ma w tym nic dziwnego, że po tym papierosie, kiedy zadzwoni telefon, albo gdy sytuacja robi się napięta, mózg wysyła ci sygnał, żebyś zapaliła. Gdy twoi przyjaciele palą po jedzeniu, a tobie nie wolno palić, to czy nie czujesz, że coś tracisz? Oczywiście masz nadzieję, że czas rozwiąże problem. Ale niby dlaczego miałoby się tak stać? Czy odmawiając sobie tego, nie będziesz bardziej za tym tęskniła? Stosując metodę silnej woli, liczysz na to, że pewnego dnia obudzisz się i pomyślisz: *EUREKA! Udało się! Jestem wolna.*

Rzadko przytrafia się taka sytuacja. Choć nie zaprzeczam, że niewielkiej grupie osób to się udaje. Niektórzy z nich będą nawet zachwyceni tym, że nie są palaczami i, z nieudawaną szczerością, będą powtarzać, że w najmniejszym stopniu nie tęsknią za paleniem. To czas rozwiązuje ich problem. Co się dzieje z takim palaczem? Jeśli udaje mu się powstrzymać od palenia przez pewien okres, to z czasem akceptuje sytuację i coraz rzadziej odczuwa ochotę na papierosa. Jednakże, większość osób z tej niewielkiej grupy, której udaje się „wyrzec" palenia, przyznaje, że co jakiś czas tęsknią za wyjątkowym smakiem papierosa, np. zapalonego po posiłku.

To ci wiecznie narzekający byli palacze kreują i rozpowszechniają mit, że rzucanie palenia jest trudne, i że tak naprawdę nigdy nie będziemy wolni. A tak na marginesie, czy zauważyłaś, że ci przemądrzali byli palacze w sytuacji, gdy poczują dym tytoniowy w restauracji, robią większy raban niż osoby niepalące? I to wcale nie dlatego, że nie uznają palenia w restauracji. Boją się o siebie. Dym papierosów przypomina im o tym, że nie wolno im palić, więc poniżenie osoby palącej pozwala im utrzymać się przy swojej decyzji o niepaleniu.

„Metody silnej woli" są trudne dla większości palaczy, a dla niektórych wręcz niemożliwe, ponieważ od dzieciństwa wmawia się nam, że są trudne. I jeśli zbierzesz się na odwagę i spróbujesz takiej metody, to podjęta próba zamiast zaprzeczyć temu przekonaniu, po prostu je potwierdza. Właśnie dlatego palacze podejmują szczerą próbę rzucenia palenia nie częściej, niż raz na pięć lat. Tyle czasu potrzeba, żeby zapomnieć o traumie, towarzyszącej poprzedniej próbie.

Kiedy uda ci się moją metodą, będziesz namawiała do niej swoich przyjaciół, wiedząc, ile zyskają. Nie przejmuj się, gdy spotkasz się z brakiem zrozumienia i niechęcią z ich strony. Wynika to ze sceptycyzmu albo przekonania, że może i moja metoda zadziałała w twoim przypadku, ale na pewno dla nich okaże się nieskuteczna. Nawet jeśli ci uwierzą, ale niedawno właśnie nie powiodła się ich próba rzucenia „metodą silnej woli", proszenie ich, żeby spróbowali mojej metody, byłoby równoznaczne z proszeniem maratończyka, który upadł kilka metrów przed metą, żeby odpoczął pół godziny i spróbował raz jeszcze.

Chyba największy problem metody silnej woli to mnożące się wątpliwości i niepewność. Zaczynamy bez wiary i pewności, mając tylko nadzieję, że może nam się uda. To negatywne myślenie.

Nauka pływania bywa trudna i przerażająca, ale czy widziałaś jak bardzo szczęśliwe jest dziecko, które właśnie nauczyło się pływać? Mogło to być tylko kilka metrów, po których mały pływak wypił pewnie połowę wody w basenie. Ale to wcale nie zmniejsza euforii. To dziecko wie, że zupełnie samodzielnie utrzymało się na powierzchni. Że umie pływać! Wie także, że ćwicząc, nauczy się, jak pokonać całą długość basenu i wtedy będzie nawet szczęśliwszy niż teraz. Tylko zdobycie złotego medalu olimpijskiego da się porównać do radości z tych kilku metrów i pewności na całe życie, że dziecko już zawsze będzie umiało pływać.

Jeśli twoim celem jest nie palić przez rok, to jest oczywiste, że nie osiągniesz tego celu, dopóki ten rok nie minie. Jeśli twoim celem jest nie palić przez resztę życia, to też jest pewne, że nie osiągniesz tego celu, póki nie przeżyjesz reszty życia. To oznacza, że nawet jeśli ci się uda, to nie dożyjesz chwili, kiedy będziesz mogła się o tym przekonać! Niezła perspektywa, iść przez życie z nadzieją, że się wszystko powiedzie, wiedząc jednocześnie, że nigdy się o tym nie przekonasz. No i oczywiście, kolejna wada „metody silnej woli" – stosujący ją palacze są przekonani, że dokonują prawdziwego poświęcenia. Nie mają wprawdzie wątpliwości, że bycie palaczem ma zdecydowanie więcej minusów niż plusów, a mimo to, szczerze wierzą, że czerpią z palenia prawdziwą przyjemność i wsparcie. Teraz wystarczy moment nieuwagi albo oszołomienia i lądują w tej samej pułapce. Nic dziwnego, że tak trudno jest rzucić palenie, opierając się na metodzie silnej woli.

W poprzednim rozdziale prosiłem cię, żebyś zastanowiła się nad pewną kwestią. „Skąd wiesz, że już ci się udało?" Następnie szczegółowo przedstawiłem odpowiedzi naszych klientów i podważyłam ich sens. Być może zauważyłaś, że nie udało mi się przedstawić własnego wspaniałego pomysłu. W rzeczy samej, stwierdziłem jedynie, że nikt nie może być pewny, że nigdy już nie zapali, póki nie przeżyje reszty życia. A zatem skąd Debbie, i sam Allen Carr, wiedzieli, że nigdy już nie zapalą?

Gdybyś zapytała trapera: „czy możesz kategorycznie stwierdzić, że nigdy w życiu nie dasz się złapać w sidła zastawione na niedźwiedzia?"; prawdopodobnie usłyszałabyś w odpowiedzi: „Nie". Ale zmodyfikuj pytanie: „czy możesz kategorycznie stwierdzić, że nigdy w życiu nie dasz się CELOWO złapać w sidła zastawione na niedźwiedzia?"

Najbardziej uprzejma odpowiedź zapewne brzmiałaby: „Co za idiota włazi świadomie w pułapkę?!" Traper przez całe życie obawia się być może, że zdarzy mu się przypadkiem wpaść w sidła. Ale z całą pewnością nie boi się, że zrobi to świadomie, zwłaszcza, gdy już mu się to kiedyś przytrafiło.

Być może nie przemawia do ciebie porównanie palenia do pułapki na niedźwiedzie. To bardzo dobry przykład dla palaczy, którzy rzucają palenie opierając się na silnej woli. Przecież wierzą, że rezygnują z prawdziwej przyjemności. I jeśli są przygnębieni i podejrzewają, że ten stan będzie trwały, może zdecydują się na powrót do nałogu. Ponad 90 procent decyduje się na taki krok. Ale wyobraź sobie, że zalegalizowano nowy narkotyk i wszyscy oszaleli na jego punkcie, ty też dałaś się w to wciągnąć. Na szczęście, przerwałaś w odpowiednim momencie. Czy myślisz, że martwiłabyś się, że znowu wpadniesz w nałóg?

Z pewnością słyszałaś o narkotykowym szaleństwie. Nazywa się:

DEWASTACJA

6. Dewastacja

„Dewastacja" to wyciąg z pewnej rośliny rosnącej w Południowej Ameryce, należącej do tej samej rodziny, co trująca wilcza jagoda. Jest to jedna z najszybciej uzależniających substancji znanych człowiekowi. Przyjęcie nawet jednej dawki skutkuje uzależnieniem. W plemionach stosujących tę roślinę, ponad 60% społeczności jest uzależniona.

Ta silna trucizna stosowana jest także do produkcji środków owadobójczych. Działa stopniowo, niszcząc system immunologiczny. Jest odpowiedzialna za ospałość, choroby układu oddechowego i zabija jedną na trzy ofiary. Ma okropny smak i niszczy system nerwowy, powodując niepokój i utratę pewności siebie. Przez całe życie uzależniony wyda na to minimum sto tysięcy złotych. A co dostaje w zamian? Absolutnie nic. Nie jest nawet na haju.

Czy znając i wierząc w fakty o „dewastacji", dałabyś się przekonać do jej spróbowania? Ani najodważniejszy poszukiwacz przygód, ani głupiec, nie spróbowałby tej substancji wiedząc, że nawet jedna eksperymentalna dawka powoduje uzależnienie.

Ale gdyby od najmłodszych lat wmawiano ci, że zażywanie tego narkotyku ma pewne zalety, a wady tylko w przypadku uzależnienia, co z kolei jest skomplikowanym i długotrwałym procesem i następuje dopiero po wielu latach? W takich okolicznościach najodważniejsi z nas mogą się skusić.

A teraz wyobraź sobie, że jesteś uzależniona od lat, masz już dość i postrzegasz narkotyk dokładnie tak, jak opisałem go powyżej. Wyobraź sobie także, że dopisało ci szczęście i znalazłaś metodę, która uwolni cię od nałogu natychmiast, bez wysiłku i trwale. Czy miałabyś opory przed jej zastosowaniem? I gdybyś poznała jej skuteczne działanie,

CZY ŚWIADOMIE WESZŁABYŚ W TĘ PUŁAPKĘ POWTÓRNIE?

Nie mam wątpliwości, że domyśliłaś się, że narkotyk, o którym mowa, to nasz stary przyjaciel i oparcie: papieros. Możesz kwestionować przytoczone fakty. Zwłaszcza ten, że nikotyna stopniowo niszczy system nerwowy, powodując przy tym niepokój i utratę pewności siebie i to, że nic ci nie daje. Jednak proszę cię, żebyś przyjęła do wiadomości, że to co napisałem jest prawdą. Przeczytaj ten opis jeszcze raz, starając się nie utożsamiać tego z paleniem.

Czy sądzisz, że dalej odczuwałabyś potrzebę, żeby zapalić, gdybyś miała następujące podejście do palenia:

- Postrzegałabyś palenie po prostu jak narkotyk, który powyżej opisałem.
- Wiedziałabyś, że nieprawdziwe są twierdzenia, że palenie odpręża, pomaga się skoncentrować, dodaje odwagi i pewności siebie, że jest remedium na stres i nudę, i że jest dokładnie odwrotnie.
- Gdybyś wiedziała, że jedyne co musiałabyś zrobić, aby wyrwać się z nałogu, to nigdy więcej nie zapalić kolejnego papierosa.

- Że gdy pojawi się myśl o paleniu, to będzie to: „EUREKA! To działa! Jestem wolna" zamiast „Chce mi się palić", albo „Kiedy się od tego uwolnię?".

Pragnienie papierosa jest dla palacza jak kielich zawierający mieszankę nektaru i trucizny. Palacz pragnie nektaru, ale nie może go mieć bez wypicia trucizny.

Gdyby poprosić palacza o przygotowanie listy korzyści i wad palenia, przypisując każdej cesze punkty od 1 do 10, to łączna suma, którą uzbierałyby wady, znacznie przewyższyłaby sumę przypisaną korzyściom. Więc dlaczego wciąż uporczywie palimy, pomimo iż nasz rozsądek stanowczo nam tego odradza? Dlatego, że w butelce znajduje się jeszcze jeden składnik: uzależnienie – tajemna siła, która zagłusza rozsądek.

Dobry iluzjonista umie nas zmylić i sprawić, że jego sztuczki zdają się być prawdziwą magią. Ale gdy obnaży wszystkie tajemnice swoich trików, cały magia znika.

Cudowna prawda jest taka, że w butelce nie ma żadnego nektaru. Moja metoda wyjaśnia zagadkę uzależnienia oraz jego sposoby na ogłupianie swoich ofiar, każąc im wierzyć, że otrzymują przyjemność i wsparcie.

Gdy zobaczysz palenie takim, jakie jest w rzeczywistości, bez wypaczeń jakie funduje pranie mózgu, dostrzeżesz podobieństwo do heroiny albo „dewastacji" i gdy tylko zrozumiesz, że z niczego nie rezygnujesz, za to dużo zyskujesz, nie będziesz cierpiała z powodu przygnębienia lub poczucia poświęcania się. Zanim skończysz czytać tę książkę, będziesz z niecierpliwością czekała na rytuał zapalenia ostatniego papierosa, a gdy w końcu go dokonasz, poczujesz, że już jesteś niepaląca. I będziesz mogła cieszyć się życiem bez papierosów.

Palenie jest najbardziej subtelną i wyrafinowaną pułapką, stworzoną wspólnymi siłami przez naturę i człowieka. Wielu palaczy wierzy, że palą na skutek własnej suwerennej decyzji. To prawda, nic i nikt nie zmusza palacza do palenia. A jednak prawdą jest także, że nikt nie wybiera życia palacza. Jak tylko w pełni zrozumiesz mechanizm, który steruje nikotynową pułapką, automatycznie się z niej uwolnisz. I już nigdy nie będziesz odczuwała ochoty i pragnienia palenia. Tak jak traper nigdy świadomie nie wejdzie w pułapkę na niedźwiedzie.

Dlaczego od razu nie wyjawię tajemnicy uzależnienia? Obawiam się, że teraz jeszcze byś mi nie uwierzyła. Jak mogę cię przekonać, że nigdy, żadnemu palaczowi palenie nie sprawiło prawdziwej przyjemności ani wsparcia? Aby wytłumaczyć iluzję, najlepiej obnażyć jej prostotę, ale nie uwierzysz w żadne wyjaśnienia, dopóki nie udowodnię ci, że rozpowszechnione „fakty" o paleniu są nieprawdziwe – choć skutecznie nam je wmówiono, od dzieciństwa poddając zmasowanemu praniu mózgu. Ale teraz jest dużo pilniejsza sprawa, którą musimy się zająć. Jeśli ta metoda może być skuteczna dla wszystkich, to

DLACZEGO MOJA METODA NIE DZIAŁA NA KAŻDEGO PALACZA?

7. Dlaczego moja metoda nie działa na każdego palacza?

Wyobraź sobie siebie jako młodą dziewczynę, która przekracza bramy ogrodu i jest zauroczona tak bardzo, że postanawia tam zostać. Mijają lata, a z każdym rokiem nasilają się podejrzenia, że owoce z ogrodu, będące pożywieniem dla jego mieszkańców, są trujące. Widzisz efekty kumulowania się trucizny u wielu swoich towarzyszy, ale nie martwisz się tym. Utwierdzasz się w przekonaniu, że nic złego się nie dzieje, bo przecież ci ludzie są inteligentni, tak jak ty. Okazjonalnie kilku mieszkańców odchodzi, ale wcześniej czy później, większość z nich powraca do ogrodu.

W końcu nadchodzi moment, kiedy i ty chcesz odejść. Wiesz, że ogród to istny labirynt i że jedyne wejście do ogrodu jest także jedynym z niego wyjściem. Labirynt ukrywa dwadzieścia rozdroży, a żeby uciec z labiryntu należy wybrać poprawną drogę na każdym z nich. Przeciwności, jakie spotykasz, sprawiają, że twoje szanse na wybór właściwego kierunku wynoszą mniej więcej jeden do miliona. Próbujesz, ale przy najmniejszym błędzie przegrywasz z labiryntem i zostajesz w środku. Próbujesz ponownie. Sęk w tym, że nie wiesz, gdzie popełniłaś błąd. Błąkasz się po całym labiryncie i nigdzie nie udaje ci się dojść, nie wiedząc, ile dobrych i ile złych decyzji podjęłaś po drodze. Ostatecznie stwierdzasz, że podejmowanie próby nie ma sensu.

Czy ta analogia nie przypomina palacza, który rzuca palenie bazując na „metodzie silnej woli"? W rzeczy samej, jest to trafne porównanie.

Teraz przyjmijmy, że istnieje oficjalny plan labiryntu, który rzekomo zawiera wskazówki, mówiące którą drogę wybrać na każdym rozdrożu. Pewnie pomyślałabyś: „Gdybym miała ten plan, to ucieczka z labiryntu byłaby bardzo łatwa". A co jeśli ten plan, choć napisany przez szanowanych „ekspertów", podaje nieprawdziwe informacje przy każdym rozdrożu? To zdecydowanie utrudniłoby ucieczkę, a może nawet uczyniło ją niemożliwą.

To jest rzeczywista sytuacja, z którą mierzy się palacz, próbujący wyrwać się z nikotynowej pułapki. Palacze, wraz z „ekspertami", którzy im doradzają, wierzą, że o paleniu wiedzą już wszystko. Sprawdźmy jaką wiedzę przekazali także tobie.

Chciałbym, żebyś wypełniła poniższy kwestionariusz udzielając odpowiedzi, które uważasz za powszechne przekonania większości społeczeństwa. Możesz odpowiadać „tak" lub „nie". Na moment zapomnij o własnej opinii na poniższe tematy, gdyż przez kilka następnych chwil reprezentujesz milczącą większość.

Osobiście nie lubię wypełniać ankiet, więc nie myśl, że wykorzystam cię do zrobienia badania rynku albo że zbytnio obciążę twój umysł. Nie będę także oceniał twoich odpowiedzi. To nie jest celem tego ćwiczenia. Odpowiedz na pytania, najlepiej jak potrafisz:

KWESTIONARIUSZ

1. Czy palacze palą z wyboru?
2. Czy palacze palą z nawyku?

3. Czy wieloletni palacz jest bardziej uzależniony niż nastolatek?
4. Czy nałogowi palacze są bardziej uzależnieni niż palacze okazjonalni?
5. Czy młodzież pali żeby poczuć się jak dorośli, żeby być „cool" lub z buntu?
6. Czy palacze są głupi?
7. Czy palaczom smakują niektóre papierosy?
8. Czy niektóre papierosy, np. zapalone po jedzeniu, smakują lepiej niż pozostałe?
9. Czy palenie zabija nudę?
10. Czy palenie pomaga się skoncentrować?
11. Czy palenie pozwala się zrelaksować?
12. Czy palenie redukuje stres?
13. Czy palacze lubią palić?
14. Czy niektóre osoby mają skłonności do uzależnień?
15. Czy palenie pomaga w odchudzaniu?
16. Czy guma antynikotynowa, plastry albo spraye pomagają?
17. Czy wystarczy mieć silną wolę, żeby rzucić palenie?
18. Czy trzeba znosić fizyczne objawy odstawienia nikotyny?
19. Czy byli palacze muszą przecierpieć okres wzmożonej chęci na papierosa i podirytowania?
20. Czy trudno jest rzucić palenie?

Jestem przekonany, że udzieliłaś zarówno pozytywnych, jak i negatywnych odpowiedzi. Zadziwiające, ale „NIE" jest poprawną odpowiedzią na wszystkie powyższe pytania. Przejdźmy do głównego celu tego ćwiczenia. Podczas X Światowej Konferencji „Tytoń albo Zdrowie" w 1998 roku w Pekinie, przedstawiłem podobny kwestionariusz reprezentatywnej liczbie światowych „ekspertów" w dziedzinie palenia. „Eksperci" odpowiedzieli błędnie na 75 procent pytań.

Każda rada jakiej „eksperci" udzielają palaczom, chcącym „zrezygnować" z palenia, przypomina oficjalny plan ucieczki z labiryntu. A to zdecydowanie utrudnia palaczom zerwanie z nałogiem. Kiedy zorientujesz się, że rady jakich udzielają palaczom, tak polegającym na słowie „ekspertów", są fałszywe, łatwo się domyśleć, dlaczego większość palaczy uważa rzucanie palenia za trudne, albo wręcz niewykonalne przedsięwzięcie.

Twierdzę, że moja metoda pozwala wszystkim palaczom rzucić palenie: łatwo, natychmiast i trwale. Więc dlaczego zdarzają się wyjątki? Bo nie wszystkim palaczom łatwo zrozumieć i/lub wykonać moje instrukcje. Ponownie posłużę się porównaniem z labiryntem: wystarczy tylko jeden zły wybór i na zawsze pozostajesz w labiryncie. W przypadku palenia, ignorowanie jednej lub kilku instrukcji niekoniecznie odwiedzie cię od rzucenia palenia albo uznania, że rzucanie jest łatwe. Ale utrudni ci zerwanie z nałogiem i pozbawi przyjemności oraz zwiększy prawdopodobieństwo, że ponownie dasz zwabić się w pułapkę.

Jeśli będziesz postępować zgodnie z moją metodą i wypełnisz wszystkie polecenia, wygrasz.

Od czasu do czasu dostaję takie oto listy:

„Zrozumiałem i zgadzam się ze wszystkim, o czym piszesz. Wykonałem wszystkie polecenia. Nawet kupiłem plastry, ale nadal palę".

Nie muszę przypominać, że jedna z najważniejszych instrukcji mówi: żadnych substytutów, zwłaszcza produktów zawierających nikotynę. Pewnie teraz martwisz się, że otrzymasz pokaźną listę trudnych poleceń, które zrozumiałby tylko Einstein. Tak nie jest. Jest tylko kilka wskazówek, które powinnaś wcielać w życie, czytając tę książkę. Oto pierwsza z nich, jednocześnie będąca największym wyzwaniem:

OTWÓRZ SWÓJ UMYSŁ

Pewnie siedzisz teraz z zadowoloną miną, myśląc: „To jest najtrudniejsza wskazówka? To wszystko pójdzie jak bułka z masłem!" Jeśli tak pomyślałaś, to wiedz, że prawdopodobnie już jesteś skazana na niepowodzenie. Zapytaj znajomych, czy mają otwarte umysły. Czy ktokolwiek odpowie: „Nie, przeciwnie, jestem raczej ograniczony"? Zauważyłaś jak wszyscy są nieprawdopodobnie tendencyjni i ulegają uprzedzeniom? Czy to nie jest dziwne, że tylko ty i ja mamy szeroko otwarte umysły, nigdy nie wyciągamy błędnych wniosków i nie śmielibyśmy wypowiadać osądów bez poznania wszystkich faktów i wszystkich wersji zdarzenia? Powinnaś docenić wroga – pranie mózgu – bo ma ono niezwykłą siłę. Powinnaś sceptycznie podchodzić do tego co ci mówię, ale podważaj także własne poglądy i fakty, w które każą ci wierzyć „eksperci".

Druga wskazówka – także druga pod względem trudności – to:

PAMIĘTAJ O POZYTYWNYM NASTAWIENIU

Mam świadomość, że twój „palący problem" mógł obniżyć twoją wiarę w swoje możliwości i może boisz się porażki. Więc jak mogę oczekiwać, że już na tym etapie będziesz tryskała optymizmem? Pozwolę sobie przypomnieć, że jesteś w pozycji godnej pozazdroszczenia. Masz dużo do zyskania i nic do stracenia. Najgorsze co może się przydarzyć, to brak sukcesu. Nic nie stracisz.

Niektórzy palacze wierzą, że moja metoda to tylko ćwiczenie na pozytywne myślenie: wmawiaj sobie, że coś ci się uda, to kiedyś osiągniesz swój cel.

Ta metoda daje dużo więcej. Zawsze byłem optymistą, choćby dlatego, że uważam to za logiczną postawę życiową. Oczywiste jest, że jeśli ktoś zakłada, że „nie da rady", to rzeczywiście niewiele osiągnie. Ale wmawianie sobie, że

„wszystko jest możliwe", także nie jest gwarancją sukcesu. Pomimo prób pozytywnego myślenia, wielu palaczom wciąż trudno „zrezygnować" z palenia co jest skutkiem stosowanej metody: „metody silnej woli". Jeśli masz wątpliwości, zadaj sobie pytanie: czy musisz nastawiać się pozytywnie, żeby powstrzymać się od zażycia heroiny, kokainy albo amfetaminy. Czyż nie bardziej realne jest stwierdzenie, że nie chcesz brać narkotyków i nigdy nie będziesz odczuwała takiej potrzeby?

Moja metoda gwarantuje sukces każdemu, kto sumiennie wykonuje wszystkie instrukcje. A szanse na sukces zwiększają się, jeśli coraz bardziej przeszkadza ci twój nałóg. Więc odstaw na bok wszystkie negatywne myśli. Potraktuj moją terapię jak ekscytujące wyzwanie, aby spełnić marzenie każdego palacza:

UWOLNIĆ SIĘ Z NIKOTYNOWYCH KAJDAN

Trzecia wskazówka to:

NIE PRÓBUJ RZUCAĆ LUB OGRANICZAĆ PALENIA, ZANIM SKOŃCZYSZ CZYTAĆ TĘ KSIĄŻKĘ

O tym szczegółowo pisałem już w rozdziale drugim. Założenia tej wskazówki poznasz w odpowiednim czasie.

Czwarta instrukcja to:

NIE WYRYWAJ SIĘ DO FALSTARTU

Co przez to rozumiem? Musisz przeczytać książkę rozdział po rozdziale. W żadnym razie nie przeskakuj na dalsze strony. Ale za to wracaj do przeczytanych fragmentów, żeby jeszcze raz je przemyśleć, odświeżyć pamięć, wyjaśnić wszelkie wątpliwości. Szczególnie przydatne okaże się wielokrotne czytanie powyższych instrukcji, gdyż możesz wtedy szczerze odpowiedzieć sobie na pytanie: „czy naprawdę stosuję się do zaleceń, czy tylko udaję?"

Wszystkie instrukcje są spisane na końcu książki, więc w każdym momencie możesz do nich powrócić. A na wypadek gdybyś o jakiejś zapomniała, zaraz zaprezentuję wskazówkę numer pięć. Zanim to zrobię, przypomnę tytuł tego rozdziału:

DLACZEGO MOJA METODA NIE DZIAŁA NA KAŻDEGO PALACZA?

Odpowiedź nie może być prostsza: podążaj za wskazówkami. Jest ich tylko pięć i wcale nie są ani trudne, ani skomplikowane. Jedyne co musisz zrobić, żeby osiągnąć stan euforii, jakiej doświadczyła Debbie, to zastosować się do wszystkich wskazówek.

Debbie wspaniałomyślnie przypisała mi swój sukces, zapominając zupełnie o własnym wkładzie w osiągnięcie celu. Ja wcale nie ułatwiam rzucania palenia. Cudowna prawda jest taka, że rzucanie palenia jest łatwe. To fakt. Jedyne co robię, to daję ci zestaw wskazówek, żeby i tobie poszło to łatwo. Tylko pamiętaj, działaj według instrukcji.

Myślisz teraz: „Nie zagalopujmy się. Gdy Debbie napisała list, minął dopiero drugi tydzień od jej ostatniego papierosa. Kto udowodni, że właśnie teraz sobie nie popala?" Masz rację. Nie twierdzę, że Debbie uległa nałogowi, ale masz rację, ze to jest możliwe. Są dwa momenty, kiedy jesteś skłonna poddać się. Pierwszy następuje, gdy nie osiągasz stanu euforii. A drugi, gdy go osiągasz, ale znowu dajesz się złapać w pułapkę nałogu.

Niewątpliwie jedną z najbardziej inteligentnych i – z pewnością najsympatyczniejszych klientek mojej kliniki na początku mojej działalności – była Emma Freud. Uprzejmie zgłosiła się na ochotnika do mojej prezentacji nagranej na taśmę video. Warto powtórzyć jej słowa:

Jedyną rzeczą w moim życiu, której naprawdę żałuję, to moment, kiedy w wieku 14 lat zapaliłam swojego pierwszego papierosa. Dwanaście lat później, paliłam dwadzieścia papierosów dziennie i uwielbiałam to! Można powiedzieć, że rozkoszowałam się paleniem, ale byłam też przerażona tym, jak palenie wpływa na moje zdrowie. Za każdym razem, gdy przeglądałam gazetę, natrafiałam na jakiś artykuł o raku lub innych skutkach palenia. Szybko przewracałam strony. Zawsze, gdy ktoś mi mówił że popełniam samobójstwo przy pomocy tytoniu, zapalałam kolejnego papierosa. Uwielbiałam to i nienawidziłam jednocześnie. A najgorsze było to, że moja przyjaciółka skorzystała z konsultacji terapeuty i rzuciła palenie w ciągu jednego dnia, bez żadnego wysiłku, ot tak.

Zaczęłyśmy palić w tym samym czasie. Ona paliła dokładnie tyle samo co ja, tak samo sprawiało jej to przyjemność, ale jej się udało rzucić palenie, a mi nie. Kilka tygodni od jej ostatniego papierosa trzech moich innych znajomych poszło do tego samego terapeuty i zwyczajnie rzucili palenie, nie robiąc wokół tego szumu. Nie przytyli, nie mieli żadnych objawów odstawienia. Nie dawali mi wykładów i nie prawili kazań. Oni wystąpili z naszego „klubu", a ja w nim zostałam. Gdy siedmiu moich przyjaciół rzuciło palenie, korzystając z pomocy jednego człowieka, nie mogłam tak po prostu go ignorować.

Konsultacje z Allen'em Carr'em 10 grudnia 1988 roku były najważniejszym i najefektywniej spędzonym czasem w moim życiu, od kiedy zapaliłam mojego pierwszego papierosa w wieku 14 lat. Wiele osób pytało mnie, co on takiego mówi, że tak łatwo przyszło mi rzucenie palenia? Jedyne co mogę powiedzieć to: wytłumaczenie tego wszystkiego zajęłoby godziny, dam wam jego numer telefonu. Gdyby nie to, że przyznanie tego mnie zawstydza, powiedziałabym że to odmieniło moje życie. On jest niesamowity. To jest naprawdę łatwe i naprawdę działa. I wcale nie utyjesz. Życzę dobrej zabawy!

Jestem pewien, że mogę liczyć na wybaczenie, jeśli przyznam się, że wierzyłem, iż Emma należy do grupy osób, które nigdy nie dadzą się ponownie złapać w pułapkę. Myliłem się.

Warto o tym opowiedzieć, ale nie teraz. Lubię przedstawiać sprawy w odpowiedniej kolejności.

Ponieważ powinnaś umieć utrzymać euforię, pod warunkiem, że ją osiągnęłaś, skupmy się najpierw na tym, jak stać się szczęśliwą osobą niepalącą. W ostatnim rozdziale porozmawiamy o tym, co zrobić żeby utrzymać ten stan już na zawsze.

To idealny moment na rozpracowanie piątej wskazówki:

ZRÓB LISTĘ SWOICH „PRZEKONAŃ OSOBISTYCH"

Czym są „Przekonania Osobiste"? Każdy palacz – mężczyzna czy kobieta – trafił do tego samego więzienia. Kluczem do wolności jest wymazanie skutków prania mózgu. Celem mojej metody jest usunięcie wszelkich skutków prania mózgu z umysłów palaczy. Ale ponieważ istnieją różnice między mężczyznami i kobietami, rzeczywiste jak i wypaczone, każdy palacz musi walczyć z własnymi przekonaniami wykreowanymi przez pranie mózgu. Tutaj chciałbym się na chwilę zatrzymać i zapytać o twoje odczucia na temat palenia: jak myślisz, co ci to daje, dlaczego palisz i dlaczego chcesz przestać. Czytając tę książkę, stopniowo pozbywasz się efektów prania mózgu, więc wpisuj na swoją listę „Przekonań Osobistych" wszelkie argumenty, które do ciebie przemawiają i zapisz numer strony, na której je znalazłaś. Teraz może nie widzisz związku, ale pomoże ci to uniknąć błędu Emmy.

Pułapka nikotynowa jest najbardziej podstępną i genialną sztuczką stworzoną wspólnie przez naturę i człowieka. Dobry iluzjonista nigdy nie uchyli rąbka tajemnicy o swoich sztuczkach. Dlaczego? Bo jeśli to zrobi, ginie mistycyzm, iluzja zanika, a ty zastanawiasz się jak w ogóle mogłaś dać się na to nabrać. Dokładnie tak samo jest z pułapką nikotynową. Kiedy raz się ją rozszyfruje, okazuje się bardzo prostym mechanizmem. I jak w przypadku innych sztuczek, kiedy tylko zorientujesz się, że to tylko trik, drugi raz nie dasz się nabrać. Innymi słowy stracisz pragnienie palenia na zawsze.

Skoro jest to tak proste, dlaczego nie opiszę mechanizmu tej pułapki? Właśnie to robię. Otwierając ci oczy na prawdę. Klucz ukryty jest w kwestionariuszu powyżej. Zanim dokonałem mojego odkrycia, nikt nie rozumiał istoty tej pułapki. To proste zagadnienie było zawsze przedstawiane w taki sposób, że urosło do rangi niesamowicie skomplikowanego mechanizmu. Większość społeczeństwa, łącznie z tzw. „ekspertami", utrwala fałszywe przekonania, często robiąc to nieświadomie. Wierzymy im. Jednak niektórzy z tych tzw. „ekspertów" to wilki w owczej skórze. Celowo, na zimno, z pełną świadomością zachęcają palaczy do skorzystania z błędnego planu ucieczki z labiryntu. Zanim poproszę cię, żebyś uwierzyła w prawdziwe i proste wytłumaczenie mechanizmu pułapki nikotynowej, muszę przekonać cię, że fakty o paleniu, które wpajane są nam w toku prania mózgu, nie mogą być prawdziwe.

Moje twierdzenie, że prawdziwa odpowiedź na każde pytanie kwestionariusza to „nie" oznaczałoby, że palenie nie sprawia palaczom prawdziwej przyjemności, ani nie stanowi prawdziwego oparcia. Oznaczałoby to także, że każdy palacz mógłby rzucić bez większych trudności.

Wszyscy palacze mają świadomość szkodliwości palenia dla zdrowia, zasobności portfela i poziomu sił życiowych. Chciałbym pokazać wyraźnie, że palenie nie tylko nie sprawia przyjemności i nie daje żadnego oparcia, ale generuje stres i nudę, nie pozwala na relaks, uniemożliwia koncentrację. Myślę, że wtedy zgodzisz się ze mną, że rzucenie palenia jest nie tylko łatwe, ale i przyjemne. Palenie stanie się ni mniej, ni więcej tylko narkotykiem opisanym w rozdziale 6: Dewastacją.

Zróbmy jeden krok naprzód na drodze ku wolności. Przyjrzyjmy się bliżej:

PRANIU MÓZGU

8. Pranie mózgu

W tym momencie nie będę próbował udowadniać, że fakty powszechnie akceptowane przez społeczeństwo są absolutnie nieprawdziwe. Jedyne czego chcę, to żebyś otworzyła swój umysł. Zastanów się czy te „fakty" mają jakiś sens. Już podważyliśmy pierwszy mit, mówiący, że ludzie palą z nawyku. To jest odwracanie kota ogonem. Palenie staje się nawykiem, bo ludzie palą, a nie odwrotnie.

Nikt nie zmusza palacza do rzucenia palenia, więc gdy ten zrywa z nałogiem, uważa się, że robi to pod wpływem własnej decyzji.

Większość palaczy pamięta swój pierwszy papieros. Ja na pewno. Jak na ironię, pamiętam ten eksperyment z powodu ohydnego smaku dymu w ustach, kaszlu i nudności. Zero przyjemności. I właśnie to uruchamia pułapkę. Młodzież ulega ułudzie, że palacze czerpią przyjemność z palenia. Ignorują własne reakcje, choć na pewno zastanawiają się: „Jak ktoś w ogóle daje się uzależnić od czegoś tak okropnego?" Nie zdają sobie sprawy, że wierząc w iluzję, sami dają się złapać jak ryba na haczyk.

Można się spierać, czy rzeczywiście palenie jest wyuczoną przyjemnością. Ale dlaczego zawracamy sobie głowę nabywaniem takiej przyjemności? Nawet nałogowy palacz, zmieniając markę papierosów albo częstując się cudzymi, musi przyzwyczaić się do nowego smaku. Są osoby, które przerzucając się na light'y, zaklejają malutkie dziurki, żeby dostać dawkę, do której przywykli.

Bezsporny jest fakt, że nikt nie musi palić, zanim wpadnie w pułapkę. Tylko palacze nie potrafią się zrelaksować, skoncentrować, cieszyć się smakowitym posiłkiem albo odebrać telefonu bez papierosa. Następnym razem gdy będziesz na imprezie, poobserwuj osoby niepalące. Czy one zachowują się w dany sposób, bo nie są palaczami?

Pewnie dobrze pamiętasz dzień, kiedy zapaliłaś swojego pierwszego, eksperymentalnego papierosa. To znaczy on miał być tylko eksperymentalny, ale wyszło inaczej. Czy pamiętasz dzień, gdy świadomie zostałaś regularną palaczką, kiedy zdecydowałaś, że będziesz paliła codziennie i że od tej pory będziesz odczuwała poirytowanie i niepokój, gdy tylko zabraknie ci papierosów? Żaden palacz nie pamięta takiej chwili i takiej decyzji. Ale powód zdaje się być całkiem oczywisty. Nie wybieramy sobie życia palacza, tak jak nie wybieramy swojego języka ojczystego. Palenie jest częścią kultury, w której dorastamy. W końcu większość z nas przynajmniej próbuje, a około 90 procent próbujących, uzależnia się. Prawda jest taka, że ani nie wybieramy sobie życia palacza, ani nie decydujemy, że będziemy dalej palić. Jeśli mielibyśmy wybór, to czy byłoby nam tak trudno przestać palić? Czy czytałabyś teraz moją książkę? Wielokrotnie decydowałem, że z tym zrywam. Bez efektu. Oczywistym jest fakt, że nie palimy z wyboru, ale dlatego, że nie jesteśmy w stanie zrealizować swojego postanowienia. Czy nie jest prawdą, że wpadliśmy w pułapkę i nie wiemy jak z niej uciec? Owszem, nie ma w niej stalowych prętów i, oprócz nas samych, nie ma żadnego strażnika pilnującego więźniów. Czy to nie jest uzależnienie: chcesz się uwolnić, ale nie masz odpowiedniej mocy, by tego dokonać? Gdy ja w końcu odkryłem swoją siłę, sprawiło mi mnóstwo radości wykonanie powziętej decyzji natychmiast i trwale. Tobie też się uda.

Ponieważ palacze wierzą, że palą z przyzwyczajenia, logiczne wydaje się założenie, że im dłużej i częściej ktoś pali, tym bardziej utrwala swój nawyk. Ale spójrz na niepodważalne fakty: wieloletni palacze zrywają z nałogiem, a nowicjusze lub palacze okazjonalni nie. Społeczeństwo poniosło sromotną klęskę, próbując utrzymać młodzież z dala od tego uzależnienia. Dotyczy to szczególnie młodych dziewcząt.

Możesz się nie zgadzać z tym, że okazjonalni palacze też chcą rzucić palenie. W porządku. Jednak, jeśli palą, bo wpadli w pułapkę, a nie dla tego, że taka była ich samodzielna decyzja, to kto jest bardziej uzależniony? Osoba, która jest przekonana, że pali z wyboru, czy osoba, która wie, że się uzależniła? Dopóki nie zdasz sobie sprawy, że znalazłaś się w pułapce, przez myśl ci nie przejdzie, żeby się z niej wydostać. Szanse na zerwanie z nałogiem w takim przypadku są równe zeru. Uświadomienie sobie, że jesteś w pułapce wcale nie gwarantuje udanej ucieczki, ale zwiększa szanse na sukces.

„Dlaczego palisz?" – zadaj to pytanie sobie i kilku innym palaczom, a z pewnością uzyskasz taką odpowiedź:

„Lubię ten smak, zwłaszcza papierosa wypalonego po posiłku".

Czy ktokolwiek je albo żuje papierosy? Jak to się dzieje, że nagle jest mowa o smaku? Nawet jeśli rzeczywiście chodzi o smak, dlaczego identyczne papierosy wyciągnięte z tej samej paczki, smakują inaczej w zależności od sytuacji? Wiem, że nie znajdziesz na to dobrej odpowiedzi. Przecież nie segregujesz papierosów w jednej paczce jako: „śniadaniowe", „do kawy", „po jedzeniu". Palacze twierdzą, że palenie pomaga na stres i nudę oraz wspomaga koncentrację i relaks. Ale zaraz, zaraz. Nuda i koncentracja to przeciwieństwa. Tak jak stres i relaks. Palacze nie są głupi. I ty też nie jesteś głupia. Gdybym próbował sprzedać ci tabletkę uspokajającą, która ma jednocześnie działanie pobudzające, wzięłabyś mnie za oszusta albo idiotę. A jednak społeczeństwo, a zwłaszcza palacze, przyjmują za oczywiste, że tytoń oferuje te sprzeczne „korzyści". Dlaczego akceptujemy te sprzeczności? Dlaczego pogardzilibyśmy magiczną tabletką sprzedawaną przez oszusta, a jednocześnie jesteśmy na tyle naiwni, że wierzymy, że palenie zapewnia te skrajnie odmienne korzyści? Dlaczego tak jest, skoro wiemy, że nasz mały przyjaciel, nasze wsparcie jest tak kosztowne i ma okropne efekty uboczne?

A sprzeczności idą znacznie dalej. W zachodnim społeczeństwach wszyscy rodzice chronią swoje dzieci przed paleniem. A palący rodzice najzacieklej walczą o to, żeby ich dzieci nie poszły w ich ślady. Ci sami rodzice setki razy powtarzają – zazwyczaj w obecności swoich latorośli – że palenie jest przyjemne i tak wiele im daje.

Skąd ta hipokryzja? Właściwie to nie hipokryzja. Wszyscy palacze wyczuwają, że palą nie z własnego wyboru, ale dlatego, że wpadli w pułapkę.

Jednym z powodów, dla których chcę, żebyś jeszcze paliła jest to, że dzięki temu będziesz miała okazję sprawdzić prawdę o paleniu. Gdy tylko przestaniesz palić, nie będziesz miała takiej możliwości. Nie możesz odkryć prawdy teraz, bo wciąż wierzysz, że czerpiesz z palenia niesamowitą przyjemność. A jeśli będziesz w to wierzyła także po rzuceniu palenia, to tak już zostanie do końca życia. Natomiast, gdy upewnisz się, że nie sprawia ci to żadnej przyjemności, to nigdy nie będziesz za tym tęskniła. Nigdy. Jeśli gdzieś głęboko wierzysz, że palenie naprawdę sprawia ci przyjemność, to sprawdź sama. Zapal teraz, skoncentruj się i sześć razy porządnie się zaciągnij. Następnie, odpowiedz na pytanie: co sprawia ci przyjemność? Kluczowe w tym momencie jest skupienie się na każdym najmniejszym aspekcie papierosa; trzymasz go w dłoni, wkładasz do ust, wciągasz ten dym do płuc...

Powyższe ćwiczenie jest tylko pozornie łatwe. Głównie dlatego, że większość papierosów pali się mechanicznie. Nawet iluzja przyjemności prysłaby, gdyby za każdym razem palacz myślał o szkodliwych substancjach, które sobie dostarcza, o tym, że może ten papieros wywoła raka, że nałóg to bardzo kosztowna sprawa.

To, oczywiście, tłumaczy hipokryzję i podwójne standardy. A także odpowiada na pytanie, dlaczego skądinąd uczciwi ludzie, gdy mówią o paleniu, okłamują siebie i innych. To nie jest celowy fałsz, tylko raczej kwestia wyboru. Braku wyboru. To błędne koło: intensywny styl życia, szukanie pomocy w papierosach, motywowanie palenia powszechnie przyjętymi „faktami", stereotypami.

Palacze znają tysiące powodów na uzasadnianie palenia, ciągle na nowo. Palące kobiety często przekazują sobie informacje o wszelkich sprawdzonych zaletach palenia. Kobiety od najmłodszych lat skutecznie przekazują wiadomości w ramach rozległej sieci kontaktów – są w tym świetne. Przekazują dalej pomysły, rady. Właśnie dlatego wymówki dla palenia przetrwały tak długo i uważane są za wiarygodne. Idąc przez życie, kobieta będzie posługiwała się wymówkami dobranymi do konkretnego etapu uzależnienia, a jej palące przyjaciółki będą ją utwierdzać w przekonaniu, że ma rację.

Gdy rozpada się związek, papierosy mają funkcję pocieszającą. Gdy w ważnym związku pojawiają się stres i napięcia, papierosy mają powstrzymać kobietę od wyrywania sobie włosów z głowy w szale rozpaczy, albo być odskocznią w stanie emocjonalnej huśtawki. Gdy kobiece ciało przechodzi zmiany i zmienia się poziom hormonów, palaczki zarzekają się, że papierosy pomagają im w utrzymaniu równowagi życiowej. Ale za każdym razem są to tylko wymówki. Wymówki, które zaczynają żyć własnym życiem, maskując prawdę. W końcu, kto chciałby przyznać się do bycia nieszczęśliwym i życiowego wniosku:

JESTEM IDIOTĄ! SKOŃCZ Z TYM!

Ale to kreuje jeszcze gorszą wizję: strach przed „rzuceniem" i „życiem bez papierosa". A może kompromis? „Rzucę, ale nie dzisiaj. Dzisiaj to nie najlepszy dzień na podjęcie tego wyzwania". Czekając na odpowiedni moment, nie ma sensu fundować sobie tortur, myśląc o swojej głupocie przy każdym zapalonym papierosie. Zamykamy nasze umysły na prawdę. Palacze palą w stresujących momentach, dla relaksu, dla uczczenia rocznicy, z nudy i żeby poprawić koncentrację. Jeszcze jakieś okazje? Nie pali się tylko podczas jedzenia, a papieros wypalany po jedzeniu smakuje najbardziej większości palaczom, oraz podczas snu, czyli gdy palenie jest naturalnie niemożliwe. Tak trudno przyznać się, że nigdy nie ma odpowiedniego momentu na rzucenie palenia. To jest właśnie geniusz pułapki nikotynowej, jak i innych uzależnień narkotykowych: jest zaprojektowana w taki sposób, by więzić cię przez całe życie.

Jeszcze nie udowodniłem, że palacze nie czerpią żadnej przyjemności z palenia. Ale jeśli otworzyłaś swój umysł, zgodzisz się ze mną, że „fakty" na temat palenia, które wpaja nam społeczeństwo, nie mają sensu ani racji bytu. Te „fakty" mieszają w głowach, kreują sprzeczności i utrwalają fałszywe stereotypy. Nawet pobieżny test odsłania prawdę. A jaka jest prawda? Przypatrzmy się bliżej:

UZALEŻNIENIU OD NIKOTYNY

9. Uzależnienie od nikotyny

Roślina tytoniu należy do tej samej rodziny co trujące wilcze jagody. Jest silną trucizną i jest wykorzystywana do produkcji środków owadobójczych. Kiedy naukowcy poddają ją badaniom, robią to w specjalnych laboratoriach, ubrani w kombinezony takie same jak te używane przy pracy z odpadami nuklearnymi. Każda duża butelka środka owadobójczego (15 ml: czyli pojemnik wielkości buteleczki kropli do oczu) musi otrzymać stosowną licencję. Nie kupicie na ulicy grama nikotyny, tak jak możecie kupić nawet heroinę.

Rocznie 3,5 miliona ludzi umiera w wyniku uzależnienia od nikotyny. Liczba ta wzrasta z roku na rok. Według szacunków Światowej Organizacji Zdrowia do roku 2030 liczba zgonów z powodu uzależnienia od nikotyny wzrośnie do 10 milionów w skali roku.

Zwykły papieros zwiera 0,5 miligrama nikotyny. A 1 gram to 1000 miligramów. Dawka nikotyny, jaką zawiera jeden papieros, podana dożylnie, zabija w kilka sekund. Uwierz mi na słowo i w żadnym razie nie próbuj tego sprawdzać.

Nikotyna jest najszybciej uzależniającym narkotykiem znanym człowiekowi. W pewnym okresie ponad 90% męskiej populacji krajów zachodnich była od niej uzależniona.

Każde zaciągnięcie się dymem papierosowym, przez płuca i krwiobieg, dostarcza do mózgu niewielką dawkę nikotyny, działającą dużo szybciej niż działka heroiny wstrzyknięta dożylnie. Jeśli paląc jednego papierosa zaciągasz się dwadzieścia razy, to dostarczasz swojemu organizmowi aż dwadzieścia dawek nikotyny.

Gdy tylko skończysz palić, poziom nikotyny w twoim organizmie zaczyna spadać, co skutkuje uczuciem głodu nikotynowego. Palacze wierzą, że objawy odstawienia to wszystkie niemiłe doznania towarzyszące próbie rzucenia nałogu. Prawdziwe fizyczne symptomy odstawienia nikotyny są tak nieznaczne, że niekiedy trudno je zaobserwować. Jest to uczucie pustki i niepokoju, przypominające zwyczajny głód. Może to być także potrzeba zajęcia czymś rąk, co palacz interpretuje jako ochotę na papierosa.

W ciągu trzydziestu minut od wypalenia papierosa, poziom nikotyny we krwi spada o połowę. Po godzinie zostaje już tylko 25% przyjętej dawki. To tłumaczy, dlaczego większość palaczy pali około dwudziestu papierosów dziennie.

Natychmiast po zapaleniu kolejnego papierosa, zapasy nikotyny są uzupełniane: niepokój znika, a pustka się wypełnia. Wówczas palacz doświadcza przyjemnego uczucia, które często określa jako odprężające, dające satysfakcję, po prostu przyjemne. W rzeczywistości ten kojący stan przypomina ulgę, jakiej doznaje się po zdjęciu zbyt ciasnych butów. Młodzież z kolei określa to uczucie jako „kop". Dlaczego opisy dorosłych i początkujących palaczy są tak różne? Ponieważ gdy uczymy się palić, tego uczucia w żaden sposób nie można nazwać przyjemnym.

Ja nazywam ten niepokój i uczucie pustki „małym potworkiem". Dlaczego właśnie „małym potworkiem"? Bo choć fizyczne dolegliwości dokuczają palaczom naprawdę, są one tak mało widoczne, że wręcz niezauważalne. Co za tym idzie, aż 99.99% palaczy żyje i umiera w nieświadomości o istnieniu „małego potworka". Przez lata mówiłem o sobie „uzależniony od nikotyny". Ale podobnie mówiłem o mojej miłości do golfa: „jestem uzależniony od golfa". W obu przypadkach nigdy nie myślałem, że jestem naprawdę uzależniony od narkotyku. Kiedyś o nikotynie wiedziałem tyle, że to brązowa, brudząca substancja pozostawiająca ślady na palcach i zębach. I przez myśl mi nie przeszło, że jedynym powodem palenia była chęć nakarmienia wiecznie głodnego „małego potworka".

Nie martw się, jeśli masz trudności z zaakceptowaniem takiego stanu rzeczy. Pewnie myślisz: „Gdyby wszystko było tak oczywiste, to z pewnością ktoś poza Allenem Carr'em wpadłby na to". Ale palenie jest jak magiczna sztuczka – staje się oczywiste tylko po dokładnym wyjaśnieniu.

Przed Galileuszem ludzie patrząc na słońce wschodzące na wschodzie i zachodzące na zachodzie myśleli, że Słońce okrąża Ziemię – tak twierdzili „eksperci". Zdawało się to tak oczywiste, że nie było przesłanek by podważać ten powszechnie uznany fakt. Teraz wiemy, że to tylko złudzenie, poparte fałszywymi wnioskami. A jednak ten mit przetrwał wiele wieków, zanim został spektakularnie obalony. A w pewnym sensie przetrwał do dziś w wyobraźni współczesnych ludzi. Podziwiając wschody i zachody słońca, widzimy wędrujące słońce. Nie myślimy o Ziemi obracającej się wokół własnej osi sprawiając wrażenie, że to Słońce raz pojawia się, raz znika z horyzontu.

Jest kilka powodów, dlaczego tak trudno rozwiązać zagadkę nikotynową.

Po pierwsze, „mały potworek" to tylko uczucie. Widzisz jego skutki, jednak samo uczucie jest niewidoczne. Wszystkie niewidoczne zjawiska, jak np. elektryczność, trudno zrozumieć.

Po drugie, uczucie to jest tak słabe, że wręcz nieodczuwalne.

Po trzecie, przypomina ono wiele innych doznań, np. głód albo poirytowanie, co zniekształca naszą interpretację dokuczających nam objawów.

Czwartą i najważniejszą przyczyną trudności z rozwikłaniem nikotynowej zagadki jest jej przewrotność. Po pewnym czasie od ostatniego wypalonego papierosa „mały potworek" rozpoczyna nękanie palacza, zmuszając go do zapalenia. Zapalenie papierosa niemal natychmiast przynosi ogromną ulgę. Palący czują się bardziej zrelaksowani, mniej zestresowani niż przed zapaleniem. Nie wiemy dlaczego papieros działa w ten sposób. Nie wiemy także, dlaczego za pomocą włącznika zapala się światło. Nie musimy wiedzieć. Po prostu wiemy, że tak jest. Nic dziwnego, że palacze doszukują się w papierosach przyjemności i oparcia.

Zupełnie przypadkiem, przewrotność pułapki nikotynowej to także klucz do zagadki wszelkich uzależnień od narkotyków. Ktoś kto nigdy nie był uzależniony od heroiny, przestraszyłby się widząc heroinistę wstrzykującego sobie narkotyk. Dla obserwatora jest to absolutnie oczywiste, że narkoman wcale nie robi tego dla cudownych halucynacji, tylko żeby pozbyć się okropnego uczucia po odstawieniu narkotyku. Innym charakterystycznym aspektem uzależnień jest to, że choć już pierwsza dawka jest uzależniająca, cały proces przebiega wolno i subtelnie. Niekiedy przez lata uzależnieni są nieświadomi swojego uzależnienia. Prawda wychodzi na jaw, gdy palacz decyduje się rzucić palenie i okazuje się, że nie jest w stanie tego zrobić. Zaczyna się szukanie wymówek. „Wybrałam zły moment" – to najpopularniejsza z nich. Na początku można wytrzymać kilka dni, a nawet tygodni, nie myśląc o paleniu. A myśl o ataku paniki na wypadek braku papierosów, wzbudza śmiech.

Uzależnienie przypomina proces starzenia się: zachodzi tak wolno, że trudno je dostrzec. Nie powoduje żadnych widocznych zmian z dnia na dzień – twarz w lustrze zdaje się być identyczna jak poprzedniego dnia. A jednak, przyjrzyj się swoim zdjęciom sprzed dziesięciu lat i od razu zobaczysz różnicę. Dokładnie tak samo jest z paleniem. Zapominamy, że kiedyś świetnie się bawiliśmy bez papierosa, że nie mieliśmy problemu z koncentracją i że udawało nam się zwalczać stres. Nawet gdy zauważamy, że staliśmy się ospali i ociężali, winimy za to nasz wiek, a nie „małego potworka".

Gdybyś tylko miała zdjęcie przedstawiające doskonałe samopoczucie jakim się cieszyłaś, zanim wpadłaś w nikotynową pułapkę! Chciałbym umieć pokazać ci twój umysł i ciało od środka, żebyś mogła zobaczyć, jak dobrze będziesz się czuła zaledwie trzy tygodnie od wypalenia swojego ostatniego papierosa. I wcale nie mam na myśli jedynie poprawy samopoczucia fizycznego i zwiększenia poziomu sił życiowych. Po zgaszeniu swojego ostatniego papierosa zyskasz także pewność siebie i będziesz czuła się dopełniona! Zastanawiasz się, czy „naprawdę poczuję się tak fantastycznie?" Zobaczysz, jedyną niewiadomą w twoim życiu, będzie pytanie: dlaczego wcześniej nie wydawało się to tak oczywiste? Będziesz patrzyła na palaczy nie z zazdrością, ale ze współczuciem. Tak jak patrzy się na narkomanów. Niestety, nie posiadam umiejętności podróżowania w czasie i nie mogę pokazać tego, co stanie się za trzy tygodnie. Ale ty możesz. To proste: otwórz swój umysł, zastosuj się do moich zaleceń i użyj swojej wyobraźni.

Może „rezygnowałaś z palenia" na trzy tygodnie albo dłużej i wcale nie nazwałabyś tego okresu najlepszym w swoim życiu. Wierzę, że mogło tak być. Sam kilkakrotnie to przeszedłem. Ale wtedy żadne z nas nie rzucało moją metodą.

Jest jeszcze jeden podstępny aspekt pułapki nikotynowej, o którym muszę wspomnieć, zanim przejdę do głównego tematu tej książki, czyli do palenia i kobiet. Ten aspekt to system ochronny. Czy kiedykolwiek zastanawiałaś się skąd zwierzęta wiedzą, co jest pożywieniem, a co trucizną? Dla nas wydaje się to łatwe. Jeśli mamy rozsądnych rodziców, to zadbają oni o to, żebyśmy nie mieli dostępu do trucizn, do momentu aż dorośniemy i zrozumiemy czym jest dana substancja. Ale jak radzą sobie z tym dzikie zwierzęta? Matka–natura wyposażyła wszystkie stworzenia na naszej planecie w wyrafinowane mechanizmy pozwalające nam przetrwać. Wiem, że twój kot to zwierzę domowe i że nigdy nie nakarmiłabyś go trucizną. Ale on tego nie wie. Czy zauważyłaś, że zanim czegokolwiek spróbuje, najpierw wącha podane jedzenie? Jeżeli nie jest pewien, co to jest, zrobi małego kęsa i albo zje go ze smakiem, albo pogryzie z wyraźną niechęcią. Czasami zdarzy się, że odejdzie od miski, nie próbując jej zawartości. Zupełnie tak jakby myślał, że podałaś mu truciznę. I ma rację!

Dwa najbardziej genialne mechanizmy obronne jakie mają wszystkie żyjące stworzenia to węch i smak. Nieprzyjemny zapach kojarzony jest z trucizną. Gdy zapach nie daje 100% pewności, próbujemy małą porcję. Zły smak kwalifikuje substancję jako truciznę. Ten system jest tak genialny, że wyczuwamy nieprzyjemny zapach i smak także psującego się jedzenia. Działanie tego wyrafinowanego mechanizmu sprawia, że nasz pierwszy papieros czy łyk alkoholu jest tak okropny. Nasze ciało mówi nam: „karmisz mnie trucizną, przestań!" Są szczęściarze, którym udaje się usłyszeć to wołanie i już nigdy nie sięgają po papierosy ani alkohol. Na szczęście, matka-natura nie zostawia nas w potrzebie, także wtedy gdy uporczywie próbujemy przyzwyczaić się do smaku i zapachu tych używek. Mogłaby nam powiedzieć: „ostrzegałam cię. Jesteś tak głupi, że nie rozumiesz moich ostrzeżeń! Trudno. Rób co chcesz". Ale ona, zamiast nas karcić, daje nam drugą szansę. Stąd kaszel, nudności i podirytowanie. Jeśli i to ostrzeżenie puścimy mimo uszu, matka-natura upewni się, że palacz zwymiotuje.

Wielu ludzi uważa, że kaszel i wymioty to choroby same w sobie. Wręcz przeciwnie. To tylko objawy choroby. Matka-natura nieustannie czuwa nad naszym zdrowiem, dlatego stworzyła także dwa ochronne albo ostrzegające nas mechanizmy: kaszel i wymioty. Dzięki nim pozbywamy się trucizn z płuc i żołądków. Ona nas chroni cały czas. Nigdy nie uważa nas za głupich, nigdy nie ocenia naszych decyzji. Gdy wytrwale dostarczamy sobie trucizny paląc papierosy i pijąc alkohol, matka-natura wierzy, że robimy to, bo nie mamy innego wyboru.

Jak w wielu sprawach, tak i w tym przypadku matka-natura ma rację. Dlatego wyposażyła nas w doskonałą broń. Przypatrzmy się bliżej:

NASZEMU SYSTEMOWI IMMUNOLOGICZNEMU

10. Nasz system immunologiczny

Jak większość ludzi, nigdy szczególnie nie zastanawiałem się nad systemem immunologicznym. Ani żadnymi naturalnymi funkcjami ludzkiego ciała, dorastania czy starzenia się. O tym się nie mówi. Za to wpojono mi, że nawroty choroby to normalna sprawa. Jednak nikt nie spodziewa się, że zostanie kaleką albo zachoruje na nieuleczalną chorobę przed osiągnięciem sędziwego wieku. Rzadko choruję, ale kilka razy musiałem odwiedzić lekarza. Przepisał mi leki, które mnie wyleczyły. Jednak wtedy nie doceniłem roli mojego systemu odpornościowego.

Wiele lat zajęło mi zrozumienie, że gdybyśmy nie zatruwali siedlisk dzikich zwierząt, mogłyby one przetrwać bez pomocy weterynarzy. Przecież ludzkość też przetrwała tysiące lat bez lekarzy i ich narzędzi. Każdy lekarz przyzna, że najsilniejszą moc uzdrawiania ma nasz system immunologiczny. To kolejny mechanizm obronny, który sprezentowała nam natura. Nasz system immunologiczny nie tylko zwalcza choroby, ale jest też na tyle wyrafinowany, że w przypadku regularnego zatruwania organizmu, stworzy częściowe antidotum na truciznę. Rasputin przeżył zaaplikowanie dawki arszeniku dwudziestokrotnie większej od dawki śmiertelnej, gdyż jego organizm z czasem stworzył swoistą odtrutkę.

Szczury i myszy już w trzecim pokoleniu umiały się obronić przed trucizną zwaną warfaryną.

Gdy regularnie uczymy się palić tytoń i pić alkohol, stajemy się odporni na zły smak i trujące skutki zażywanych substancji. Acha! Pewnie teraz myślisz: „Znakomicie! Pewnie to zabezpiecza mnie przed rakiem płuc, rozedmą, miażdżycą i pozostałymi śmiertelnymi chorobami".

Pamiętaj, że stajesz się odporna na trujące efekty narkotyku, chociaż tylko częściowo, ale uodporniasz się także na sam narkotyk. Już tłumaczę o co chodzi.

Zarówno palacze jak i osoby niepalące mają lepsze i gorsze dni. Żeby uprościć sprawę, załóżmy, że samopoczucie sprzed pierwszego papierosa jest zawsze dobre. Oczywiście, po zapaleniu pierwszego papierosa może pojawić się kaszel albo zawroty głowy. Na chwilę zapomnijmy o trujących skutkach palenia i przyjmijmy, że samopoczucie nie ulega zmianie. Po wypaleniu papierosa, poziom nikotyny w organizmie zaczyna spadać, a palacz odczuwa skutki odstawienia. Na tym etapie uczucie pustki i niepokój są tak mało zauważalne, że można jedynie ogólnie stwierdzić pogorszenie się samopoczucia. Kolejny papieros zwiększy poziom nikotyny w ciele palacza, a wszelkie dziwne odczucia znikną. Palacz powraca do stanu sprzed pierwszego papierosa.

To szokujące. A co jeśli mam rację twierdząc, że palacze palą tylko dlatego, żeby poczuć się tak jak przed zapaleniem pierwszego papierosa? Innymi słowy, jedyną przyjemnością, jakiej palacze szukają w paleniu jest to, żeby:

POCZUĆ SIĘ JAK OSOBA NIEPALĄCA

Odczuwana przyjemność i wsparcie są prawdziwe. Iluzoryczne jest przekonanie, że dobre samopoczucie to zasługa papierosów. Jest odwrotnie: to papierosy są źródłem złego samopoczucia. Od tego wszystko się zaczyna. Twierdzenie, że palenie odpręża jest równoznaczne z twierdzeniem, że odprężające jest noszenie zbyt ciasnych butów. I, oczywiście, następny papieros nie rozwiązuje problemu. Jest odwrotnie, dostarczając palaczowi więcej nikotyny, ponownie uruchamia symptomy odstawienia, z którymi palacz nie rozstanie się do końca życia. Właśnie to odróżnia prawdziwą przyjemność od uzależnienia. Uwielbiam homary. Ale mogę nie jeść ich latami i wcale mi to nie przeszkadza. Nie odczuwam niepokoju i nie wpadam w panikę, gdy nie mam przy sobie przynajmniej jednego. Nigdy też nie przytrafiło mi się, żeby w obecności dwudziestu homarów, nagle wzrosła moja pewność siebie. Palenie uruchamia reakcję łańcuchową. Każdy papieros kreuje zapotrzebowanie na następnego. I tak w kółko.

Ale powróćmy do odporności. Stając się coraz bardziej odporni na nikotynę, palacze orientują się, że palenie kolejnych papierosów nie pomaga im powrócić do stanu równowagi. Można powiedzieć, że nieustannie cierpią na nikotynowego kaca. To powoduje dyskomfort, który palacz szybko przyjmuje za stan normalny. Najsmutniejsze jest to, że palacz sądzi, że świetnie sobie radzi z dyskomfortem. Jak w przypadku wszystkich uzależnień narkotykowych, tendencją jest coraz częstsze palenie, co ciągle na nowo nakręca cały proces. Jednocześnie akumulują się zarówno finansowe, jak i szkodliwe dla zdrowia skutki palenia. I jak to ma miejsce w przypadku innych uzależnień narkotykowych, im bardziej narkotyk cię niszczy, tym większą odczuwasz potrzebę dostarczania sobie tego, co uważasz za wsparcie i przyjaciela. Kiedy doszedłem do etapu, że paliłem jednego papierosa za drugim, stałem się zupełnie odporny na działanie narkotyku. Nie miałem już nawet złudzenia, że palenie daje mi jakąś przyjemność czy wsparcie. Moja forma fizyczna była tak kiepska, że wiedziałem, że jeśli nie zerwę z nałogiem, to długo nie pożyję. A jednak psychicznie byłem tak uzależniony od „mojej podpory życiowej", że gotów byłem raczej umrzeć, niż przestać palić.

To jest dobry moment, by wspomnieć o ważnych aspektach wszystkich rodzajów uzależnień. Młodych i wysportowanych nie dotykają problemy zdrowotne, więc póki stać ich na palenie nie odczuwają potrzeby rzucania. Wraz ze wzrostem odporności na „małego potworka", palacze dostarczają sobie coraz więcej trucizny i w ten sposób pogarszają swoją sytuację. Kaszel wzmaga się, ociężałość jest coraz dokuczliwsza, częściej brakuje nam powietrza. To powoduje stres, w stresie zaczynasz więcej palić, a to skutkuje problemami zdrowotnymi i finansowymi. W końcu zaczynasz rozumieć: nie ma w tym żadnej przyjemności. Pierwszym rozwiązaniem jest ograniczenie palenia, ale właśnie doszłaś do momentu, który określam „punktem krytycznym". To etap, do którego dochodzą wszyscy uzależnieni. I ważne jest, żebyś zrozumiała jak ważny jest to moment. Przypomina to sytuację owada, który zaspokoiwszy się nektarem dzbanecznika, próbuje odlecieć, ale orientuje się, że ugrzązł w roślinie i teraz to ona go zjada.

Gdy osiągniesz „punkt krytyczny", część twojego mózgu domaga się, żebyś paliła coraz więcej, a druga część próbuje cię od tego odwieźć. Jesteś w sytuacji nie do pozazdroszczenia. Nie wolno ci palić, a jednak palisz i to o wiele za dużo. Od tej pory nie odczuwasz już nawet iluzji, że palenie sprawia przyjemność.

Skoro „mały potworek" może doprowadzić niegdyś szczęśliwego i zdrowego człowieka do takiego stanu, to ma się wrażenie, że w rzeczywistości „potworek" jest ogromnych rozmiarów. Nazywam go „małym potworkiem", ponieważ fizyczne objawy odstawienia nie są największym problemem. Jak już to wyjaśniłem, są one tak mało widoczne, że nawet nie zauważamy ich obecności. Znamy je po prostu jako „chce mi się palić".

Są takie chwile, gdy gołym okiem widać fizyczne skutki odstawienia. Przyjrzyj się palaczom, którzy muszą zrobić sobie dłuższą niż zazwyczaj przerwę między papierosami: stają się niespokojni i nerwowi, zaczynają bawić się zapalniczką lub paczką papierosów, nieświadomie przykładają ręce do ust i napinają mięśnie żuchwy, szukają zajęcia dla rąk. Niepalący nie mają tego problemu.

Zawsze na początku sesji grupowych w mojej klinice, mówię uczestnikom, że to oczywiste, że nie wierzą, w to co mówię. Pomimo, że zachęcamy ich do palenia w trakcie sesji, zazwyczaj przez jakiś czas nikt się nie wyrywa do palenia i nikt nie chce być pierwszą osobą, która wyjmie papierosy. Ale robią się niespokojni, a ich ręce wędrują w okolice ust. Daję im do zrozumienia, że widać, że wszyscy są niespokojni. Podkreślam także, że nie mówię tego dlatego, że jestem sadystą i chcę ich upokorzyć, ale z dwóch innych, bardzo ważnych powodów.

Po pierwsze, chcę sprawić, żeby na własne oczy zobaczyli prawdę. Że wcale nie jest tak, że paląc robią się wyjątkowo spokojni, tylko że gdy nie palą, są wyjątkowo niespokojni i podenerwowani.

Po drugie, kiedy nie palą, są niespokojni i nie potrafią się skoncentrować. Właśnie dlatego wolę, gdy nie przestają palić zanim nie skończą czytać książki. Nie chcę, żebyś teraz siedziała zniecierpliwiona i roztrzęsiona. Chcę żebyś zrelaksowana przyjmowała do wiadomości prawdy, które ci wyjaśniam.

Czy to potwierdzenie, że palenie pomaga się skoncentrować? Nic bardziej mylnego. Jak to jeszcze później wytłumaczę – jest to dowodem na to, że palenie jedynie ogranicza zdolność koncentracji.

Na szczęście, w przypadku nikotyny nigdy nie uzależniamy się od samego narkotyku zbyt mocno. „Mały potworek" jest tylko częścią tej wielkiej iluzji. Prawdziwy problem to:

„WIELKI POTWÓR"

11. Wielki potwór

„Wielki potwór" to pranie mózgu. To przekonanie, że palenie sprawia prawdziwą przyjemność albo daje oparcie. To przekonanie, że rzucanie palenia jest niewiarygodnie wielkim poświęceniem i trauma jest nieunikniona. To przekonanie, że jeśli w końcu osiągniemy, to co wydawało się niemożliwe, spotkania towarzyskie nigdy nie będą nam sprawiały tak dużo przyjemności jak kiedyś, że nie będziemy umieli sobie radzić ze stresem. „Duży potwór" to także przekonanie, że wszystkie iluzje przedstawione w kwestionariuszu są prawdziwe. Zapamiętaj! Żadne z dwudziestu stwierdzeń w najmniejszym stopniu nie jest prawdziwe.

Teraz przejdę do najtrudniejszej części tej książki.

Oskarża się mnie o arogancję lub szowinizm. Nie przejmuję się tym wcale. Wiem, że daję powody, by niektórzy tak o mnie myśleli. Notorycznie powtarzam, że ja mam rację, a wszyscy tak zwani „eksperci" są w błędzie. Wynika to z frustracji. Przez lata widziałem jak wielu „ekspertów" naucza powszechnych przekonań o paleniu. Zawsze najbardziej drażniło mnie ich ograniczone spojrzenie na problem i niechęć do stosowania radykalnych, ale jednocześnie skutecznych środków. Dopiero teraz, dwadzieścia lat później, coraz więcej ekspertów zaczyna sobie zdawać sprawę z tego, że to stan psychiczny uzależnionej osoby jest istotny, a nie sama substancja uzależniająca. Moja obszerna wiedza na temat uzależnień jest wynikiem dwudziestu lat pracy: to wynik szukania odpowiedzi i rozwiązań na pytania i zmartwienia uzależnionych.

Jedynym powodem, dla którego niektórym palaczom nie udało się rzucić palenia z moją metodą, jest fakt, że nie działali według wskazówek. Z kolei głównym powodem tego, że nie wykonywali zaleceń jest to, że słuchają rad lekarzy i innych tzw. „ekspertów".

Jeśli będę próbował udowodnić słuszność moich argumentów z fałszywą skromnością, szanse na to, że mi uwierzysz drastycznie spadną, a w konsekwencji, nie zechcesz zastosować moich wskazówek.

Przyjemnie byłoby pomyśleć, że udało mi się złamać kod do „palącego więzienia" dzięki mojemu intelektowi. Jednak tak nie jest. Wiem, że to raczej wynik nałożenia się kilku zdarzeń, wypadków i wniosków, które wydawały mi się dziwne, ale wkrótce staną się jasne dla każdego palacza. To jak najnowszy wynalazek, który każdy musi mieć w domu.

NIGDY NIE ŻYŁEM UŁUDĄ, ŻE NIEKTÓRE PAPIEROSY DOBRZE SMAKUJĄ

Gdy zaczynałem palić, mieszanki tytoniowe nie były tak wyrafinowane i nie zawierały dodatków w postaci olejku migdałowego, wanilii albo glikolu, który nawilża gardło i „ułatwia" palenie. Pamiętam jak okropnie smakowały moje pierwsze papierosy. A jednak szybko zamieniłem się w nałogowego palacza, takiego, co pali jednego z drugim. Nie ma mowy, by nałogowy palacz wierzył, że rutynowe palenie sprawia przyjemność. Zawsze szczyciłem się tym, że chadzam swoimi ścieżkami, że decyduję o swoim losie. Patrzyłem jak mój ojciec kaszle i charcze co rano, wierząc, że nie może czerpać z palenia jakiejkolwiek przyjemności. Wiedziałem także, że mam bardzo silną wolę. Nad wszystkimi pozostałymi sferami mojego życia sprawowałem pełną kontrolę. Nikomu nie pozwoliłbym się zdominować. A jednak papierosy całkowicie mną zawładnęły. Pomimo, że ich nienawidziłem i wiedziałem, że prędzej czy później wpędzą mnie do grobu. Przy każdej podejmowanej próbie rzucenia palenia, nie mogłem się skoncentrować, byłem przygnębiony, nie umiałem cieszyć się życiem, nie umiałem sobie poradzić ze stresem i czułem się zupełnie bezbronny wobec pokusy. I wtedy mój syn poprosił mnie, żebym przeczytał fragment domowego poradnika medycznego. Nie miałem ochoty tłumaczyć mu, że doskonale wiem, że palenie mnie zabija, więc przeczytałem wskazany fragment. Z niechęcią rozszyfrowywałem żargon medyczny, np. naczynia włosowate, adrenalina, noradrenalina, reakcje biochemiczne, związki hamujące i tym podobne. Ale z jakiegoś niewyjaśnionego powodu, nie mogłem przerwać czytania. Kilkakrotnie przeczytałem ten fragment. Mogę to opisać jako doświadczenie, które w jasny, bezpośredni sposób uzupełnia brakujące elementy układanki tak, że w końcu widzisz cały obrazek. Iluzja znika. Powoli zacząłem rozumieć zastosowaną terminologię. Z fragmentu poradnika dowiedziałem się, że gdy spada poziom nikotyny w organizmie, palacza nęka uczucie pustki i niepewności, które zanika dopiero po zapaleniu kolejnego papierosa. I nagle wszystko nabrało sensu. Nowa wizja palenia była skrajnie odmienna od moich dotychczasowych przekonań. To nie ja nagle odkryłem, że gdy spada poziom nikotyny w organizmie, palacz zaczyna odczuwać wszystkie wymienione wcześniej objawy. Oczywiste jest, że ten proces jest doskonale znany przez medycynę i przemysł tytoniowy od wielu, wielu lat. I jest to jeden z powodów, dlaczego tak trudno palaczom zerwać z nałogiem.

Moim wielkim odkryciem było natomiast uświadomienie sobie, że jedynym powodem palenia jest coś, co przypomina „przymus podrapania swędzącego miejsca”, a nie „korzyści” z palenia takie jak: przyjemność, relaks, uprzyjemnienie posiłku, zmniejszenie stresu czy pomoc w koncentracji. Nikt celowo nie włożyłby rąk do wrzątku, tylko po to, żeby poczuć ulgę, wyjmując je z gorącej wody. Ale dokładnie coś takiego robią właśnie palacze. Gdy w końcu rozumieją, co się dzieje, rzucają palenie natychmiast i na zawsze. I są przy tym niezmiernie szczęśliwi.

Gdy zaczynałem praktykę, wierzyłem, że mogę wyleczyć każdego palacza, mówiąc mu po prostu: „Słuchaj, palisz tylko dlatego, że gdy spada poziom nikotyny w twoim ciele, to sprawia, że zaczynasz czuć się niepewnie. A kiedy ponownie dostarczasz sobie nikotynę, pewność siebie powraca. Właściwie przypomina to noszenie zbyt ciasnych butów tylko po to, żeby móc poczuć ulgę, zdejmując je”. Tak, byłem naiwny! To tak, jakby Galileusz powiedział: „Nie, Słońce wcale nie porusza się po niebie. To Ziemia się obraca i powstaje takie złudzenie”, oczekując, że wszyscy mu uwierzą na słowo. Prawdopodobnie odpowiedź jaką usłyszałby mistrz, brzmiałaby: „Tak? Gdyby to Ziemia się kręciła, to na pewno dałoby się to odczuć. Jedyne co się obraca to mózg w twojej głowie!”

Najczęstszą dawaną mi odpowiedzią było: „Mówisz, że palenie nigdy nie sprawiało ci przyjemności? Wierzę ci. Więc dlaczego ty nie możesz uwierzyć, że mi sprawia to prawdziwą przyjemność?” Szybko się zorientowałem, że zanim kogokolwiek przekonam do swoich racji, muszę uwolnić ich od skutków wieloletniego prania mózgu, iluzji i fałszywych przekonań, żeby zrozumieli, że to, w co do tej pory wierzyli, jest kłamstwem.

Terapia podzielona jest na dwa etapy. W pierwszym pozbywamy się skutków prania mózgu. W drugim poznajemy naturę pułapki nikotynowej. Oba etapy wymagają komunikacji. Oczywiste jest także, że istnieją pewne różnice między kobietami i mężczyznami, zarówno pod względem fizycznym jak i emocjonalnym.

Połączenie dwóch czynników dało efekt w postaci tej książki. Były to: jedna zła i jedna dobra wiadomość. Zła wiadomość jest taka, że zdarza mi się otrzymywać listy od kobiet zniewolonych przez nikotynę, desperacko szukających sposobów na rzucenie palenia, lecz pomimo wszelkich starań, wydają się nie być w stanie osiągnąć celu.

Dobra wiadomość jest taka, że większość listów jakie otrzymuję od kobiet, to listy takie jak ten od Debbie. Nie tylko inspirują i zachęcają mnie do prowadzenia dalszej wojny z uzależnieniem od nikotyny, ale wierzę, że mogą być także świetnym przykładem i wsparciem dla tych, którym do tej pory nie udało się wydostać z nikotynowej pułapki.

Już pisałem o tym, że list Debbie wcale nie wyjaśnił, jak działa moja metoda. Za to świetnie pokazuje jej stan ducha, ekscytację i radość, której ty sama wkrótce doświadczysz.

Właśnie to jest naszym celem. Przypomnę ci, że nie chodzi tu o nastawienie: „Nigdy, przenigdy nie wolno mi zapalić ani jednego papierosa!" Chodzi o to, żebyś o paleniu myślała tak, jak osoba nigdy nie uzależniona od heroiny myśli o narkomanach. Widząc palące osoby, chcę żebyś myślała: „Biedak! Dzięki Bogu ja jestem wolna!" A nie: „Szkoda, ja mogę sobie na to pozwolić tylko od czasu do czasu".

Aby osiągnąć takie nastawienie i utrzymać je na zawsze, najpierw musisz pozbyć się skutków prania mózgu i zobaczyć palenie takim, jakie jest w rzeczywistości: ni mniej, ni więcej tylko uzależnieniem prowadzącym do „dewastacji". Już pozbyliśmy się kilku skutków prania mózgu, podważyliśmy kilka kolejnych. Ale musimy pozbyć się ich wszystkich. A swoją drogą:

JAKIE SĄ TWOJE ULUBIONE PERFUMY?

12. Jakie są twoje ulubione perfumy?

Zawsze podziwiałem kobiety za ich dbałość o swój wygląd. Niektóre panie spędzają całe godziny w sklepach, wydając majątek na zakupy. W grę wchodzą tylko najlepsze ubrania i akcesoria. Duszą się, jeśli nie mogą iść do fryzjera. Poddają dogłębnemu oczyszczaniu ciało i zęby. Z największą starannością nakładają makijaż; używają tylko dobrych perfum, starając się, żeby nie spryskiwać się nimi zbyt obficie. Efekt końcowy to istne dzieło sztuki. Ale cały wysiłek idzie na marne przez oddech śmierdzący jak popielniczka. Klasycznym przykładem jest aktorka Joanna Lumley. Jest nieziemsko piękną kobietą, która ma wszystko, łącznie z wątpliwą umiejętnością „zapalania" i jednoczesnej natychmiastowej transformacji w „papierośnicę Lil".

Nie mówię nic odkrywczego. Spójrzmy prawdzie w oczy. Może spędziłaś godziny przed lustrem, ucząc się palić w atrakcyjny sposób. Jest nawet strona internetowa poświęcona seksownemu paleniu! Ale gdy w końcu znajdziesz się w blasku fleszy, będziesz pozować, dąsać się czy palić w seksowny sposób? Nigdy w życiu! Raczej pytasz wtedy w popłochu: „Gdzie mogę zgasić tego cholernego peta?"

Dostaję wiele listów o następującej treści: „Sama wpędzam się w te kłopoty. Równie dobrze mogłabym wysmarować całe ciało nawozem! Nie potrafię siebie zrozumieć. Dlaczego jestem taka głupia?"

Nie martw się. Wszystkie palące kobiety gardzą sobą, choć wiele z nich się do tego nie przyzna. A już na pewno żadna z nich nie może zrozumieć, dlaczego pali. Winą za to można by obarczyć głupotę. Jednak w rzeczywistości winny jest strach. Uzależnienie od nikotyny kolejny raz demonstruje swą siłę.

Innym często pojawiającym się tematem w listach, które przysyłają mi kobiety to skutki, jakie palenie ma na ich skórę i krążenie.

Obserwowałem mojego ojca i starszą siostrę, umierających w cierpieniach na raka spowodowanego paleniem. Bez wątpienia, wielu palaczy ma podobne doświadczenia. Wiesz co nikotyna zrobiła twoim bliskim. I nawet jeśli przeszłaś wtedy przez piekło, to i tak nie możesz rzucić palenia. Tak było w moim przypadku. Jeśli chodzi o raka płuc, to albo masz szczęście, albo pecha – tak kiedyś myślałem. Pewnie sądzisz, że teraz zastosuję metodę lekarzy, próbując cię nastraszyć i w ten sposób skłonić do zerwania z nałogiem. Nie zrobię tego. Taka taktyka okazała się zupełnie nieskuteczna w moim przypadku, a gdyby tobie miała pomóc, to już dawno byłabyś wolna.

Ale gdybyś wiedziała, że następny papieros na pewno wywoła u ciebie raka płuc, czy byś go zapaliła? Gdybym mógł zajrzeć w głąb mojego ciała, żeby zobaczyć co się w nim dzieje, to na pewno bym przestał. Wcale nie mam na myśli moich płuc pełnych nikotyny, ani nalotu z papierosów na zębach i rękach – choć wiem, że te sprawy są bardzo ważne dla kobiet. Ale nawet to nie skłania ich do zerwania z paleniem! Wiele kobiet wynajduje świetne sposoby maskowania lub ukrywania zapachu papierosów. Jeden z najpopularniejszych z nich to wcieranie w ręce cytryny, co ma usunąć zabarwienia od papierosów.

Nie, mam na myśli coś o wiele ważniejszego: stopniowo, stale i coraz bardziej zatykające się naczynia krwionośne. Efekt tego procesu jest porównywalny ze skutkami stosowania sztucznego nawozu. Nawóz to trucizna, jednak rośliny karmione nawozem w małych dawkach, zdawałoby się, zdrowo rosną. Prawda jest jednak taka, że nawożona sztucznym nawozem roślina, broni się przed chemią, budując kolejne warstwy, chroni się przed dzienną dawką nawozu. Jednak po powtórnych nawożeniach rośliny, zaczynają pojawiać się oznaki uszkodzenia przez chemię: liście tracą kolor, pojawiają się czarne plamy i usychają gałęzie. Zmiany wywołane przez truciznę są bardzo widoczne. Codziennie dostarczamy tlen i składniki odżywcze do każdego naszego organu, mięśnia i kości. U osoby palącej tlen i witaminy są stopniowo zamieniane na tlenek węgla i inne trucizny. Ja w konsekwencji palenia miałem stale ziemistą cerę. Jesteśmy skomplikowanymi istotami i nie chcemy przypisywać takich zmian paleniu. Wolimy znaleźć inne wymówki, na przykład tłumacząc, że to nasz naturalny kolor skóry albo efekt zwariowanego trybu życia.

I jeszcze ta wysuszona cera, plamy wątrobowe, które może już zauważyłaś, a gdy za szybko wstajesz, pojawiają ci się „mroczki" przed oczami. Możesz także dostać żylaków. Wszystkie te zmiany często przypisujemy starzeniu się. Sądzę jednak, że jeśli chodzi o nasze zdrowie, proces ten największą szkodę wyrządza tym, że rozregulowuje także pracę systemu immunologicznego. On jest jak bank: ma ograniczone rezerwy. Jeśli będziesz tylko wyjmowała z niego pieniądze, to szybko się przekonasz, że straciłaś zdolność kredytową.

Lekarze nie muszą nas przekonywać, że palenie powoduje duszności, astmę, bronchit, rozedmę i inne choroby układu oddechowego. Wiemy o tym. Ale o systemie immunologicznym często zapominamy. A toczy on nieustanną walkę z codziennymi dolegliwościami i chorobami, łącznie z rakiem. Jeśli nie działa sprawnie, to nie może nas skutecznie chronić. Musi ustalać priorytety. Gdy za dużo na siebie weźmiemy – nie poradzimy sobie ze wszystkim tak samo dobrze. Widzisz u nałogowych palaczy ziemistą cerę, suchą, pomarszczoną skórę, apatyczny wzrok. To realia palenia przez całe życie – o ile masz SZCZĘŚCIE i nie zachorujesz na śmiertelną chorobę.

Czy słyszałaś historie o palaczach, których lekarze ostrzegają o możliwości wdania się gangreny i konieczności amputacji palców u stóp, jeśli nie przestaną palić? Dalej palą. Amputuje się im palce, uświadamiając, że jeśli zostaną przy nałogu, to w końcu trzeba będzie amputować stopę, a potem nogę. Chyba, że przestaną palić. Palacze, którzy muszą stawić czoła takiej sytuacji, wiedzą, że ich lekarze wcale nie blefują, a mimo to nie mogą się powstrzymać. Czy jesteś w stanie wyobrazić sobie siebie w takim położeniu i mimo to palić?

Nie, nie zamierzam ględzić ciągle o tym samym. Obiecałem, że nie będzie żadnych przerażających opowieści i że mam dla ciebie tylko dobre wiadomości. Jednak pomocne okazuje się zilustrowanie bardzo ważnej kwestii. Czy sądzisz, że jakikolwiek palacz wolałby dać sobie amputować nogi, zamiast przestać palić, dlatego, że palenie sprawia mu przyjemność i daje wsparcie?

Jeszcze raz zastanów się nad listem Debbie. Dlaczego jest taka podekscytowana i szczęśliwa? Przecież ona tylko stała się osobą niepalącą. Czy kiedykolwiek słyszałaś o niepalących, nie mogących się nadziwić jak ładnie pachną ich włosy, jak świetnie się czują? Entuzjazm Debbie jest szczery. Jej podekscytowanie to efekt ucieczki z przygnębiającego życia palacza.

Na pewno znasz palaczy, którzy samodzielnie wygrali z nałogiem, nie korzystając z mojej metody; niektórzy z nich zrobili to może nawet bez wysiłku. Ale czy są tak samo szczęśliwi jak Debbie i Allen Carr? Wątpię. A to dlatego, że wciąż są pod wpływem prania mózgu. Pewnie zauważyłaś, że palacze, którzy chcą rzucić palenie, albo ci którym się udało to zrobić, zawsze mówią o tym: „zrezygnowałem z palenia". Ja tych samych określeń używam w stosunku do „metody silnej woli". Ci palacze szczerze wierzą, że dokonali wielkiego poświęcenia. Większość z nich staje się więc ciągle narzekającymi byłymi palaczami, tzw „męczennikami walki z nałogiem", a nie niepalącymi. Czasami mówią: „Lubiłem zapalić po jedzeniu, ale teraz bym się na to nie odważył!" W mojej metodzie, nigdy nie mówię o „rezygnowaniu", ale raczej o rzucaniu, przestawaniu. A za najbardziej trafne określenie zerwania z nałogiem nikotynowym uważam „ucieczkę".

Niestety, opowieści o palaczach, którzy wolą umrzeć niż „zrezygnować", utrwalają dwa powszechne przekonania o paleniu: że papierosy dostarczają przyjemności i stanowią swoiste wsparcie, a także, że uzależnienie od nikotyny autokratycznie panuje nad swoimi ofiarami.

Jeśli palaczowi grozi amputacja kończyny, a on wciąż nie może przestać palić, to jak Allen Carr może oczekiwać, że uwierzę, że żaden palacz nie musi odczuwać objawów odstawienia i że każdy palacz może z łatwością przestać palić?

Przyszedł czas na kolejny aspekt palenia, który bardziej dotyka kobietę niż mężczyzn:

GŁÓD

13. Głód

Dlaczego problem głodu niepokoi w większej mierze kobiety niż mężczyzn? To znowu myślenie spowodowane praniem mózgu. Przez dziesięciolecia kobiety były bombardowane „idealnym ciałem" i „pożądanym wyglądem", a teraz, gdy ciało jest przedmiotem kultu, także mężczyźni stają się ofiarami podobnych technik marketingowych. Wciąż to kobiety bardziej martwią się o odpowiednią wagę albo idealny wygląd. Wiele kobiet przez pryzmat wyglądu ocenia swoją wartość. Nierzadko sposób ich interakcji z otoczeniem zależy od tego, czy udało im się osiągnąć upragniony wygląd, czy nie.

W krajach zachodnich jedzenie jest przygotowywane dla naszej „wygody". Supermarkety i wielkie koncerny żywnościowe poprzez ogromne kampanie reklamowe wspólnie sprawują kontrolę nad tym, co wkładamy do garnka. Większość spożywanego przez nas jedzenia dobrze wygląda, wypełnia nasze brzuchy i dobrze smakuje – i jest pełne dodatków, cukru i soli.

Poddawane jest ono procesom poprawiającym wygląd i przyspieszającym późniejsze przygotowanie. Odbywa się to kosztem składników odżywczych, których potrzebujemy. To oszukane jedzenie. Nie dostarcza nam witamin ani odpowiedniej energii. Właściwie okrada nas z energii. A to dlatego, że nasze ciała muszą wykonać więcej wysiłku, próbując znaleźć śladowe ilości dobroczynnych substancji w spożywanym jedzeniu, spalając przy tym dużo energii. To powoduje stan permanentnego głodu. Dlatego często czujemy się „głodni". Zapychanie się przetworzonym jedzeniem to najlepsza droga do otyłości.

To pułapka, jaką zastawia na nas przetworzona żywność. Ponieważ kobiety zwracają większą uwagę na wygląd, bardziej niż mężczyźni próbują uchronić się przed tą pułapką. Niestety, metody do jakich się posuwają, mają odwrotny skutek. Jest tyle kobiet, które przez większość swojego życia namiętnie się odchudzają, aby zachować zgrabną sylwetkę. Próbują wszelkich nowości, dieta po diecie, a wiele z nich polega na głodowaniu. Stosowanie się do nich nie dostarcza organizmowi wszystkich potrzebnych składników, co skutkuje problemami zdrowotnymi. Zamiana trzech skromnych, ale pożywnych posiłków na trzy szklanki jakiejś mocno przetworzonej substancji bez smaku jest co najmniej nierozsądna.

Powszechnie głód uważany jest za coś strasznego. A przecież tak nie jest. W rzeczywistości jest to kolejny inteligentny mechanizm, w jaki wyposażyła nas matka-natura, żeby, czy tego chcemy, czy nie, zapewnić nam przetrwanie. Już pisałem o dzikich zwierzętach, które potrafią odróżnić pożywienie od trucizny. Ale dlaczego dzikie zwierzęta w ogóle chcą jeść? Odpowiedź jest oczywista: bo zdechłyby, gdyby nic nie jadły. Fakt, ale czy one o tym wiedzą? Czy jedzą tylko dlatego, że czują głód?

Sprawdźmy motywy jedzenia. Jemy, bo nie przetrwalibyśmy bez pożywienia. Ale czy pamiętasz sytuację, gdy musiałaś coś zjeść w danej chwili, bo inaczej „umarłabyś" z głodu? Myślę, że kilka takich chwil sobie przypomnisz. Oczywiście, wcale nie wierzyłaś, że umrzesz z głodu. Po prostu przesadnie to wyrażałaś. W najgorszym wypadku mogłaś poczuć się słabo albo zakręciło ci się w głowie. Naprawdę myślałaś: „jestem bardzo głodna i muszę natychmiast zaspokoić głód". Czy dziecko płacze, gdy jest głodne bo wie o tym, że umrze z głodu jeśli czegoś nie zje? Oczywiście, nie. Płacze bo jest głodne.

Głód to wspaniałe zjawisko. Jeśli regularnie jesz coś, co zawiera dużo substancji odżywczych, nie będziesz głodna, aż do czasu następnego posiłku. Więc możesz zaspokajać swój głód trzy razy dziennie. Czyż to nie jest cudowne? Być może myślisz, że zdrowe jedzenie smakuje jak papka. A tak naprawdę, najlepsze jedzenie dla naszego zdrowia smakuje wyśmienicie. Trudno uwierzyć, ale przysięgam, że to prawda. (Jeśli cię przekonałem, przeczytaj moje publikacje pomagające walczyć z nadwagą: „The Easyweigh to Lose Weight" lub „No more Diets").

Gdy odczuwamy głód, ale z jakiegoś powodu nie możemy go zaspokoić, co jest najgorsze w tym uczuciu? Nie odczuwasz bólu. No tak, można odczuwać burczenie w brzuchu, ale to nie boli. W rzeczywistości jest to uczucie pustki, niepokój. Długo niezaspokajane, przeradza się w żądzę jedzenia. Jeśli masz przy sobie mało jedzenia, albo w ogóle go nie masz, potęguje się strach i panika. I wtedy myślisz: „Jeśli czegoś zaraz nie zjem, to umrę z głodu!"

Zapamiętaj, że każdy naturalny instynkt, w który wyposażyła nas matka-natura, ma nam zapewnić przetrwanie. Dlatego stojący za nimi strach przed śmiercią jest realny i silny, i dlatego te odczucia są tak intensywne – nawet jeśli nie wiążą się z fizycznym bólem. Strach jest tak wielki, że zmusza drapieżnika do zaatakowania dorosłego, zdrowego osobnika, jeśli w pobliżu nie ma młodszej lub rannej ofiary. Są znane przypadki, gdy ludzie, w skrajnych sytuacjach posunęli się do kanibalizmu. Być może tak jak ja czujesz, że nigdy nie zeszłabyś do tego poziomu. Ale może, podobnie jak ja, nigdy nie byłaś w sytuacji, w której byłabyś pozbawiona jedzenia przez okres dłuższy niż dwadzieścia cztery godziny.

Powiedziałem, że pragnienie zapalenia papierosa nie różni się niczym od zwykłego głodu. W rzeczywistości ten rodzaj pragnienia jest dużo silniejszy. Tak jak alkoholik, gdy da mu się parę groszy, kupi za nie jakiś trunek a nie jedzenie, tak i palacz, który nie może sobie pozwolić na jedno i drugie, wybierze papierosy, a nie jedzenie. Dzieje się tak, bo normalny głód musimy zaspokajać średnio trzy razy dziennie, a głód nikotynowy o wiele częściej.

Przeciętny palacz, wypalający dwadzieścia papierosów dziennie, odczuje głód nikotynowy jakieś 7120 razy w roku. W pierwszej kolejności nasze ciało pozbywa się najczęściej odczuwanego dyskomfortu. Dlatego zrozumiałe jest, że palacz za wszelką cenę próbuje pozbyć się uczucia dyskomfortu, które tak często odczuwa. Głód nikotynowy ma zawsze pierwszeństwo.

Niektórzy palacze wierzą, że palą ponieważ lubią smak papierosów albo lubią rytuał palenia. Jednym z najlepszych papierosów w ciągu dnia jest ten z samego rana. Jak na ironię, to właśnie on wywołuje u nas kaszel i charkot. W żadnym razie nie można tego nazwać przyjemnym. Więc dlaczego palacz co rano powtarza ten nieprzyjemny rytuał? Ponieważ już od 8 godzin nie zażył nikotyny. Tak samo długo obył się bez jedzenia. Ale palacz nauczył się zaspokajać głód nikotynowy w pierwszej kolejności. Pomimo, że uczucie pustki i niepokoju są podobne w przypadku zwykłego głodu, jak i głodu nikotynowego, zaspokojenie jednego z nich nie zaspokoi drugiego.

Wyobraź sobie jak w takiej sytuacji zdezorientowany jest umysł palacza. Osoby niepalące nie mają tego problemu. Także budzą się z uczuciem pustki i niepokoju, ale nie muszą się zastanawiać, co jest jego przyczyną. Wiedzą, że nie jedli już od 8 godzin, więc robią sobie śniadanie przerywając ten kilkugodzinny post. Osoby niepalące uważają śniadanie za najbardziej ulubiony posiłek w ciągu dnia. Jest na to proste wytłumaczenie: im dłużej trwa post, tym przyjemniej jest zaspokoić głód. Zaspokajając głód, dostarczamy sobie energię i wymagane substancje odżywcze, a niepokój i pustka znika.

Jednak palacze budzą się z dodatkowym uczuciem pustki i niepewności. Osoby palące około dwudziestu papierosów dziennie, są przyzwyczajone do zaspokajania swoich objawów odstawienia co godzinę. Dla nich 8 godzin bez nikotyny jest porównywalne z tym, co czułaby osoba niepaląca gdyby nic nie jadła przez trzy dni. Dlatego wcale nie jest zaskakujące, że pierwszą rzeczą, jaką robi w takiej sytuacji palacz, jest sięgnięcie po papierosa. Owszem, prawdą jest, że po zapaleniu przychodzi uczucie ulgi, rozluźnienia, ale zapalenie papierosa wcale nie zaspokoi ich głodu. W wyniku uodporniania się, tylko częściowo udaje im się zaspokoić głód nikotynowy. Więc gdy tylko zgaszą papierosa, nikotynowe domino zaczyna się od nowa. Właśnie dlatego pewna znana aktorka na pytanie: „Czy nie uważasz, że gdybyś zjadła śniadanie, czułabyś się lepiej?", odpowiedziała: „Ale przecież ja nigdy nie zapominam o śniadaniu! Składają się na nie pięć papierosów i trzy kawy!"

Jeśli uczucie pustki wywołane normalnym głodem jest identyczne z tym wywołanym przez głód nikotynowy, to jak palacz ma je odróżnić? A skoro głód nikotynowy nie może być całkowicie zaspokojony przez zapalenie papierosa, to oznacza, że palacz jest nieustannie głodny. Właśnie dlatego papieros zapalony po posiłku jest tak ważny dla wielu palaczy. Osoby niepalące są całkowicie zrelaksowane, gdy tylko się najedzą. Wcale nie chodzi o to, że palenie poprawia smak jedzenia: palacze nie mogą się nim rozkoszować dopóty, dopóki nie zaspokoją „małego potworka".

Jak na ironię, sytuacja komplikuje się jeszcze bardziej, gdy palacze próbują rzucić palenie posługując się „metodą silnej woli". Przez całe życie palacze oszukują siebie paląc za każdym razem, gdy odczuwają pustkę, nie odróżniając tego uczucia od ochoty na jedzenie. Innymi słowy zastępują jedzenie papierosami. Po zerwaniu z nałogiem, organizm pozbywa się nikotyny w ciągu kilku dni. Mimo to, przez jakiś czas utrzymuje się uczucie pustki i niepokoju. Palacze od razu kojarzą to uczucie z ochotą na papierosa. To bardzo mylące: palacze z jednej strony znają całą listę zalet niepalenia i powodów, dla których warto przestać palić, a z drugiej strony dręczy ich to irracjonalne uczucie wielkiej ochoty zapalenia choćby jednego papierosa. Ponieważ nie mogą zapalić i tym samym częściowo zaspokoić tego uczucia, naturalną reakcją jest żucie gumy i objadanie się wszelkiego rodzaju słodyczami. Te substytuty nie zaspokoją „małego potwora". Jedyny skutek, jaki wywołają, to osad z cukru na zębach, rozregulowany apetyt, dodatkowe kilogramy i pogorszenie samopoczucia. Powód? Czujesz – nie mając pojęcia, dlaczego tak jest – że jedyne, co może uwolnić cię od nękającego uczucia pustki, to papieros. Ponieważ palacz powstrzymuje się od palenia i nie zaspokaja swojej potrzeby, uczucie przygnębienia nasila się, a chęć zapalenia będzie coraz intensywniejsza.

Ta sytuacja może mieć tylko jedno zakończenie. Kiedyś zasoby silnej woli wyczerpią się, znajdzie się jakaś wymówka do zapalenia. Dobra wymówka pozwoli zachować twarz palaczowi. Jak tylko rozszyfrujesz tajemnice pułapki nikotynowej, przestaniesz się zastanawiać, dlaczego skądinąd silni ludzie nie są w stanie rzucić palenia metodą silnej woli, a będziesz się raczej dziwić, jakim cudem tą metodą w ogóle komukolwiek się to udaje.

Prawda jest taka, że niewielu z nich. Nawet ci, którym udaje się wytrzymać kilka dni bez papierosów, co jest warunkiem koniecznym do tego, żeby zagłodzić „małego potworka", nie wiedzą do końca, czy są już wolni.

Ponieważ uczucie pustki i niepokoju jest identyczne jak zwykły głód lub stres, byli palacze, którzy rzucili palenie posługując się „metodą silnej woli", odczytają je jako: „chcę zapalić!!!" Stan ten będzie trwał tygodniami, miesiącami, a może nawet latami po wypaleniu ostatniego papierosa i wyparowaniu „małego potworka".

Jeśli dokładnie prześledziłaś i zrozumiałaś moje wywody, to może właśnie zadajesz sobie pytanie: „Ile czasu zajmuje pozbycie się „małego potworka" i skąd będę wiedziała, że mały drań zginął na zawsze?"

Szczerze żałuję, ale nie jestem w stanie odpowiedzieć na żadne z tych pytań. Może wydaje ci się to bardzo ważną sprawą, ale tak naprawdę ani jedno, ani drugie nie ma najmniejszego znaczenia. Pewna analogia pozwoli ci zrozumieć dlaczego.

Wyobraź sobie, że toczysz podwodną walkę na śmierć i życie. Udaje ci się odciąć dopływ tlenu twojemu przeciwnikowi. Od tego momentu twój rywal może się spodziewać najgorszego scenariusza. Czy ma znaczenie, ile czasu uda mu się utrzymać przy życiu i czy ważny jest dokładny moment jego śmierci? Podobnie jest z „małym potworkiem". On też jest skazany na zagładę w momencie, gdy odcinasz mu dopływ nikotyny. Być może martwisz się, że przejście przez ten początkowy okres oznacza cierpienie, i że z powodu odstawienia nikotyny będzie ci doskwierało uczucie pustki i niepokoju. Nie ma potrzeby, byś zawracała sobie tym głowę. Pamiętaj, że palacze odczuwają to przez całą swoją palącą część życia, ale ponieważ jest to prawie niezauważalne nawet nie zdają sobie z tego sprawy. To brak zrozumienia powoduje frustrację i całe zamieszanie. Jak już zrozumiesz, że to uczucie spowodował poprzedni papieros i najlepsze co możesz zrobić, żeby pozbyć się tego uczucia, to powstrzymać się od zapalenia kolejnego papierosa, cały proces stanie się źródłem radości, a nie przygnębienia. Ale o tym porozmawiamy później (Rozdział 18).

Obecnie palenie postrzegane jest jako zachowanie aspołeczne. Nawet sami palacze zdają się zgadzać z tym twierdzeniem. Wielu palaczy nie ośmieli się zapalić w sypialni, a niektórzy pilnują się, żeby zjeść małe śniadanie. Wielu nie pali w domu. Ubolewam nad tym, kiedy uprawiając poranny jogging, zwłaszcza zimą, widzę młode, zmarznięte dziewczyny z papierosem w dłoni, ukrytej w rękawiczce. Idąc za myślą prania mózgu, powinny być szczęśliwe i pełne blasku, a w rzeczywistości są przygnębione, ospałe i wyglądają jakby miały depresję.

To podobieństwo do zwykłego głodu czyni uzależnienie od nikotyny tak podstępnym. W obu przypadkach nie czujesz specjalnego zdenerwowania, dopóki nie utożsamisz tego uczucia z potrzebą zjedzenia czegoś albo zapalenia papierosa. Jeśli masz przy sobie swoje ulubione jedzenie lub ulubione papierosy, od razu możesz doznać przyjemnego uczucia zaspokojenia swojej potrzeby. Więc w obu przypadkach wydaje się, że jest przyjemność, a nie ma skutków ubocznych.

Jeżeli sprawia nam przyjemność zaspokajanie głodu trzema posiłkami dziennie, przez całe nasze życie, bez efektów ubocznych, to kto ośmieliłby się umniejszać przyjemność palenia dwudziestu papierosów dziennie, przez całe życie, także bez skutków ubocznych?

Dokładniejszy test odkrywa przed nami, że to podobieństwo, to tylko podstępna iluzja. W rzeczywistości obie czynności są diametralnie różne:

1. Jedzenie dodaje nam sił, zapewnia zdrowie, szczęście i przedłuża życie. Tytoń szkodzi zdrowiu, powoduje przygnębienie i ospałość, skraca życie.
2. Jedzenie dobrze smakuje, zaspakajanie głodu to prawdziwie przyjemne doznanie. Tymczasem wdychanie ra-

kotwórczych, obrzydliwych substancji to absolutne przeciwieństwo przyjemnego doznania.

3. Jedzenie nie wzmaga głodu, tylko go zaspokaja. Fakt, że nie zaspokaja go na stałe oznacza, że możemy cieszyć się pysznościami przez całe nasze życie. Pierwszy papieros działa odwrotnie. Wcale nie zaspokaja „małego potworka", tylko pozwala mu się rozgościć w organizmie palacza. Gdyby palacz przestał palić, „mały potworek" umarłby, a jego żywiciel nawet nie zdawałby sobie sprawy z jego istnienia. Ale każdy kolejny papieros sprawia, że głód „małego potworka" nieustannie odnawia się ze wzmożoną siłą. A jedynym sposobem na zaspokajanie tego głodu jest zaprzestanie karmienia go! Pamiętaj: jedyne co sprawia ci przyjemność podczas palenia, to próba powrotu do stanu wewnętrznego spokoju, w jakim niepalący znajdują się przez całe swoje życie. Fakt, że uodparniasz się na działanie nikotyny, sprawia, że nie osiągasz tego stanu nawet przez ten krótki czas, kiedy częściowo zaspokajasz objawy odstawienia.

Smaczny obiad w dobrej restauracji to przyjemny rytuał, ale jego głównym celem jest zaspokojenie głodu o konkretnej porze dnia, a robi się niewesoło, gdy nie można zaspokoić głodu właśnie wtedy.

Podobnie jest z paleniem. Złote zapalniczki, błyszczące opakowania czy srebrne tabakiery mają sprawić, że obrzydliwy, odrażający nałóg wyda się „glamour". Cały rytuał jest stworzony po to, by zaspokoić „małego potworka". To dlatego musimy zapalić kolejnego papierosa, dlatego musimy trzymać go w ustach i dlatego musimy wdychać to świństwo do płuc. Wszystko to:

DLA NIKOTYNY

Niektórzy palacze nie potrafią zaakceptować, że jedyną przyjemność, jaką czerpią z palenia, to połowiczne i iluzoryczne zaspokojenie objawów odstawienia. Rzeczywiście zapalenie powoduje obniżenie napięcia, rozluźnienie, palacz jest mniej znudzony, ma większą zdolność koncentracji niż przed zapaleniem. To nie iluzja, to prawda. Iluzją jest to, że kolejny papieros przynosi ulgę, a nie powoduje sytuację. Zjawisko wciągania tabaki pomoże ci spojrzeć na palenie w odpowiednim świetle.

Pewnie wiesz, że zawartość tabakiery to sproszkowana tabaka, która była najpopularniejszą formą uzależnienia nikotynowego przed masową produkcją papierosów. Dziś trudno uwierzyć, że wąchanie tabaki uznawane było kiedyś za towarzyskie. Dlaczego osoby uzależnione od kokainy wciągają kokainę? Czy wierzysz, że sprawia im przyjemność wciąganie do nosa obcych substancji, czy chodzi po prostu o to, żeby odczuć efekt działania narkotyku? Tak jak palacze, którzy nie rozumieją prawdziwych przyczyn palenia, znajdują wymówki, które brzmią całkiem rozsądnie (chyba, że bliżej im się przyjrzysz), tak kiedyś wymyślano wymówki dla wąchania tabaki. Prawdziwym powodem, dla którego każdy palacz pali, jest chęć pozbycia się uczucia pustki i niepewności, które wywołał poprzedni papierosa. Jeżeli przyszedł ci do głowy pomysł zamiany papierosów na przykład na cygaretki albo fajkę, zapomnij o tym! Fakt, że w składzie cygaretek nie znajdziesz zawartości nikotyny, wcale nie znaczy, że jej nie zawierają. Dla wygody mówię tylko o papierosach, ale za każdym razem gdy mówię o papierosach, to mam na myśli także pozostałe produkty zawierające nikotynę, czyli cygara, fajki, tytoń do żucia, nawet gumę antynikotynową, plastry i spraye. Zapamiętaj raz na zawsze: nie uzależniasz się od nikotyny dlatego, że palisz. Palisz tylko dlatego, że uzależniłaś się od nikotyny.

Ważne jest, żeby zrozumieć, że tak jak głód jedzenia, „mały potworek" to po prostu reakcja fizjologiczna. Oczywiście nie jest to osobny organizm jak np. tasiemiec, ale jego działanie jest bardzo podobne. Pomoże ci to zacząć myśleć o nim jak o żywym potworze, który żywi się nikotyną. Kiedy rośnie, zwiększa się uczucie dyskomfortu, który odczuwasz niemal nieustannie. Stworzyłaś go zapalając pierwszego papierosa i od tamtej pory go dokarmiasz. Gdy pozbędziesz się efektów prania mózgu, zagłodzisz potwora na śmierć. Oczywiście nie będzie to przypominało zagładzania tasiemca – bo wtedy sama też musisz się głodzić przez jakiś czas. W przypadku „nikotynowego potworka" głodzisz tylko małą bestię, a nie siebie. Dodatkowo odkryjesz z przyjemnością, że już nie musisz się truć.

Zanim przejdziemy dalej, jest kilka ważnych kwestii do ustalenia o uzależnieniu nikotynowym. Nikotyna jest najpotężniejszym narkotykiem znanym człowiekowi, ale tylko jeśli chodzi o prędkość, z jaką uzależnia swoje ofiary. Cudowna prawda jest taka, że:

NIGDY NIE JESTEŚMY OD NIKOTYNY UZALEŻNIENI ZBYT MOCNO

Termin „uzależnienie od nikotyny" to niewłaściwa nazwa. Prawdą jest, że praktycznie niezauważalne fizyczne objawy odstawienia działają jak katalizator i oszukując palacza, każą mu wierzyć, że papierosy dają oparcie lub przyjemność. To iluzja jest uzależniająca, nie nikotyna sama w sobie. Pozbędziesz się efektów prania mózgu i automatycznie pozbędziesz się uzależnienia.

Czy wspomniałem, że ten cykl nigdy nie ma końca? Ale tylko dopóty, dopóki dokarmiasz „małego potworka". Słyszałaś, że każdy papieros skraca życie o pięć minut i że dziesięć lat zajmuje pozbycie się skutków palenia z organizmu? Te liczby są prawdziwe, ale tylko jeśli nie rzucisz palenia albo zachorujesz na przewlekłą chorobę. Jeśli jeszcze nic ci się nie przytrafiło, możesz odzyskać 99% tych straconych minut. Fakt, skutki palenia nigdy nie znikają w całości (śladowe ilości substancji z dymu nikotynowego można znaleźć nawet u osób niepalących, które przebywają w towarzystwie palaczy). Jednak większość z tych substancji opuszcza ciało w ciągu kilku tygodni.

Gdy poddajemy nasze tradycyjne poglądy szczegółowej rewizji, okazuje się, że fakty, które uważaliśmy za prawdziwe, są naszpikowane sprzecznościami i paradoksami. Jeśli poddamy takiej samej rewizji moje konkurencyjne poglądy, że palenie to nic innego jak wdychanie śmiercionośnych substancji i nieudana próba pozbycia się uczucia pustki i niepokoju, wywołanego pierwszym papierosem, okazuje się, że wszystkie tajemnice, sprzeczności i paradoksy znikają.

Jeśli zanalizujesz swój nałóg i zaczniesz obserwować innych palaczy, to szybko zorientujesz się, że palenie nikomu nie sprawia przyjemności, ale jednocześnie bez papierosów nie ma dobrej zabawy. To może wydawać się równoznaczne, ale nie jest. Zrozum, gdy przestajesz palić:

NIE MUSISZ REZYGNOWAĆ ZE SWOJEGO ŻYCIA

Chciałbym, żebyś przestała palić, ale nie dlatego, że palenie jest okropnym nałogiem, który szkodzi zdrowiu, dużo kosztuje i cię zniewala, ani dlatego, że przysparza wielu trosk twojej rodzinie. Chcę żebyś przestała palić z czysto egoistycznych pobudek:

BĘDZIESZ BARDZIEJ CIESZYŁA SIĘ ŻYCIEM

Prawdą jest, że jeśli wierzysz, że nie można cieszyć się życiem, albo radzić sobie ze stresem bez papierosa i że niemal niemożliwe jest „zrezygnowanie z palenia", prędzej umrzesz, niż rozstaniesz się z nałogiem. Około 4 milionów palaczy rocznie wybiera taki scenariusz. Faktycznie nie mają innego wyjścia. Wolą umrzeć niż rzucić palenie, bo nie znają drogi ucieczki z nikotynowej pułapki. Prawda jest taka, że fizyczne objawy odstawienia są praktycznie niezauważalne i wcale się nie nasilają po wypaleniu ostatniego papierosa w życiu. To iluzja jest przyczyną cierpienia. Na szczęście, możesz usunąć efekty prania mózgu, zanim zgasisz swojego ostatniego papierosa. Kiedy to w końcu zrobisz, pod warunkiem, że postępowałaś według moich wskazówek, natychmiast poczujesz, że jesteś szczęśliwą niepalącą. Więc po prostu doprowadźmy do tego.

Tak przy okazji, czy w ogóle zawracałabyś sobie głowę „rezygnowaniem z palenia", gdybyś była

SZCZĘŚLIWYM PALACZEM OKAZJONALNYM?

14. Szczęśliwi palacze okazjonalni

Nałogowym palaczom trudno uwierzyć, że nie ma szczęśliwych palaczy okazjonalnych. Jeżeli ty jesteś właśnie palaczką okazjonalną, także nie jesteś szczęśliwa. Gdybyś była, nie czytałabyś tej książki. Wszyscy palacze muszą okłamywać siebie i innych. Ponieważ z reguły to uczciwi, prawi i szanowani obywatele, którzy w każdej innej sprawie postępują jak należy, wierzymy w ich kłamstwa. Ale wystarczy drobny test, aby obalić mit, którym się obwarowali.

Dlaczego nałogowi palacze mieliby zazdrościć palaczom okazjonalnym? Gdy jeszcze byłem fanatykiem golfa i grałem trzy razy w tygodniu, wcale nie zazdrościłem biedakom, którzy grali tylko raz w tygodniu. Ale za to zazdrościłem profesjonalnym golfistom, którzy mogli spędzać całe życie na grze. Więc jeżeli nałogowi palacze tak bardzo zazdroszczą palaczom okazjonalnym, dlaczego sami nie zostaną palaczami okazjonalnymi?

Palacze okazjonalni często mówią: „Mogę palić, ale mogę także obejść się bez palenia. Czasami wytrzymuję bez papierosa tydzień/miesiąc/pół roku/rok". A ty myślisz wtedy: „Co za szczęściarze. Też bym tak chciała". Ale pomyśl, skoro tak bardzo smakuje im papieros po posiłku, albo podczas rozmowy telefonicznej, to dlaczego mieliby się pozbywać takiej przyjemności przez cały tydzień? Jeśli naprawdę byliby w stanie odstawić palenie w każdym momencie, to tylko głupcy zdecydowaliby się na ponowne sięgnięcie po papierosa. W końcu wszyscy wiedzą, że palenie uzależnia, że jest drogie i że w krajach zachodnich to Zabójca Nr 1. Z czymś takim eksperymentowałby tylko idiota lub ktoś, kto jest już uzależniony. Zapewniam cię, że mogę zażywać i mogę obejść się bez heroiny. Czy mógłbym próbować przekonać cię, że mówię prawdę, choć nigdy nie brałem tego narkotyku? Obraziłbym twoją inteligencję, gdybym powiedział, że: „mogę rzucić heroinę, kiedy tylko zechcę; że czasami wytrzymuję bez działki nawet tydzień!"

Czy kiedykolwiek zastanawiałaś się w jakim celu palacze mówią: „mogę się obejść bez papierosów. Czasami nie palę nawet tydzień"? Gdybym ci powiedział, że wytrzymuję bez jedzenia marchwi cały tydzień i w ogóle mnie to nie martwi, podejrzewam, że pomyślałabyś sobie: „i co z tego! Ja też tak mogę!" Więc po co w ogóle chwalić się takimi „umiejętnościami"? Każdy człowiek zażywający heroinę, nieważne jak rzadko, nie jest jej „użytkownikiem", tylko uzależnionym od niej. Dokładnie to samo dotyczy palaczy. Pamiętaj, mówimy tu o DEWASTACJI. Nikt nie brałby narkotyków, gdyby naprawdę mógł się bez nich obejść.

Gdy palacze okazjonalni wygłaszają następujące twierdzenia: „mogę się bez nich obejść. Czasami wytrzymuję bez palenia cały tydzień", to tak naprawdę próbują przekonać ciebie i siebie, że „palący problem" ich nie dotyczy. A w rzeczywistości, przyznają się przed tobą, a może także przed sobą, że jest zupełnie inaczej. Gdyby nie mieli najmniejszego problemu, to po co mieliby ogłaszać to wszem i wobec? I zawsze mówią to takim tonem, jakby się chwalili. Bo i mają z czego być dumni: dzięki surowej dyscyplinie nauczyli się wytrzymywać bez papierosa cały tydzień.

Jeżeli kiedykolwiek podjęłaś udaną próbę ograniczenia palenia, to pewnie pamiętasz jak się wymądrzałaś przez kilka pierwszych dni. Dotarłaś do bram raju dla nałogowych palaczy: znalazłaś się w punkcie, gdy palisz tak mało, że nie musisz się już martwić o koszty albo o to, że zapadniesz na nieuleczalną chorobę wywołaną paleniem. Jednocześnie nie musisz całkowicie „rezygnować" z papierosów. Wierzysz, że odnalazłaś najlepszy ze światów.

Mary, młoda pani domu, która zgłosiła się do mnie po pomoc, to typowy przykład. Chciała przestać palić poprzez ograniczenie palenia. Wcześniej paliła czterdzieści papierosów na dzień. Pewnego popołudnia z obrzydzeniem zgniotła paczkę i wyrzuciła ją do kosza. Po godzinie grzebała wśród obierek od ziemniaków, próbując znaleźć choćby jednego papierosa. Następnego dnia znowu poczuła obrzydzenie do papierosów. Mary, będąc inteligentną kobietą, nie chciała ponownie przewracać kosza do góry nogami w poszukiwaniu papierosów, więc zanim je wyrzuciła, posmarowała je musztardą. Po godzinie zeskrobywała z papierosów nie tylko obierki, ale i musztardę. Większość palaczy ma za sobą podobne doświadczenia. A mimo to, wielu udaje, że pali dla cudownego smaku.

Mary stwierdziła, że nie ma szans na przejście przez odwyk. Musiała sobie jakoś pomóc. Uzasadniała: „Palę czterdzieści papierosów dziennie, jeśli będę mogła zrezygnować z jednego papierosa na dzień, to nie nadwyrężę zbytnio swojej silnej woli. Pewnie nawet nie zauważę różnicy. I jeśli będę się trzymała planu, wkrótce zostanę osobą niepalącą".

Pewnie wszyscy próbowaliśmy różnych wariantów tego procesu raz lub wiele razy w naszym palącym życiu. Brzmi to całkiem logicznie. Po około sześciu tygodniach Mary doszła do momentu, gdy paliła już tylko jednego papierosa dziennie. Problem polegał na tym, że właśnie z tego ostatniego papierosa nie była w stanie zrezygnować. Paliła przez kolejne trzy miesiące. Zawsze jednego papierosa dziennie. Aż poprosiła mnie o pomoc. Oto jak opisała swoje życie.

„Wyprawiałam męża do pracy, a dzieci do szkoły. Siadałam, wyjmowałam papierosa z paczki, chowałam go z powrotem, chcąc najpierw pozmywać po śniadaniu". Po zmywaniu, Mary rozpoczynała rytuał od nowa, tym razem znajdując sobie pilniejsze zajęcie w prasowaniu. Cały dzień wymachiwała sobie papierosem przed nosem, jak marchewką, ale nawet sama nie potrafiła się na to nabrać. Wiedziała, że powinna zapalić zanim dzieci wrócą ze szkoły. Więc siadała i wypalała go".

Czy możesz sobie wyobrazić, jak pragnęła papierosa przez cały dzień, jak wielką przyjemnością wydawało jej się serwowanie sobie „dymka" i co musiała przechodzić, żeby uraczyć się tą iluzoryczną przyjemnością pod koniec dnia? Możesz się spierać, że przyjemność była prawdziwa. Ale tak nie jest. Papieros smakował tak samo źle, jak zawsze. Jej jedyną przyjemnością było zakończenie męki, jaką było czekanie na zaspokojenie pragnienia. Gdyby zapalenie papierosa rzeczywiście kończyło przygnębienie, przyznałbym, że przyjemność była prawdziwa. Tylko że każdy kolejny papieros od nowa wpędzał ją w ten żałosny stan. Aż do momentu, gdy zgłosiła się do mnie po pomoc.

Załóżmy, że poznałaś Mary w okresie, gdy paliła jednego papierosa dziennie. Wyobraź sobie jej silną wolą, jaki wysiłek wkładała w to, żeby się uwolnić od tego świństwa. Czy sądzisz, że zrobiła tak wiele dlatego, bo chciała pozostać palaczką, czy dlatego, że desperacko chciała się uwolnić od nałogu? Jeśli zastanawiałaś się, jak Mary dawała sobie radę przez te kilka miesięcy (pamiętaj, że na tamtym etapie wydawało się jej, że zbliża się do celu), to jak myślisz, co by ci odpowiedziała? Czy powiedziałaby: „tak, wiem, że marnuję czas. Papierosy są cudowne, sama nie wiem dlaczego skazuję się na taki koszmar". A może jednak: „Idzie mi świetnie! Teraz potrzebuję tylko jednego papierosa na dzień!" Twoją odruchową reakcją byłaby zazdrość. A w rzeczywistości powinnaś jej współczuć. Zazdrościć palaczowi okazjonalnemu to jakby zazdrościć komuś tego, że przez całe życie jest na diecie, tylko dodatkową wadą w tym przypadku jest to, że nie dotyczy jedzenia, a trucizny.

A teraz przyjrzyjmy się prawdziwej sytuacji Mary. Według jej logicznych wyliczeń od uwolnienia się od nałogu dzielił ją tylko jeden papieros. Ale codziennie przez dwadzieścia trzy godziny jej umysł był całkowicie zdominowany przez myśl o kolejnym papierosie, cierpiała z tego powodu także fizycznie. Jedyna przyjemność jaką daje palenie, to chwilowe zakończenie udręki, jaką jest odczuwanie pragnienia nikotyny. Tak jak w przypadku zwykłego głodu, im dłużej zwlekasz z jego zaspokojeniem, tym cudowniejsze jest uczucie ulgi, gdy w końcu możesz to zrobić. Mary nie pozbyła się iluzorycznego uzależnienia od nikotyny, a nawet odwrotnie, wmówiła sobie, że najwspanialszą rzeczą na ziemi jest ten jeden papieros.

Jeżeli kiedykolwiek próbowałaś ograniczyć palenie w jakikolwiek sposób, to wiesz, że to działa tylko na krótką metę. Niektórzy mówią mi, że udało im się „zrezygnować" z palenia całkowicie, przez stopniowe zmniejszanie liczby wypalanych papierosów. To jest mało wiarygodne, bo większość z nich opowiada mi o tym... paląc albo żując gumę antynikotynową! Jeśli jakikolwiek palacz kiedykolwiek rzucił palenie przez stopniowe jego ograniczanie, to chylę przed nim czoła. Musi mieć znakomicie wyćwiczoną silną wolę. Jednocześnie mogę mu tylko współczuć tortur, na jakie się skazał.

Dlaczego wierzymy, że możliwe jest trwałe ograniczenie palenia, albo że stopniowe ograniczenie może prowadzić do całkowitej „rezygnacji" z palenia? Bo na podstawie posiadanej wiedzy wydaje się to rozsądnym scenariuszem. Znamy kilku okazjonalnych palaczy. Jeśli oni tak mogą, to my też. W końcu przez wiele lat między nauką palenia bez odruchów wymiotnych aż do etapu, gdy nauczyłaś się palić jak smok, byłaś takim okazjonalnym palaczem. Ale czy na pewno? Przypomnij sobie.

Z tysiąca papierosów jakie pewnie wypaliłaś, ile z nich pamiętasz? Jak często zdarzało ci się zaciągnąć i pomyśleć: „to wspaniałe doznanie"? Czy pamiętasz, żebyś kiedykolwiek pomyślała: „tak się cieszę, że zaczęłam palić. Szczęściara ze mnie, że jestem palaczką."? A może wpadłaś w to tak jak wszyscy palacze, blokując swój umysł na rzeczywistość, łudząc się obietnicą, że „zrezygnujesz" gdy przyjdzie odpowiedni moment?

Zastanówmy się nad słowami Emmy Freud:

Jedyną rzeczą jakiej naprawdę żałuję w życiu, to tego, że w wieku 14 lat zapaliłam swojego pierwszego papierosa. Dwanaście lat później, paliłam dwadzieścia papierosów dziennie i uwielbiałam to! Można powiedzieć, że rozkoszowałam się paleniem, ale byłam też przerażona tym, jak palenie wpływa na moje zdrowie.

Wojna strachu naprawdę się toczy. Jeżeli rzeczywiście pierwszy papieros był jedyną rzeczą, której naprawdę żałowała w całym swoim życiu, to mogłoby się wydawać, że złe strony palenia wygrały z dobrymi. Potwierdza to, gdy mówi, do czego prowadzą wady, ale nie próbuje wytłumaczyć, dlaczego tak szczerze lubiła i rozkoszowała się paleniem. Niesamowite jest to, że wszyscy palacze mają ten problem, bez względu na wiek i bez względu na to, jak dużo palą. Młodzież mówi czasem, że papieros „odurza". Ale zapytaj ich, czy są gotowi na to, żeby wydawać dziesiątki tysięcy i ryzykować groźne choroby tylko po to, by zakręciło im się w głowie, jeśli mogą osiągnąć dokładnie ten sam stan zamykając oczy i kręcąc się w kółko – nie zdziwię się, kiedy poczują się głupio.

Pamiętaj, że Emma przygotowała tekst do kasety kilka miesięcy po tym jak przestała palić, ale wciąż wierzyła, że uwielbiała i rozkoszowała się paleniem. Już to wystarczy, żeby zrozumieć dlaczego znowu dała się złapać. Najwyraźniej, nie pozbyła się wszystkich efektów prania mózgu!

Taka jest natura ludzka: zapominamy złe chwile w życiu, a pamiętamy te dobre. Stąd się wzięło powiedzenie „stare dobre czasy": kiedy mogłaś wynająć limuzynę i wybrać się do stylowej restauracji, zjeść posiłek smakujący jak prawdziwe jedzenie, zobaczyć najlepszą sztukę w mieście i wciąż mieć kasę w portfelu na resztę wieczoru. Zapominamy, że wielu ludzi nie miało pracy, środków utrzymania, większość miała toaletę na zewnątrz i mogła tylko pomarzyć o bieżącej wodzie.

Jednak, gdy spoglądamy wstecz na nasze życie palacza, pamiętamy tylko złe momenty. Dlatego większość z nas pamięta swojego pierwszego eksperymentalnego papierosa. Wcale nie z powodu jego wspaniałego smaku, ale dlatego, że był obrzydliwy. Wszyscy mamy wspomnienia, jak nocą szukaliśmy stacji całodobowej, bo wpadaliśmy w panikę, kiedy kończyły nam się papierosy. Większość z nas myśli, że papieros po posiłku jest wyjątkowy, ale – na tysiące posiłków, jakie jadłaś – czy pamiętasz choćby jednego z wypalanych wtedy papierosów? Ale na pewno pamiętasz te wszystkie zmarnowane posiłki, bo nie wolno ci było zapalić. Dziewczyna z przyjęcia nigdy nie zapomni strachu, gdy straciła jednego z dwóch ostatnich papierosów. A Mary nigdy nie zapomni poniżenia podczas zeskrobywania musztardy z papierosów ani nienawiści, jaką czuła do siebie za to, że stała się niewolnikiem nikotyny.

Jeśli wierzysz, że palisz tyle ile palisz dlatego, że weszło ci to w nawyk, to logiczne zdaje się być założenie, że można odwrócić ten proces. Innymi słowy, jeśli poddasz się ostrej dyscyplinie i będziesz stopniowo paliła coraz mniej, to w końcu się odzwyczaisz i już nie będziesz miała ochoty na palenie. Proste i oczywiste. Więc dlaczego to nie działa?

Dlaczego tak wielu palaczy, którzy rzekomo „zrezygnowali" z palenia stosując „metodę silnej woli", wciąż od czasu do czasu odczuwa męczącą ochotę na palenie nawet latami po ostatnim wypalonym papierosie? I dlaczego tak wielu z nich ponownie wpada w sidła nałogu?

PONIEWAŻ PALENIE NIE JEST NAWYKIEM TYLKO UZALEŻNIENIEM OD NIKOTYNY

Wiemy, że ograniczanie się nie sprawdza. Gdyby działało, to albo wszyscy bylibyśmy palaczami okazjonalnymi, albo byłymi palaczami. Kiedy zrozumiesz prawdziwą naturę tej pułapki, bez problemu dostrzeżesz, że wszelkie próby ograniczenia lub kontrolowania liczby wypalanych papierosów jedynie utwierdza cię w przekonaniu, że nie możesz w pełni cieszyć się życiem i radzić sobie ze stresem bez papierosa.

Wyobraź sobie „małego potwora" jako niemal niewyczuwalne „swędzenie". Co jest naturalną reakcją na „swędzenie"? Oczywiście, podrapanie swędzącego miejsca. Może zgodzisz się z moją żoną Joyce, że drapanie tylko pogarsza sprawę. Pewnie macie rację. Nawet jeśli rozdrapię bąbel po ugryzieniu komara do krwi i męczę się z nim przez miesiąc, to wciąż wolę się podrapać niż się od tego powstrzymać. To przypomina zapalanie papierosa. Jak tylko to zrobisz, doznajesz ulgi, tylko, że nie zdajesz sobie sprawy z tego, że to ulga doraźna i bardzo krótkotrwała.

Pozwolę sobie na małą dygresję. Kiedyś koncerny tytoniowe reklamowały swoje produkty jako „satysfakcjonujące" lub „dające satysfakcję". Nie trzeba być geniuszem, żeby sobie wydedukować, że nie jest to możliwe, jeśli wcześniej nie zaistniała sytuacja, w której odczuwamy dyskomfort. Spójrzmy na przykłady. Zaspokajamy pragnienia seksualne, głód i pragnienie. Ale nie możesz zaspokoić żądzy jedząc, albo pragnienia paląc papierosa. Jedyny głód jaki zaspokaja papieros, to nikotynowe „swędzenie" i ta satysfakcja ma charakter tymczasowy, gdyż nikotyna jest odpowiedzialna za pojawianie się swędzenia. Osoby niepalące nie odczuwają tego wcale.

Gdy zaczynamy palić, to okresy pomiędzy „swędzeniem" a podrapaniem są całkiem długie. Ale szybko musimy zacząć kupować własne papierosy, zaczynamy palić regularnie, a nie tylko przy okazjach; dopada nas panika, gdy tylko nie mamy przy sobie papierosów. Te zmiany nie są wynikiem nawyku, to natura bestii. Gdy powstaje odporność na ulgę jaką przynosi nam papieros, „swędzenie" staje się permanentne, a naszą naturalną tendencją jest, żeby drapać się bez przerwy, czyli innymi słowy – palić jednego za drugim.

Dlaczego nie wszyscy zaczynają palić jednego za drugim? Ponieważ potrzeba do tego bardzo silnych płuc, uwierz mi. Dla wielu palaczy problemem, w sensie fizycznym, jest już wypalanie pięciu czy dziesięciu papierosów dziennie. Wielu z nich to palacze okazjonalni, których nie stać na to, żeby palić więcej. Ogromnej większości spośród tej mniejszości palaczy, którzy, choć spróbowali papierosów, nie uzależnili się, udało się to nie dlatego, że są inteligentniejsi, ale dlatego, że radzą sobie ze skutkami trucizny albo nie byli w stanie nauczyć się palić, albo mieli szczęście otaczać się ludźmi, którzy z jakiegoś powodu nie dali się złapać w tą pułapkę. Jest kilka powodów, dlaczego obecnie wiele kobiet pali okazjonalnie, czują się z tego powodu winne, gardzą sobą i poddają się surowej dyscyplinie. Częstym powodem ograniczania palenia jest próba pokazania swoim dzieciom dobrego przykładu. Przypadek Christine jest typowy i zabawny, ale także pełen żalu:

I tak czułam się winna, że daję zły przykład mojej córce Sarze. Gdy wróciła ze szkoły i dała mi wykład o złych skutkach palenia i powiedziała jak bardzo się boi, że umrę, zdecydowałam, że

„rzucam". Dobry początek, czułam się z siebie dumna. Naprawdę wierzyłam, że mi się udało. A potem głupia, któregoś dnia po położeniu Sary spać, stwierdziłam, że zasłużyłam na małą nagrodę. W końcu jaką szkodę mógł mi wyrządzić jeden papieros? Nie muszę mówić, że wkrótce to jednorazowe zachowanie stało się regułą. Szczerze mówiąc, co wieczór paliłam jednego za drugim. No i nadszedł wieczór, gdy Sarah w ogóle nie chciała pójść spać. Zdenerwowana wyszłam z jej sypialni. Wiedziałam, że to nie jest jej wina, ale już nie mogłam doczekać się papierosa. Zapaliłam i zaczęłam zmywać naczynia. Wtedy usłyszałam głos mojej córki: „Mamusiu, ty chyba nie palisz?" Udało mi się zgasić papierosa w wodzie, odwróciłam się i powiedziałam: „Oczywiście, że nie, kochanie". Łzy spływały jej po policzkach. Ja też się rozpłakałam. Okłamałam moją córeczkę. Czułam się fatalnie i wiesz co zrobiłam? Na jej oczach zapaliłam kolejnego papierosa. Nienawidzę się za to. Nie tylko nie przestałam palić, ale praktycznie codziennie palę jednego za drugim. Proszę, czy możesz mi pomóc?

Z przyjemnością potwierdzam, że udało mi się jej pomóc. Ale gdybyś rozmawiała z Christine, gdy jeszcze paliła jednego papierosa co wieczór, z pewnością próbowałaby cię przekonać, że jest szczęśliwą palaczką okazjonalną. I była. Ale z powodu natury tej bestii:

TO NIE MOGŁO TRWAĆ

Wielu palaczy pilnuje się, żeby nie palić w konkretnych sytuacjach: w samochodzie, w domu albo w sypialni. Wielu młodych palaczy nie pali przy rodzicach. W paleniu nie chodzi o pojedyncze papierosy. Palenie to życie z nikotynową reakcją łańcuchową, cyklicznie uruchamiającą uczucie pustki i niepewności. Przyjrzyj się palaczom, którzy twierdzą: *mogę się bez nich obejść*. Zwróć uwagę jacy są niespokojni, gdy od dłuższego czasu nie palili. I jak szybko znajdują wymówkę, żeby pójść gdzieś na dymka. Ujrzyj w paleniu nie analogię do drapania swędzącego miejsca, tylko odnawienie zapasów nikotyny w organizmie. Zobacz jak szybko wypala się jeden papieros i jak uczucie „swędzenia" powraca w momencie, gdy go gasisz. Spójrz na to przeciąganie liny i zobacz prawdę: z jednej strony to nieustanne „swędzenie" z towarzyszącą mu ciągłą chęcią drapania. Z drugiej strony, jest wiele poważnych powodów, dla których nie chciałabyś się drapać.

Ograniczanie lub palenie okazjonalne – które sprowadzają się do tego samego – nie działa dlatego, że możliwość podrapania „swędzącego miejsca" to jedyna przyjemność jaką palacz otrzymuje z palenia. Im bardziej się drapiesz, tym bardziej stajesz się odporna na ulgę, co powoduje, że chciałabyś palić jednego za drugim. Ale im więcej palisz, tym bardziej szkodzisz swojemu zdrowiu, finansom, nerwom, koncentracji i odwadze. Cóż to za straszna pułapka: część twojego mózgu zmusza cię do palenia coraz więcej, a druga próbuje cię powstrzymać.

Nigdy nie zdajemy sobie sprawy, że znaleźliśmy się w złej sytuacji. Zanim zdecydowałaś się ograniczyć palenie, paliłaś, gdy tylko czułaś taką potrzebę. Najwyraźniej nie było ci z tym dobrze, bo po co decydowałabyś się na ograniczenie palenia? Jednak aby ograniczyć palenie, nie możesz już sobie pozwolić na to, żeby palić za każdym razem, gdy poczujesz na to ochotę. Dlatego pozbawiasz się papierosów w wybranych sytuacjach. Rozumiesz o co mi chodzi? Im więcej palisz, tym mniej masz na to ochotę. Im mniej palisz, tym bardziej tego pragniesz. Palacze zawsze są na straconej pozycji. Wiem, że zdajesz sobie z tego sprawę, ale chciałbym, żebyś zrozumiała, dlaczego tak jest i żebyś zaakceptowała to jako coś nieuchronnego. Narciarze z łatwością zjeżdżają ze stoków bez użycia większej energii. Ale jak wiele wysiłku – kiedy nie było jeszcze wyciągów – wymagało od nich wdrapanie się na nartach z powrotem na górę? Bycie uzależnionym od narkotyku przypomina próbę wdrapania się na szczyt.

Kiedy ograniczasz palenie, pilnujesz się, żeby nie od razu zaspokajać „swędzenie". I tak samo, jak kiedy długo nosisz za ciasne buty, odczuwasz większą ulgę, gdy wreszcie możesz je zdjąć, tak i kiedy przedłużasz okresy między „drapaniem swędzącego miejsca", tym większa jest iluzja przyjemności, gdy w końcu decydujesz się na podrapanie. To wzmacnianie iluzji przyjemności powoduje, że coraz mniej chcesz rzucić palenie. Możesz się spierać, że im mniej palisz, tym mniej zagrażasz swojemu zdrowiu, finansom i możesz się zastanawiać co w tym złego. Chyba tylko to:

ZMNIEJSZA SIĘ TAKŻE TWOJA
CHĘĆ RZUCENIA PALENIA,
WIĘC NAWET NIE PODEJMUJESZ
PRÓBY, BY ZERWAĆ Z NAŁOGIEM

Właśnie dlatego okazjonalni palacze są w trudniejszej sytuacji niż palacze nałogowi. Otrzymałem kiedyś list o takiej treści: „Postępowałem według twoich wskazówek, ale twoja metoda na mnie nie zadziałała". Autor zakończył list słowami, które szczególnie mnie frustrują: „Jednak z drugiej strony, cieszę się, że teraz palę tylko pięć papierosów dziennie. Przed terapią w twojej klinice paliłem czterdzieści!"

Inni „eksperci" mogą być zachwyceni, gdy słyszą coś takiego. Dlaczego mnie tak to martwi? Dlatego, że takim palaczom nie udało się pojąć natury pułapki. Jeśli palacze pozbawiają się nikotyny przez cały tydzień, to na pewno odczuwają olbrzymią ulgę, gdy w końcu mogą podrapać nikotynowe „swędzenie". Podobne uczucie ulgi odczuliby po tygodniu zatwardzenia. Ale nikt celowo nie skazałby się na tygodniowe zatwardzenie tylko po to, żeby potem odczuć ulgę?

Próby ograniczenia palenia albo nasze nieudane próby rzucenia palenia każą nam wierzyć, że paląc naprawdę odczuwamy przyjemność i wsparcie. Ponieważ czujemy się czegoś pozbawieni, jesteśmy przygnębieni, gdy nie wolno nam palić. Te wszystkie złe uczucia znikają, gdy w końcu zapalimy. Więc logiczny wydaje się być wniosek, że papierosy rzeczywiście sprawiają nam przyjemność. Jednak gdy możemy palić, kiedy tylko mamy na to ochotę, odkrywamy, że wcale nam to nie sprawia przyjemności i bierzemy po prostu za pewnik, że coś nam jednak daje. To bardzo szczególne hobby. Gdy możemy palić, nie możemy zrozumieć jaką przyjemność nam to sprawia i wolelibyśmy nie musieć palić. Dopiero kiedy nie wolno nam palić, wydaje nam się to jedną z najprzyjemniejszych rzeczy na świecie.

Nie będę przepraszał za to, że bez przerwy mówię o tym samym. Skutki prania mózgu są bardzo trwałe, bo składają się z iluzji, które zdają się być prawdopodobne tylko dlatego, że powtarzane są miliony razy. Jeśli kiedykolwiek dokuczało ci przygnębienie podczas wprowadzania w życie metody silnej woli, to trudno ci sobie wyobrazić, że można przestać palić tak po prostu. Łatwo, szybko i z radością. Ale czy odczułabyś ogromną ulgę korzystając z toalety, gdybyś wcześniej nie miała tygodniowego zaparcia? Czy tęskniłabyś za ulgą, gdybyś nie cierpiała na zaparcie? Oczywiście, że nie. Czy trudno uwierzyć, że gdyby żaden „mały potworek" albo nikotynowe „swędzenie" nie istniało, nie musiałabyś się pilnować, żeby wytrzymać tydzień bez drapania, nie czułabyś potrzeby ulgi, a gdybyś się podrapała, nie doznałabyś ulgi?

Sama możesz to sprawdzić. Czy kiedykolwiek wytrzymałaś wystarczająco długo, żeby poczuć się na tyle pewnie, że pomyślałaś, że weźmiesz kilka „machów", żeby to sobie udowodnić? Jeśli tak, to wiesz, że ten papieros nie tylko smakował okropnie, ale także nic ci nie dał. Swoim smakiem przekonuje cię, że na pewno nie dasz się ponownie w to wciągnąć. Po tygodniu czujesz się na tyle pewnie, że wydaje ci się, że możesz sobie zapalić od czasu do czasu i nic się nie stanie. Tym samym, ponownie wpadasz w taką samą pułapkę. Dosłownie miliony palaczy wydostało się z tej pułapki, żeby po jakimś czasie ponownie do niej wpaść. Pamiętaj, że naszym celem jest wyrobienie w sobie takiego nastawienia, żeby nie odczuwać ochoty i potrzeby papierosa, tak jak nie masz ochoty wstrzyknąć sobie heroiny. Dlatego ograniczanie palenia nie działa, tylko buduje iluzję doznawanej przyjemności i wsparcia. Utrzymuje „małego potworka" przy życiu, i umacnia „dużego potwora". Dlatego wszystkie tzw. wyjątkowe papierosy palimy po różnego rodzaju przerwach w paleniu np. po posiłku, po nocy, po seksie.

Jedyną przyjemnością jakiej doświadczasz paląc jest możliwość zakończenia pragnienia. Jestem przekonany, że już nie muszę podkreślać, że dostarczanie sobie nowych dawek nikotyny wcale nie załatwi sprawy.

Jeżeli w jakimś papierosie widzisz przyjemność lub wsparcie, to we wszystkich papierosach świata zobaczysz dokładnie to samo. Znam „ekspertów", którzy poradzą ci, żeby oprzeć się pokusie zapalenia jednego papierosa: tego następnego. Największym złem takiej rady jest fakt, że rzeczywiście jest ona słuszna. Jednak nie informują cię, że jeśli wciąż widzisz w tym jednym jedynym papierosie potencjalną przyjemność lub wsparcie, to całe życie będziesz walczyła z pokusą! Kto by tego chciał?

Ograniczanie palenia nie może działać, ponieważ natura uzależnienia jest taka, że coraz bardziej chcesz podrapać „swędzące miejsce", a nie coraz mniej. Próba ograniczenia palenia przypomina przejście na dietę: musisz mieć silną wolę i być zdyscyplinowana, żeby ci się udało. Czy dieta powoduje, że nagle jedzenie staje się mniej ważne? Oczywiście, że nie. Całe twoje życie zaczyna się skupiać wokół jedzenia. Po każdym posiłku czujesz się winna, że nie udało ci się utrzymać diety, albo głodzisz się i źle się czujesz, bo skrupulatnie stosujesz się do zaleceń diety. Ograniczenie nikotyny oznacza, że będziesz szła przez życie z podwójnym nikotynowym „swędzeniem": z samym „swędzeniem" oraz niemożnością podrapania się. Taka sytuacja wymaga nieustannego używania silnej woli i samodyscypliny. Na jakiś czas może ci się uda. Pamiętaj jednak, że nierozerwalną częścią tego procesu jest wzmagające się pożądanie zapalenia i malejąca ochota na przerwanie. Nawet jeśli silna wola pomoże ci wytrwać do końca życia, czy naprawdę chcesz przechodzić przez ten przygnębiający proces?

W jakimś momencie samodyscyplina i silna wola się wyczerpują i biedny palacz zostaje sam, z większym stresem, bardziej nerwowy, skłonny do pogardy dla samego siebie, bardziej przekonany, że jest po prostu słaby i że nigdy nie nauczy się cieszyć życiem bez nikotyny. Zapewne minie jakieś pięć lat zanim ponownie podejmie próbę. Dlatego jest to dla mnie tak frustrujące, gdy słyszę: „z drugiej strony, teraz palę tylko pięć papierosów dziennie".

Może wciąż wierzysz, że istnieją szczęśliwi palacze okazjonalni, którzy przez całe życie nie odczuwają potrzeby, by palić więcej niż pięć papierosów dziennie. Chciałbym, żebyś sobie zapamiętała dwie rzeczy. Pierwsza dotyczy przykładów, które podaję. Nie są niczym więcej, jak tylko przykładami. Jednak, pomimo że nigdy nie ma dwóch identycznych przypadków, to istota problemu jest taka sama. Osobiście pomogłem ponad 25 000 palaczy. Obecnie jest ponad 70 klinik „Easyway" na całym świecie, a konsultacje z naszymi terapeutami potwierdzają moje odkrycia. Pamiętaj także, że gdy palacze proszą nas o pomoc, nie muszą dłużej udawać, że nad wszystkim mają kontrolę i że cieszą się z tego, że palą.

Druga sprawa dotyczy samych palaczy. Niemądrze jest przyjmować za prawdziwe, że okazjonalni palacze są szczęśliwi tylko dlatego, że sami tak twierdzą. Albo dlatego, że wmówiono nam, że tacy szczęśliwi palacze w ogóle istnieją. Nigdy dość powtarzania: wielu palaczy będzie twierdziło, że lubią palić, ale spróbuj znaleźć przynajmniej jednego palącego rodzica, który zachęcałby swoje dziecko do palenia. Dotyczy to także szczęśliwych palaczy okazjonalnych. Porozmawiaj z nimi, a zorientujesz się, że woleliby w ogóle nie palić. Nie trzeba wielu eksperymentów, żeby się zorientować, że pozostali chowają się za murem – murem zbudowanym na strachu. Opowiem ci o Deirdre. Jej przypadek to klasyka.

Deirdre zadzwoniła do naszej kliniki, aby umówić się na indywidualną sesję. Widać było, że jest osobą, która wie, czego chce i zawsze to zdobywa. Wytłumaczyłem jej, że prowadzę tylko sesje grupowe dziesięć godzin dziennie, siedem dni w tygodniu i nie znajdę czasu na dodatkowe spotkania, chyba że nastąpiłaby zmiana w programie. Odpowiedziała mi, że pieniądze nie są problemem. Poczułem się urażony. Nie wiem jak ty, ale ja zdaję sobie sprawę, że wszystko ma swoją cenę. Jednak gdy ktoś uważa, że zrobię wszystko dla pieniędzy, budzi to mój sprzeciw i złość. Powiedziałem jej, że tu nie chodzi o pieniądze, że to kwestia braku czasu, który zresztą w tym momencie marnowaliśmy. Gdy to zrozumiała, wybuchła płaczem.

Łzy były szczere. Ich przyczyną była ta sama zła moc, która doprowadziła do łez desperacji miliony innych, skądinąd silnych, szczęśliwych, zdrowych ludzi, łącznie ze mną: zniewolenie nikotynowe.

Być może nic cię w tym nie dziwi. Ale Deirdre paliła przez dwanaście lat, zawsze najwyżej dwa papierosy dziennie. Teoretycznie była w stanie, o jakim marzy każdy nałogowy palacz. Ilu z nich pomyślałoby, że palenie zaledwie dwóch papierosów dziennie mogłoby powodować taką rozpacz?

Czy rozwinął się u niej rak płuc lub inna śmiertelna choroba? Przeciwnie, fanatycznie dbała o kondycję fizyczną i zdrowie. Ale rzeczywiście rak płuc odegrał w jej życiu pewną rolę. Jej rodzice zmarli na raka płuc zanim wpadła w nałóg. Tak jak ja, bardzo się bała palenia, zanim dała się złapać w pułapkę. Ona też poddała się presji grupy i spróbowała pierwszego eksperymentalnego papierosa i uznała go za odpychający. Ja poddałem się niezwykle szybko i od razu paliłem nałogowo. W przeciwieństwie do mnie, Deirdre udawało się oprzeć. Ale cierpiała na taką samą schizofrenię jak wszyscy palacze. Tak jak w przypadku zwykłego głodu, im dłużej masz ochotę na papierosa, tym cenniejsze wydają ci się chwile, gdy w końcu możesz zapalić. I oczywiście, im mniej palisz, tym mniej niszczysz zdrowie, mniej wydajesz i masz mniejszą potrzebę, by przestać palić.

Ponieważ oboje rodzice zmarli na raka płuc, Deirdre wmówiła sobie, że to sprawa genów i że ją spotka to samo. Mój brat też ma takie przekonanie, ponieważ nasza siostra i ojciec zmarli na raka w wieku 50 lat. To niesamowite, że ludzkość przetrwała tysiące lat bez raka. W 1900 roku w Wielkiej Brytanii tylko jeden na pięćdziesięciu obywateli umierał na raka. Dzisiaj już jeden na czterech. Dlaczego winimy naszych rodziców albo siłę wyższą, która nas stworzyła? Gdybyś była na tyle nierozsądna, żeby codziennie wylewać na samochód słoną wodę, to czy winiłabyś producenta za to, że twój samochód rdzewieje? Każdej godziny zatruwamy nasze płuca, jedzenie, rzeki i powietrze, którym oddychamy, aby potem wydawać miliardy funtów na znalezienie sposobu na naprawę szkód. Sposób, jak temu zaradzić jest prosty i oczywisty. Należy pozbyć się źródeł choroby. Mógłbym wyleczyć świat z palenia i wszelkich uzależnień od narkotyków za niewielki ułamek miliarda funtów.

Rodzice Deirdre zmarli z tego samego powodu, co moja siostra i ojciec: byli nałogowymi palaczami.

Deirdre bardzo bała się częstszego palenia, żeby nie zachorować na raka płuc, tak jak jej rodzice. Ale przecież paliła zaledwie dwa papierosy dziennie. Czy rzucenie tych dwóch marnych papierosów nie powinno jej przyjść z łatwością? Tak, właśnie to nam się wmawia. Czemu nie potrafimy zrozumieć, dlaczego nasze dzieci zaczynają palić, dlaczego nie widzą, że mogą się uzależnić? Ale to my nic nie rozumiemy. Nawet nie potrafimy uchronić naszych dzieci przed wpadnięciem w pułapkę.

Strach przed rakiem skłonił Deirdre do ćwiczenia swojej „silnej woli" i palenia tylko dwóch papierosów dziennie. Jeśli ciągle odczuwasz „swędzenie", ale drapiesz się tylko dwa razy dziennie, to wymaga to niezwykłej siły woli i samodyscypliny. Ale pozwól, że ci o czymś przypomnę. „Swędzenie" gnębiące palacza to uczucie pustki i niepokoju, braku odwagi i pewności siebie. Im dłużej to odczuwasz, tym łatwiej jest się poddać i tym cenniejszy wydaje się nasz mały „przyjaciel", gdy w końcu pozwalamy sobie zapalić. Jeśli kiedykolwiek będziesz zazdrościła okazjonalnemu palaczowi, pamiętaj, że dużą część życia cierpią oni z powodu okropnego uczucia pustki i niepewności. Czy naprawdę wierzysz, że Deirdre była szczęściarą? Jeśli tak, to dlaczego poprosiła mnie o pomoc? Przez te dwanaście lat pozwalała sobie na „drapanie" przez 20 minut dziennie, pozostałe 23 godziny cierpiała z powodu „swędzenia". Ile najdłużej wytrzymałaś przy ograniczonym paleniu albo ile czasu byłaś palaczem okazjonalnym (co właściwie jest jednym i tym samym)?

Jak ci się wydaje, co o Deirdre myśleli jej niepalący przyjaciele? Deirdre tak bardzo wstydziła się swojego nałogu, że nigdy nie odważyłaby się zapalić w ich obecności. Bała się, że pomyślą: „Nie rozumiem jej. Ma silną wolę i jest niezwykle inteligentna. Jeśli pali tylko od czasu do czasu, to nie może być mocno uzależniona, to czym się przejmuje? Pewnie ma świadomość swojego śmierdzącego oddechu, śmierdzących włosów i ubrań".

Jestem przekonany, że jej palący przyjaciele i znajomi zazdrościli jej. Oczywiście, nigdy nie zwierzała się z koszmaru, jaki przeżywała. Nie chciała, żeby się zorientowali, że czuła się głupia i słaba, tak jak nie chcą się do tego przyznać osoby uzależnione od innych narkotyków. Czy możesz sobie wyobrazić silną wolą i dyscyplinę, jakiej potrzebowała, żeby móc tak udawać przez dwanaście lat? Tak trudno zrozumieć, jak inteligentna, samodzielna kobieta o niewiarygodnie dużych pokładach silnej woli upadła tak nisko, by błagać mnie o pomoc, jednocześnie chcąc rzucić słuchawką? To nie moja zasługa, ale cieszę się, że tego nie zrobiła. A wszystko z powodu zielska, które wyniszcza swoje ofiary fizycznie i psychicznie.

Deirdre to jedna z najsilniejszych osób jakie znam. W następnym rozdziale obalimy mit, że palacze, którym nie udało się rzucić, nie mają wystarczająco silnej woli. W szczególności obalimy mit mówiący o tym, że więcej jest palących kobiet niż mężczyzn i analogicznie dziewczyny częściej niż chłopcy popadają w nałóg, dlatego, że są słabsze, mniej inteligentne, bardziej kierują się emocjami, a mniej logiką i że mają mniej silnej woli. Jednak zanim do tego przystąpimy, musimy pozbyć się jeszcze jednego mitu o okazjonalnych palaczach. Przyjrzyjmy się teraz palaczowi okazjonalnemu, któremu nałogowi palacze zazdroszczą najbardziej. Chodzi o tych: „Rzucić palenie to dla mnie żaden problem, mogę to zrobić, kiedy tylko zechcę".

Oczywiście zazdrościmy takim palaczom. Ale gdybym próbował sprzedać ci lampę Alladyna, czy uwierzyłabyś mi na słowo, że lampa jest zaczarowana? Nie trzeba być Scherlockiem Holmsem, żeby wydedukować, że palacze, którzy mogliby rzucić w każdym momencie, po prostu nie istnieją. Zacznijmy od wskazania sprzeczności. Gdyby naprawdę mogli rzucić palenie w każdym momencie, to nie zaczynaliby palić od nowa. Dlaczego w ogóle mieliby rzucać palenie?

W końcu nikt nas do tego nie zmusza, tak samo jak nikt nas nie zmusza do palenia. Więc czy nie jest to oczywiste? Żaden palacz nie „rezygnuje" z palenia, póki lubi być palaczem. A kiedy w końcu „rezygnuje", to dlaczego, u licha, zaczyna na nowo? Odpowiedź i tym razem jest oczywista: nie lubi być niepalącym.

Wierzymy, że tacy palacze są w najlepszej sytuacji. Proszę im nie zazdrościć. Jak wszyscy palacze, są w tak samo beznadziejnej sytuacji i chcieliby z tym skończyć. Z jakiego innego powodu mieliby rzucać palenie? A podczas okresów niepalenia czegoś im brakuje i czują się przygnębieni. Dlaczego zaczynaliby od nowa?

Nigdy nie zapominaj, że chociaż każdy palacz jest inny, wszyscy są uzależnieni od tego samego narkotyku. I nie jest tak, że dla kogoś jest to niegroźne, a dla kogoś innego okazuje się trucizną. Ten konkretny narkotyk jest trujący dla wszystkich żyjących istot.

Dla każdego narkotyk ten oznacza to samo:

DEWASTACJĘ

Jestem przekonany, że zrozumiałaś przekaz. Ale może wciąż się zamartwiasz, że ty też, jak męczennicy walki z nałogiem, zawsze już będziesz nieszczęśliwa, bez względu na to czy palisz, czy nie. To groźny stereotyp: palaczem jest się już do końca życia. Innymi słowy, nieważne, ile lat nie palimy, były palacz nigdy nie będzie się czuł tak samo, jak osoba, która nigdy nie paliła. Oczywiście jest to prawdą dla większości byłych palaczy, ponieważ stosując metodę silnej woli wierzą, że wyrzekli się prawdziwej przyjemności i wsparcia.

Jednak z moją metodą czujesz się nawet lepiej niż osoby niepalące. Wiele osób niepalących, pomimo że są szczęśliwe, że nie palą, czują, że coś tracą. W końcu też poddawani są zmasowanemu praniu mózgu. To dlatego tylu z nas zdecydowało się na swojego pierwszego eksperymentalnego papierosa chcąc sprawdzić, czy rzeczywiście jest to przyjemne i daje jakieś wsparcie. Niepalący stosują się do zasady, że lepiej nie próbować, bo jeśli nie wiesz, jak coś smakuje, to tego nie pragniesz.

Moja metoda pozwoli ci zobaczyć wychodzenie z nałogu takim, jakie ono naprawdę jest. To jest jak:

OBUDZENIE SIĘ Z PRZERAŻAJĄCEGO KOSZMARU

A teraz obalimy jeden z największych i najgroźniejszych mitów – przekonanie, że do rzucenia palenia

POTRZEBNA JEST SILNA WOLA

15. Wystarczy silna wola

Ten konkretny mit jest tak rozpowszechniony, że w każdej reklamie telewizyjnej czy radiowej nakłaniającej do rzucenia palenia usłyszysz, że aby reklamowany specyfik zadziałał, konieczne jest wspomaganie się silną wolą.

Oto rozmowa jaką przeprowadziłam kiedyś z przedstawicielem Advertising Standards Authority (ASA) po jego drobiazgowym zapoznaniu się z moją reklamą:

ASA: *Bardzo mi przykro, ale nie mogę pozwolić na publikację tej reklamy w jej obecnym kształcie. Musi pan umieścić informację o tym, że pańska metoda okaże się skuteczna tylko w połączeniu z silną wolą palacza.*

Ja: *Ale właśnie jedną z najważniejszych i wyróżniających cech mojej metody jest to, że nie wymaga silnej woli.*

ASA: *Proszę pana, tak czy siak, musi pan zawrzeć taką informację w swojej reklamie.*

Ja: *O ile mi wiadomo, ASA ma za zadanie chronić konsumentów przed fałszywymi informacjami.*

ASA: *Oczywiście* [odpowiedział z zadowoleniem].

Ja: *Więc jak pan może nakłaniać mnie do kłamstwa?*

ASA: [Zadowolenie ustępuje zakłopotaniu] *To nie jest kłamstwo. Nie da się rzucić palenia bez silnej woli.*

Ja: *Czy jest pan specjalistą w tej dziedzinie?*

ASA: *Nie, nie mam żadnej wiedzy na ten temat.*

Ja: *A czy zdaje pan sobie sprawę, że ja jestem uważany za jednego z najlepszych światowych ekspertów w tej dziedzinie?*

ASA: *Wiem, że jest pan szanowanym specjalistą. Jednak każdy wie, że rzucanie palenia nie uda się bez silnej woli.*

Ja: *Proszę mi odpowiedzieć na jedno pytanie. Czy gdyby nie chciał pan skorzystać z autobusu linii nr 9, to czy potrzebowałby pan silnej woli, żeby do niego nie wsiąść?*

ASA: *Oczywiście, nie.*

Ja: *Z pewnością słyszał pan o palaczach, którzy zupełnie nagle stracili ochotę na palenie i rzucenie palenia przyszło im bardzo łatwo. Właśnie tak działa moja metoda. A skoro palacz nie ma ochoty na palenie, to po co mu silna wola?*

ASA: [Ostatnie oznaki zadowolenia zniknęły. Teraz króluje zmieszanie i gniew] *Proszę pana, próbuję panu pomóc. Przepisy są przepisami.*

Ja: *Ale gdyby palacze mogli rzucić palenie przy wykorzystaniu własnej silnej woli, to nie potrzebowaliby gadżetów, które po-*

zwalacie reklamować. Co tydzień w Wielkiej Brytanii ponad 2000 palaczy umiera na skutek palenia. Każdy palacz chciałby poznać metodę łatwą i taką, która nie wymaga silnej woli. Zgodzi się pan z tym, że jedynym zadaniem ASA jest ochrona konsumenta. Żaden przepis utrudniający zapoznanie się z metodą, która pomaga rzucić palenie, nie chroni naszego społeczeństwa. Wręcz przeciwnie. ASA stosując taki przepis przyczynia się do wzrostu śmiertelności palaczy! Przepis jest głupi i powinien ulec zmianie.

ASA: *Nie mogę się nie zgodzić. Ale tylko lekarz, który ustanowił ten przepis, może go zmienić.*

Kolejne przepisy utrudniły mi skontaktowanie się z rzeczonym lekarzem. Nawet nie podano mi jego nazwiska.

Nie dziwi wcale, że palacze, którym nie powiodła się próba rzucenia, uważają się za słabych. Od urodzenia jesteśmy poddawani intensywnemu praniu mózgu, z którego wynika, że rzucanie palenia jest trudne, jednak, przy wystarczająco silnej woli, możliwe. Więc co mógł pomyśleć ktoś taki jak ja, kto zawsze nienawidził tego, że musi palić, wielokrotnie podejmował bezskuteczne próby zerwania z nałogiem przy zastosowaniu własnej silnej woli? Że jest mięczakiem. Szczerze w to wierzyłem. Ale dlaczego byłem słaby tylko w przypadku palenia? Dlaczego miałem tak silną wolę w innych sferach mojego życia? Dlatego, że „rezygnowanie" z palenia nie miało najmniejszego związku z silną wolą. To konflikt woli.

Przyjrzyjmy się kilku niepodważalnym faktom. Przypomnij sobie czasy szkolne i grupki dziewczyn spotykające się by poeksperymentować z papierosami; były też dziewczyny, które nigdy tego nie robiły. Które z nich były bardziej popularne? Czy te nieśmiałe, mole książkowe, czy te silne i dominujące? Otwórz umysł, a fakty same zburzą mit. Na kim wzorowały się te wszystkie dziewczyny, które dały się zwabić do nikotynowej pułapki? Czy nie na Elle Macphersons, Joannie Lumleys i Kate Moss? Czy któraś z nich zdaje się mieć mało silnej woli?

Albo pomyślcie o tzw. „Międzynarodowych dniach bez papierosa". Kilka razy w roku media ogłaszają: „To dzień, w którym każdy palacz powinien zdecydować się na rozstanie z nałogiem". Wielu palaczy przyzna, że właśnie w ten dzień najmocniej skłonni są opierać się tej okropnej presji i właśnie w ten dzień palą dwa razy więcej papierosów niż zazwyczaj. Mają pretensje do ludzi, którzy zwracają im uwagę nie mając pojęcia, co przeżywa palacz.

Zaraz po tragedii 11 września, ataku terrorystycznym na USA, władze alarmowały o ataku biochemicznym przy użyciu wąglika. Mówiono o dwudziestu przypadkach zarażenia wąglikiem. Dwa z nich okazały się śmiertelne.

W tym czasie w Zjednoczonym Królestwie pojawiło się dwadzieścia niepotwierdzonych zgłoszeń zarażenia wąglikiem. Prasa pisała, że Brytyjczycy mają antidotum na wąglika, które w razie rzeczywistych zarażeń pomoże 50 mln ludziom. Eksperci rządowi mówili: „Nie ma podstaw do paniki, ale zachowajcie ostrożność". Czy oni myślą, że jesteśmy idiotami? Czy naprawdę potrzebujemy takiej rady od „ekspertów"? Związek między paleniem i rakiem płuc jest znany od pół wieku. Czy ktokolwiek wierzy, że przypominanie palaczom raz na rok jak bardzo palenie szkodzi zdrowiu, przynosi jakieś skutki, skoro na każdej paczce papierosów jest napisane, że palenie zabija?

Dlaczego „eksperci" nie potrafią zrozumieć, że palacze nie palą dlatego, że palenie ich zabija i, że prawdziwym wyzwaniem jest pozbycie się powodów, dla których wciąż palą? Dlatego, że „eksperci" sami nie rozumieją pułapki nikotynowej, więc nie znają także dobrego rozwiązania. Wszyscy palacze intuicyjnie wiedzą, że palenie nie jest najlepszą rzeczą, jaką mogą zafundować swemu zdrowiu. Jednak wykorzystajmy lęki przed rakiem, żeby raz na zawsze uświadomić sobie, że fakt, iż palacz nie jest w stanie rzucić palenia, nie ma najmniejszego związku z brakiem silnej woli, za to ma związek z konfliktem woli.

Nie ma wątpliwości, że będąc pod presją rówieśników, reklam i prania mózgu łatwiej nam wpaść w sidła i w nich pozostać. Nikt nie może nas zmusić do niepalenia jak i nikt nas nie zmusza do palenia. Oczywiste jest, że nie mielibyśmy najmniejszego problemu zrywając z nałogiem, gdybyśmy nie odczuwali wielkiej ochoty na palenie. A jednak wmówiono nam, że palenie sprawia przyjemność, że daje wsparcie. Widzimy „dobre" strony palenia: że niszczy nasze zdrowie i rujnuje finanse. Ale zaraz, zaraz. Czy to przypadkiem nie są te „złe" strony palenia? Nie! To pułapka nikotynowa jest odpowiedzialna za całe zamieszanie. Przekonanie, że palenie dostarcza jakąś przyjemność lub wsparcie utrzymuje cię przy nałogu: to są złe strony pułapki. Zwłaszcza, że oparte są na iluzji. Prawdziwa dewastacja twojego zdrowia i finansów ma siłę, która może cię zachęcić do podjęcia próby zerwania z nałogiem. Dlatego są to dobre strony pułapki.

To zmaganie w głowie palacza, ta walka „za" i „przeciw" paleniu stale trwa i nie jest statyczna, jak huśtawka. Co jest dobre, a co złe, zależy od punktu widzenia.

Gdy nie mamy zamiaru rzucać palenia, zamykamy nasze umysły i nie myślimy o zdrowiu i finansach, więc takie argumenty nie mają żadnej wagi. W chwilach, gdy nie odczuwamy potrzeby zapalenia „zalety" nadal zwyciężają. Ale wcześniej czy później „mały potworek" zaczyna nas łaskotać. Pojawia się ochota zapalenia. Wtedy „wady" palenia zyskują na znaczeniu, a po osiągnięciu szczytu, tak jak huśtawka, zaczną opadać i znowu na szczyt powrócą „zalety". Po zapaleniu papierosa pragnienie jest zaspokojone, a „zalety" odchodzą na dalszy plan.

Jeśli zdecydujemy się rzucić palenie, otwieramy umysł na szkodliwe zdrowotne i finansowe skutki palenia; poziom naszej świadomości wrasta, podobnie wartość „zalet" pułapki nikotynowej; więc nawet gdy „mały potworek" wysyła do mózgu sygnały: „Chcę papierosa", otrzyma odpowiedź: „Fajnie, ale skończyliśmy z tą głupotą i obawiam się, że nic nie dostaniesz".

Teraz „duży potwór" wchodzi do gry. Delikatne „swędzenie" to nic takiego, pod warunkiem, że możesz się podrapać. Ale co zrobić, gdy cię swędzi, a nie możesz sobie pomóc? Można wtedy oszaleć! Źle jest już wtedy, gdy nie możesz dosięgnąć swędzącego miejsca, bo jesteś unieruchomiona bandażami albo nie jesteś gibka, jak to jest w moim przypadku. Jak komary potrafią wycelować właśnie w ten mały obszar na plecach, którego w żaden sposób nie mogę dotknąć bez względu na moje cudaczne wygibasy? Jedynym możliwym rozwiązaniem jest wtedy ocieranie się plecami o mur, albo zatrzymanie przechodnia prosząc o podrapanie swędzącego miejsca. Jednak najgorzej jest wtedy, gdy samodzielnie dosięgasz dokuczającego ci bąbla, ale wstrzymujesz się od podrapania!

Jeśli odczuwasz swędzenie, a część twojego mózgu nie chce żebyś się drapała, kosztowałoby cię wiele silnej woli, żeby powstrzymać się od drapania. Ale to wcale nie oznacza, że osoba z silną wolą wytrzyma dłużej, niż taka sama osoba, ale z mniejszymi pokładami silnej woli. Nie można zaprzeczyć, że bez względu na to jak silna jest ich wola, u obu zachodzi konflikt woli. A gdyby „swędzenie" u osoby o słabej woli po pięciu minutach znikało już na zawsze, a u osoby z silną wolą utrzymywało się przez kolejne pół roku? Opieranie się drapaniu nieustającego „swędzenia" przez sześć miesięcy, wymagałoby ogromnych pokładów silnej woli. Gdyby po upływie tego czasu wyczerpała się silna wola, a „swędzenie" okazało się swędzeniem nikotynowym, to społeczeństwo wysnułoby konkluzję, że osoba ze słabą wolą ma w rzeczywistości silną wolę i odwrotnie, osoba z silną wolą, ma jej zbyt mało. Byłby to błędny wniosek.

Podobne przeciąganie liny, czy też schizofrenia, spotykana jest w wielu aspektach życia. Zanim odkryto związek między rakiem płuc a paleniem, większość palaczy jakoś radziła sobie z kaszlem, astmą, bronchitem i ogólną ospałością, uważając to za stosunkowo niewielką cenę za przyjemność i wsparcie.

Ale ryzyko zachorowania na raka obciążyła nieco „zalety" palenia, dlatego wielu palaczy przestało palić uznając, że tort nie jest warty świeczki. Inni spierali się, że nie udowodniono bezpośredniego związku, a nawet jeśli to prawda, to przecież nie można spędzić życia pod szklanym kloszem, odgradzającym nas przed wszystkimi niebezpieczeństwami świata. Równie dobrze można wpaść pod ciężarówkę – choćby jutro! Czy palacze, którzy zdecydowali się przestać, byli rozsądni i mieli silną wolę, czy może raczej zrobili to ze strachu i paniki? Żołnierze, którzy uciekli z okopów podczas I wojny światowej uważając ją za głupotę, zostali rozstrzelani za tchórzostwo. Odwagi wymaga zaakceptowanie ryzyka zachorowania na raka płuc i opieranie się presji społecznej, wywieranej na palaczach, zmuszającej ich do rzucenia. Czy zatem palacze, którzy decydują się na kontynuowanie nałogu pomimo wszystkich zagrożeń, których są świadomi oraz presji, jaką się na nich wywiera, nie są raczej ludźmi o silnej woli?

Dowody świadczą, że w większości przypadków tak jest. Jeśli osądzasz poziom silnej woli konkretnego palacza nie na podstawie tego, czy udało mu się rzucić palenie, ale biorąc pod uwagę inne sfery życia, to okaże się, że palacze, którym nie powiodła się próba rzucenia nałogu są dominujący i mają bardzo silną wolę. Nasze ulubione papierosy, a dokładniej te, o których mówimy, że najlepiej smakują, to zazwyczaj papierosy palone podczas relaksu, np. po jedzeniu albo przy jakimś spotkaniu towarzyskim, czyli w sytuacjach, które same w sobie są bardzo przyjemne. Ale papierosy, które w największy stopniu utrudniają rzucenie, to te, bez których nie możemy się obejść, na przykład, gdy musimy się skoncentrować albo jesteśmy zestresowani. Dominujący ludzie o silnej woli mają tendencję do brania na swe barki więcej odpowiedzialności, więc stres jest naturalną częścią ich życia. Papierosy świetnie uzupełniają ich styl życia.

To dobry moment, żeby obalić kolejny mit. Prawdą jest, że papierosy twojej ulubionej firmy zdają się smakować lepiej niż inne marki. Dzieje się tak, gdyż twoje płuca częściowo uodporniły się na mieszankę trucizn zawartych w twojej ulubionej marce. Ale czy zauważyłaś, że palacze, którzy nie mają przy sobie swoich ulubionych papierosów, zapaliliby raczej kawałek starego sznurka, niż zrezygnowali z palenia? Miliony palaczy celowo zmieniają marki papierosów, albo przerzucają się na skręty, cygara lub fajki w nadziei, że to pomoże im „zrezygnować", ograniczyć palenie lub zaoszczędzić pieniądze. Ale w niedługim czasie nowa marka staje się ich ulubioną, a ta, którą kiedyś lubili, już im nie smakuje. To jest kolejny dowód, że w paleniu nie chodzi o przyjemność i smak – chodzi o nikotynę.

W reklamach występują atrakcyjne osoby – idealni modele do naśladowania – co skutecznie przekonało niektórych palaczy, że rytuał palenia, albo palenie samo w sobie, jest przyjemne i że nikotyna i inne trucizny to tylko niepożądane efekty uboczne.

Ach, gdyby komuś udało się wymyślić wolnego od trucizny papierosa – czasami wzdychają palacze. Komuś się to rzeczywiście udało. W sprzedaży już od wielu lat są tzw. papierosy ziołowe. Jeśli ich próbowałaś, to wiesz, że nie ma znaczenia, jak długo będziesz się do nich przyzwyczajała, nigdy nie ulegniesz iluzji, że ich palenie sprawia jakąkolwiek przyjemność. Palenie ziołowych papierosów przypomina wdychanie trujących dymów, ale nigdy nie dadzą ci iluzji przyjemności, z jednego powodu: nie zawierają nikotyny. Palenie tytoniu, to także wdychanie trujących dymów, tylko że gdyby nie zawierały one nikotyny, to nigdy nie uległabyś złudzeniu, że jest to przyjemne albo daje wsparcie.

Dlaczego więc papieros, taki sam jak wszystkie pozostałe z danej paczki, zdaje się smakować wspaniale po jedzeniu, a okropnie, jeśli jest to pierwszy papieros po imprezie sylwestrowej? Ponieważ to nie samo palenie papierosów jest ważne, ale moment, w którym decydujesz się na podrapanie „swędzenia". Po jedzeniu zaspokoiłaś już dwie inne zachcianki: głód i pragnienie, więc czujesz się rozluźniona. Papieros po kolacji zazwyczaj smakuje lepiej, niż ten po śniadaniu lub obiedzie, bo dzień dobiega końca i możesz sobie pozwolić na odpoczynek i relaks. Dzieje się tak zwłaszcza gdy jesz w restauracji, bo jeśli zajmujesz się domem, to koniec kolacji dla ciebie nie oznacza końca dnia pracy. Przeciwnie: jesteś nie tylko szefem kuchni, ale także kelnerką i naczelną zmywarką. Obiad w restauracji jest wyjątkowy, bardziej relaksujący i jeśli jesz w towarzystwie znajomych lub w towarzystwie kogoś bliskiego, nie nudzisz się. Jeśli kolacją chcesz uczcić jakąś okazję, np. ślub, urodziny lub Boże Narodzenie, to czujesz się jeszcze bardziej szczęśliwa i odprężona. Bez wątpienia masz inne problemy w życiu, ale na te kilka godzin o nich zapominasz, czujesz się błogo. Nie myślisz o swoich problemach i wchodzisz w stan uniesienia.

Ale czy w takich chwilach ukradkiem nie zdejmiesz tej wyjątkowej pary butów? Może są idealnym dopełnieniem twojej kreacji, ale dlaczego zawsze są wszystkie rozmiary oprócz twojego? No i dzieje się to, co dziać się musi: ktoś, kto ma na nogach za ciasne buty, nigdy nie rozluźni się całkowicie i nie będzie w pełni szczęśliwy. Tak samo dzieje się, gdy jesteś uzależniona od nikotyny. Nie chodzi tu o to, że palaczom tak wielką przyjemność sprawia zapalenie po jedzeniu albo że właśnie wtedy papieros ma tak wyjątkowy smak. Chodzi o to, że dopóki nie mogą się „podrapać", wcale nie czują się zrelaksowani. Jeśli nie wolno im zapalić, to czegoś im brakuje i czują się przygnębieni. Różnicą między paleniem i niepaleniem w takich momentach nie jest tylko lekki kop; przypomina to raczej różnicę między rajem a czyśćcem. Dlatego papieros po jedzeniu lub piciu zdaje się smakować lepiej.

Problem silnej woli nie ma tu nic do rzeczy.

Możesz się upierać, że palacze, którzy rzucili palenie, kiedy jego związek z rakiem płuc został potwierdzony, zrobili to z rozsądku i dzięki swojej silnej woli. Możesz także twierdzić, że przestraszyli się i ich wola osłabła. To naprawdę nie ma znaczenia. W obu przypadkach ważne stały się dla nich „zalety" pułapki nikotynowej. Wielu palaczy uważa, że ryzyko równoważone jest przez zalety palenia. Ja i wielu innych palaczy tak właśnie uważało. Problem polega na tym, że w chwili gdy decydujesz, że z tym kończysz, łączne „zalety" pułapki tracą na znaczeniu: już się nie narażasz na choroby, a kaszel, astma i bronchit szybko ustępują; nie palisz papierosów, więc nie gardzisz sobą za bycie niewolnikiem nikotyny. Czyli wszystkie ważne powody, które skłoniły cię do rzucenia, szybko znikają. Fakty nie ulegają zmianie. Ale twoje ich postrzeganie – tak. A właśnie twoje postrzeganie pewnych spraw jest ważne w konflikcie woli.

Gdy zapominasz o „zaletach", szybo tracą one na wartości i zaczynają zyskiwać „wady". Palenie wiązało się z dużymi kosztami. Teraz podreperowałaś finanse i możesz sobie pozwolić na paczkę od czasu do czasu. Ale co najważniejsze, wydaje ci się, że bardzo się poświęciłaś: musisz opierać się pokusie podrapania „swędzenia" przez kilka dni, a to sprawia, że czujesz, iż czegoś się ciebie pozbawia, jesteś przygnębiona. Wszyscy rozumiemy zalety bycia osobą niepalącą i doskonale wiemy, że łączna waga „zalet" i powodów, dla których warto być niepalącym, znacznie przewyższają „wady". Problem polega na tym, że wystarczy jedna mała chwila słabości, oszołomienia – jeden drink za dużo, moment nieuwagi, głupoty i nagle „wady" pułapki zdają się być atrakcyjniejsze niż „zalety": to wystarczy by znowu zapalić. Tylko jednego papierosa, ale – ponieważ chodzi o uzależnienie od nikotyny – na nowo lądujemy w tej samej pułapce.

Więc przestań postrzegać palaczy jako mięczaków, a porażkę rzucenia jako brak silnej woli. Zobacz prawdę. Palenie to konflikt woli, w którym waga i siła obu stron stale się zmienia. A teraz spójrzcie prawdzie w oczy i uświadomcie sobie, że palenie wcale nie daje przyjemności ani wsparcia, tylko niszczy nasze nerwy, odbiera pewność siebie, odwagę, utrudnia koncentrację i odprężenie; i że nie tylko nie zabija nudy i nie łagodzi stresu, ale jest właśnie ich główną przyczyną. Innymi słowy – gdyby nie było żadnego konfliktu i mogłabyś wymazać wszystkie skutki prania mózgu, zobaczyłabyś palenie jako DAWASTACJĘ i nigdy już nie poczułabyś potrzeby i pragnienia palenia. Jeśli nie odczuwasz potrzeby lub pragnienia, żeby zapalić, nie potrzebna ci jest silna wola, żeby się od palenia powstrzymywać. Silna wola nie ma tu nic do rzeczy.

Skoro więc silna lub słaba wola nie ma najmniejszego znaczenia, dlaczego poświęcam jej tyle uwagi? Ponieważ jedną z najgorszych cech uzależnienia od wszelkich narkotyków jest wmawianie ofiarom uzależnienia, że mają one jakąś wewnętrzną wadę, czy to fizyczną czy psychiczną, i że są uzależnieni od magii, jakiej dostarczają narkotyki, żeby mogli cieszyć się życiem i radzić sobie ze stresem. Oczywiste jest, że palenie nie daje żadnych korzyści fizycznych, nie sprawia też przyjemności, ani nie udziela wsparcia. Poczucie słabości, zarówno fizycznej jak i psychicznej, które od czasu do czasu dopada palaczy, jest powodowane przez narkotyk i nie jest cechą wrodzoną palacza.

Do niektórych palaczy dociera w jakimś momencie, że przyjemność i/lub wsparcie, jakie przypisuje się paleniu, jest tylko iluzją. Są o tym przekonani i szczęśliwi, że już nigdy więcej nie zapalą, a mimo to mają poczucie starty. List Fiony to typowy przykład:

Rozumiem i zgadzam się ze wszystkim, o czym mówisz w swojej metodzie. Teraz wiem, że palenie było głównym powodem rozpadu mojego małżeństwa. Jestem bezgranicznie szczęśliwa, że jestem niepaląca i wiem, że nigdy więcej nie zapalę. A jednak mam jeden problem, którego nie mogę rozwiązać. W mojej pracy się nie pali. Nigdy nie zapaliłabym na ulicy ani w pociągu. Nie przypominam sobie pierwszego ważnego papierosa po powrocie do domu, przed separacją: ale później stał się on moim oparciem w życiu. Wiem, że zaraz powiesz, że cokolwiek myślę o paleniu to powinno to być „Czy to nie wspaniałe? W końcu jestem wolna" i tak się właśnie czuję przez większość czasu. Oprócz momentu, gdy otwieram drzwi do mojego pustego domu. Nie mogę się powstrzymać i myślę: „Gdybym mogła tylko zapalić jednego papierosa". Wiem, że nie byłby to tylko jeden papieros, na wszelki wypadek nigdy nie mam ich przy sobie. Nie palę już od pół roku. Proszę, pomóż mi.

Współczuję Fionie, ty pewnie też. Podziwiam ją za to, że nie poddaje się pokusie. Jestem przekonany, że podobne okoliczności spowodowałyby u wielu byłych palaczy powrót do nałogu. Zapytałem ją, czy jakąś różnicę sprawiłoby jej, gdyby dom nie był pusty, ale stwierdziła, że niczego by to nie zmieniło. Mamy tutaj do czynienia z syndromem „to moja mała nagroda". To ważne dla ludzi, którzy mają nudny, albo bardzo stresujący styl życia. Łatwo jest rzucać palenie, gdy zdajesz sobie sprawę z tego, że palenie źle wpływa na koncentrację i nerwy, bo wtedy nie będziesz musiała szukać czegoś w zamian. Ale jeśli szczerze wierzysz, że jest to twoja nagroda, to będziesz miała poczucie, że ją straciłaś. Pomimo, że to tylko złudzenie.

Często mówię byłym palaczom: „Nie ma problemu. Możesz uzyskać dokładnie ten sam efekt nosząc stale za ciasne buty i zdejmując je co jakiś czas, żeby ulżyć na chwilę stopom. Będzie to twoja mała nagroda". Wcale nie jest to według nich dobre rozwiązanie i myślą, że robię sobie żarty.

Jednak pomaga im to ocenić swoją rzeczywistą sytuację. Prawdziwy problem Fiony to powrót do domu, w którym nikt na nią nie czeka. Miejmy nadzieję, że ten problem już zdołała rozwiązać. Na szczęście Fiona zdaje sobie sprawę, że nie warto pogrążać się w nieszczęściu i ponownie dać się usidlić nikotynie – i tym samym ściągnąć na siebie więcej problemów. To samo dotyczy palaczy, którzy w innych sytuacjach traktują papierosa jak nagrodę. Jeśli nie jesteś w stanie uwierzyć, że noszenie za ciasnych butów rozwiąże problem, to po co oszukiwać się, że Morderca Nr 1 zachodniej cywilizacji rozwiąże twoje problemy? Jeśli masz nudne życie albo dużo stresu, jedynym prawdziwym rozwiązaniem takiej sytuacji jest jej zmiana. Jestem pewien, że tak jak ja, odkryjesz, że zerwanie z nałogiem otwiera nowe możliwości na zabicie nudy i poradzenie sobie ze stresem. Fiona jest na tyle rozsądna, że wie, że papieros niczego nie rozwiąże. Udało mi się ją przekonać, iż jeśli widziała w tym sens i nie zamierzała powrócić do palenia, to nie ma najmniejszej potrzeby by torturowała się myśleniem o papierosach!

Gdy przestajesz palić, nie potrzebujesz niczego w zamian. Mogłaś cieszyć się życiem i radzić sobie ze stresem zanim wmówiłaś sobie, że potrzebujesz tego wątpliwego wsparcia, jakim jest papieros. Może teraz czujesz się niepewnie, zbyt słaba, nawet jeśli jesteś palaczką okazjonalną. Pamiętaj, że Deirdre była w rozpaczy, a przecież paliła tylko dwa papierosy dziennie. Takie uczucia słabości czy niepewności są ściśle związane z faktem, że kobiety są poddawane wyjątkowo ohydnemu praniu mózgu, dużo poważniejszemu w skutkach niż pranie mózgu jakiemu poddaje się mężczyzn. Wmawia się nam, że kobiety są nie tylko słabsze fizycznie, niż mężczyźni, ale są też generalnie mniej inteligentne, nie myślą logicznie, ulegają emocjom i nie są zdolne do brania na siebie odpowiedzialności.

Jest istotne, kiedy rzucasz palenie, żeby mieć świadomość, że te uczucia słabości i niepewności są prawdziwe. Ale jeszcze ważniejsze jest, żeby mieć świadomość, że to właśnie palenie te uczucia powoduje i że jeśli będziesz postępowała według moich zaleceń, odwaga, wiara w siebie – o których zdążyłaś zapomnieć – powrócą w oka mgnieniu. Wiem, że jeśli choć raz przeszłaś przez traumę rzucania palenia „metodą silnej woli", trudno będzie ci uwierzyć. Zapewniam cię, że to prawda. A teraz najwyższy czas, żeby ustalić:

KTÓRA PŁEĆ JEST SILNIEJSZA?

16. Która płeć jest silniejsza?

Nawet w dzisiejszych czasach panuje przekonanie, że mężczyźni są ogólnie silniejsi od kobiet pod względem fizycznym i psychicznym. To „fakt", w który kazano nam wierzyć przez wiele pokoleń. Nie ma wątpliwości, że w zachodnich społeczeństwach jest obecnie więcej palących kobiet niż mężczyzn. Ten trend powiela się także wśród młodzieży, która wpada w nikotynowe sidła. Dlaczego tak się dzieje? Tak zwani „eksperci" nieporadnie tłumaczą, że jest to konsekwencją działań inteligentniejszej części populacji palaczy, która podejmuje próby rzucenia palenia. Ci, którzy mają dość silnej woli, odnoszą sukces – argumentują „eksperci". Co mają na myśli? Ukryty przekaz jest taki, że inteligentniejszą grupę palaczy i jednocześnie posiadającą silną wolę, stanowią mężczyźni. To nie zbieg okoliczności, że większość z tych tzw. „ekspertów" to mężczyźni.

A teraz przyjrzyjmy się faktom. Już ustaliliśmy, że osoby dominujące, wyróżniające się niezwykle silną wolą, są często traktowane jak wzory do naśladowania, przez co wciągają za sobą innych do nikotynowej pułapki. Ale nie działa to w odwrotny sposób i nie ratuje to palaczy z sideł nikotyny. W starych złych czasach, gdy ponad 90% dorosłych mężczyzn paliło, ci którzy tego nie robili, uznawani byli za mięczaków. Te przekonania opierają się na logicznych podstawach, bo aby wdychać trujące substancje potrzebujesz silnych płuc i silnej woli, aby proces uczenia się palenia zakończyć sukcesem. Prawdziwym powodem, dlaczego 10% mężczyzn uniknęło nikotynowej pułapki, nie był wyższy poziom inteligencji, ale raczej fakt, że fizycznie nie potrafili sobie poradzić z trucizną lub nie mogli sobie pozwolić na tak kosztowny nałóg.

„Eksperci" godzinami spekulują dlaczego także młodzież daje się zwabić do tej pułapki. Jak w każdym innym aspekcie uzależnienia nikotynowego i tu mogliby dowiedzieć się znacznie więcej, zadając odpowiednie pytanie: dlaczego niektóre nastolatki nie dają się wciągnąć do nikotynowej pułapki? Można by wysnuć logiczny wniosek, że jeżeli palacze są psychicznie i fizycznie mocniejsi niż osoby niepalące, to współczesna kobieta jest silniejsza niż mężczyzna. W rzeczywistości zawsze tak było!

Opisałem „swędzenie" nikotynowe jako: „małego potworka" lub pragnienie zapalenia papierosa. Mówiłem też o wyraźnym dyskomforcie i napięciu, jakie odczuwają palacze, gdy nie mogą zaspokoić potrzeby zapalenia. Nazywam to „odruchem palacza": ręka przy ustach, zaciskanie szczęki, stukanie papierosami albo bawienie się zapalniczką. Jeśli twoja przyjaciółka stwierdza, że „musi coś zjeść", to wiesz, że potrzebuje jedzenia i nie będzie zadowolona, dopóki czegoś nie zje. Rozumiesz i akceptujesz różnicę między kimś, kto jest naprawdę głodny i kimś, kto miałby ochotę na małe co- nieco. Wielu niepalących nie potrafi zrozumieć, jak palacz w ogóle może chcieć, a zwłaszcza potrzebować papierosa. Ale osoba niepaląca, która jest w związku z nałogowym palaczem, doskonale rozumie, że wcale nie chodzi o chęć, ale potrzebę zapalenia. Niepalący nie potrafi zrozumieć, dlaczego tak jest, ale nie ma wątpliwości, że palacze są uzależnieni, że są niewolnikami nałogu.

Moja matka nie paliła. Oboje nie mogliśmy zrozumieć czegoś, co często lekceważąco nazywaliśmy „porannym świergotaniem": co rano mój ojciec, z łzawiącymi oczami, wykasływał sobie płuca. Było dla nas oczywiste, że nie czerpie żadnej przyjemności z palenia. Jak okropnie musiała cierpieć, patrząc jak mój ojciec umiera na raka płuc, a ja staję się palaczem. Jaką bezsilność musiała czuć wobec mojej ignorancji i braku chęci do zrozumienia sytuacji. Jednak wymyśliła na mnie pewien sposób, którym podzieliła się z moją żoną. Namawiała Joyce: „Dlaczego nie zagrozisz, że go zostawisz, jeśli nie rzuci palenia?" Ale Joyce odpowiedziała: „Bo on nie rzuci palenia, tylko mnie". Joyce nie pali i podobnie jak moja matka nie potrafi zrozumieć tej głupoty. Wiedziała, jak wiele wysiłku włożyłem w rzucanie palenia i rozumiała, że paliłem nie dlatego, że chciałem, ale dlatego, że wydawało mi się, że życie nie będzie już tak przyjemne, i że bez palenia nie dam sobie rady! Wstyd mi się do tego przyznać, bo bardzo ją kocham, ale gdyby postawiła mi takie ultimatum, to pewnie nie rzuciłbym palenia. To pokazuje, jak silny strach kreuje i głęboko zaszczepia w swoich ofiarach palenie.

Różnica między „chęcią" a „potrzebą" zapalenia jest bardzo ważna dla samych palaczy. Chętnie przyznają, że odczuwają potrzebę zjedzenia czegoś albo (pod warunkiem, że nie są alkoholikami) że potrzebują drinka. Ale nigdy nie przyznają się, że potrzebują papierosa. Ze względu na stygmat społeczny, większość palaczy z reguły nie pali w samochodzie albo w domu niepalących przyjaciół. Jeżeli niepalący przyjaciele mówią im: „Jeśli musisz zapalić, nam to nie przeszkadza, możesz palić w domu" – palacz uważa za konieczne wyjaśnić, że ogólnie nie odczuwa potrzeby palenia, tylko od czasu do czasu pozwala sobie na małą przyjemność. Potem jeszcze dodaje, że już od dłuższego czasu nie pali, aby udowodnić sobie i swoim znajomym, że ma nad wszystkim kontrolę. Nawet przez myśl mu nie przejdzie, że udowadnia coś zupełnie odwrotnego. Gdy już nie może wytrzymać, wstaje od stołu, na chwilę wychodzi na zewnątrz. A jeśli po powrocie do znajomych znowu ktoś stwierdzi, że palenie nikomu nie przeszkadza i że może palić przy nich, odmawia, twierdząc, że nie chce być aspołeczny. Takiemu palaczowi nawet nie przyjdzie do głowy, że ich niepalący znajomi chcą jego towarzystwa, nawet jeśli miałby palić, i właśnie pozbawianie ich jego towarzystwa jest zachowaniem aspołecznym.

Papierosy palone dla towarzystwa, jak ten po jedzeniu, zdają się być najprzyjemniejszymi, ale można się obejść bez tej iluzji. To w stresie palacze naprawdę potrzebują papierosa. Inteligentni, dominujący ludzie zazwyczaj mają odpowiedzialną pracę z wielu powodów: prestiżu, wysokiej pensji, potrzeby inspiracji, stymulacji itp. Jednak odpowiedzialność jest nierozerwalnie związana ze stresem. I właśnie dlatego inteligentni, dominujący ludzie często stają się nałogowymi palaczami. Logicznie patrząc, można by się spodziewać, że inteligentni ludzie, szczycący się silną wolą, powinni palić mniej. Ale jak ze wszystkim, co dotyczy palenia, póki nie rozumiesz dokładnie pułapki nikotynowej, fakty często zaprzeczają logice.

Nie ma najmniejszej wątpliwości, że kobiety z reguły pełnią w życiu więcej ról niż przeciętny mężczyzna. A wcale nie tak dawno temu żona traktowana była jak własność, nabywana w dniu ślubu. Tradycyjny pogląd głosił, że kobieta nadaje się tylko do prac godnych służącego, tj. wszelkich prac domowych. A jeśli kobieta nie miała własnej rodziny, to wówczas pomagała prowadzić dom ludziom chorym, niepełnosprawnym lub arystokracji. Nawet damy z dobrych domów uważano za kompetentne jedynie do pracy charytatywnej lub społecznej.

Boli mnie, gdy na sesjach grupowych na pytanie: „Czym się zajmujesz?", kobieta ze spuszczoną głową odpowiada: „Zajmuję się tylko domem".

Przypatrzmy się bliżej konkretnym funkcjom wykonywanym przez kobietę „tylko" zajmującą się domem. Pozwolę sobie zaprezentować najlepiej znany mi przykład: Joyce. Jestem całkowicie oddany mojemu poszukiwaniu sposobów na zdeklasowanie palenia tak, jak to się stało z innym niegdyś popularnym uzależnieniem nikotynowym – wąchaniem tabaki. Aby nic mi nie przeszkadzało w moich poszukiwaniach, Joyce zajmuje się większością spraw dotyczących funkcjonowania naszej rodziny. Wykonuje wszystkie tradycyjne prace, czyli zmywa, pierze, prasuje, robi zakupy, sprząta, gotuje. Nie tylko kupuje wszystkie moje ubrania, ale także przygotowuje mi je co rano, bo inaczej wyjście z domu zajęłoby mi wieki. Bez narzekania opiekowała się dziećmi, gdy w nocy bolały je brzuchy.

Przykłady, które podałem, pewnie nie stanowią nawet jednej dziesiątej tego co naprawdę robi. Proszę nie zwracaj uwagi na wszelkie niedociągnięcia z mojej strony i skoncentruj się na Joyce. Oprócz zajmowania się domem, Joyce jest także moim partnerem w firmie pomagającej palaczom rzucić palenie. Jest recepcjonistką, telefonistką. Opłaca rachunki, pilnuje ksiąg. Jeśli potrzebujemy elektryków lub hydraulików, to ona ich znajduje. Gdy jesteśmy w podróży, to ona organizuje bilety, hotele, walutę, wynajmuje samochód etc. I w końcu, jest moim doradcą, moim wsparciem, to ona buduje moją wiarę w siebie.

Dzięki niej mogę skoncentrować się na jednym celu. Przyznam się, że ja nie jestem w stanie należycie wykonać kilku zadań jednocześnie. Czasami prosi mnie o naprawienie czegoś albo sprawdzenie poziomu oleju w samochodzie. Wstyd mi za to, że tyle razy na jej prośby odpowiadałem, że przecież przeszła kurs dla zmotoryzowanych i sama może sprawdzić poziom oleju w samochodzie. Zapomniałem wspomnieć, że oprócz domu zajmuje się też ogrodem i nie zatrudniamy żadnej pomocy ani do prowadzenia domu, ani ogrodnika. Joyce, podobnie jak wiele kobiet, potrafi i wykonuje tysiące rzeczy jednocześnie. Co więcej – kończy je z niezwykłą efektywnością. To prawda, że większość obowiązków domowych jest taka przyziemna. Ktoś, kto nie ma predyspozycji do przejmowania odpowiedzialności, uzna takie zadania za stresujące, a osoba inteligentna uzna je za nudne i stresujące. Wiem, jak inteligenta jest Joyce, a mimo to wykonuje wszystkie zadania uśmiechnięta i bez narzekania. Zresztą, jak sugeruje jej imię, radość jest jej cechą charakterystyczną[1].

Często jestem chwalony za osiągnięcia, a moja Joyce siedzi wtedy i przytakuje, nie wspominając o jej własnym wkładzie. Nie wiem, kto powiedział: „Za każdym wielkim mężczyzną stoi wielka kobieta". Ktokolwiek to powiedział, mylił się… Powinien był raczej powiedzieć: „Za każdym przeciętnym mężczyzną stoi wielka kobieta". Joyce wcale nie zrobiła z siebie mojej niewolnicy. Robi to, co robi, bo mnie kocha i wierzy w sprawę tak samo, jak ja. Nie myślę o niej jak o normalnej kobiecie, ale jak o najwspanialszej istocie na ziemi. Oczywiście, nie jestem obiektywny. Ale wierzę, że reprezentujemy cechy i wartości typowe dla wielu kobiet i mężczyzn.

Emancypacja kobiet doprowadziła do poprawy sytuacji kobiet, np. w kwestii prawa wyborczego, prawa własności, prawa do adekwatnego wynagrodzenia i równouprawnienia na rynku pracy. Jak na ironię, niektóre z tych osiągnięć, dla wielu kobiet są także źródłem stresu. Aby być odpowiednio traktowanymi w zawodach do niedawna przypisanych mężczyznom, kobiety muszą być dziesięciokrotnie lepsze niż mężczyźni. Wiele kobiet sukcesu doświadcza stresu w pracy, ale także podczas typowo kobiecych sytuacji życiowych, np. podczas ciąży, porodu, wychowując dzieci, karmiąc, ubierając i czekając na dzieci – także w ich dorosłym życiu.

---

[1] „Joy" z ang. oznacza „radość".

Drogie Panie, w tym miejscu słowo ostrzeżenia. Może to co mówię, skłania was do konkluzji, że kobietom trudniej rzucić palenie albo że mądrzej byłoby palić dalej. W żadnym razie. Mówię tylko, że kobiety z reguły mają więcej powodów do stresu, niż mężczyźni. I dlatego łatwiej wpadają w pułapkę i na dłużej w niej zostają. Wbijcie to sobie mocno do głowy: palenie nie łagodzi stresu, palenie ten stres wywołuje. W rzeczy samej, dla większości palaczy uzależnienie od nikotyny jest nie tylko głównym źródłem stresu, ale także sprawia, że pozostałe aspekty życia zdają się być stresujące.

Nie mam tu na myśli jedynie skutków stopniowego zatruwania organizmu czy finansowych, mających wpływ na nasze zdrowie psychiczne i fizyczne, poziom energii, szacunek do siebie – choć wszystkie te czynniki to przecież źródło stresu. Mówię także o uczuciu pustki, niepokoju, poirytowania, które kreuje nikotyna. Uzależnienie powoduje, że trywialne, codzienne problemy stają się prawdziwą traumą, podczas gdy osoba niepaląca po prostu je rozwiązuje. Wcześniej mówiłem, że zacząłem palić jak smok z powodu stresu, jaki wywoływała u mnie znienawidzona praca. Teraz wiem, że prawdziwą przyczyną mojego stresu był nałóg. Taka jest natura tej bestii.

Przyjmijmy na chwilę, że papierosy rzeczywiście łagodzą stres. Gdyby to była prawda, palacze byliby spokojniejsi i bardziej wyciszeni niż niepalący. Czy rzeczywiście tak jest? Czy to nie palacze są właśnie bardziej spięci i poirytowani, zwłaszcza, kiedy nie wolno im zapalić? Czy nie zdarzyło ci się krzyczeć na dzieciaki, żeby poszły w końcu spać, bo chciałaś wymknąć się na papieroska? Czy to nie palacze muszą zająć czymś ręce albo zrobić coś, żeby uspokoić nerwy? A jeśli papierosy koją nerwy, to dlaczego palacze wciąż są poirytowani?

Twoje życie będzie mniej stresujące, kiedy tylko przestaniesz palić. Natura wyposażyła nas w odpowiednie mechanizmy, żebyśmy potrafili radzić sobie z normalnym stresem. Nie dała nam narzędzi, z pomocą których mogłabyś pokonać straszne skutki palenia, ale daje ci znaki ostrzegawcze, które mówią: *Nie pal!*

Jest wiele smutnych aspektów palenia. Trudno zdecydować, który z nich jest najsmutniejszy, ale jedną z najwyższych pozycji na tej liście zajmuje:

PALENIE W CZASIE CIĄŻY

17. Palenie podczas ciąży

To jest bez wątpienia coś, na co większość społeczeństwa krzyknie: NIE, NIE, NIE. Chyba nie ma innej porównywalnej sytuacji, w której palący czują się tak potwornie winni. Interesujące, że palące kobiety w ciąży całym sercem zgadzają się z osobami, które im wytykają palenie, jeszcze bardziej pogrążając się w swojej hańbie. W wielu listach od palących matek czytam o tym, jak bardzo obwiniają się i nienawidzą siebie. Kobiety potępiają się za dawanie złego przykładu dzieciom i za to, że narażają je na osierocenie. Te, które przysięgały, że „zrezygnują" z palenia jeśli tylko zajdą w ciążę, czują się jeszcze gorzej. Fragment listu Jean to ekstremalny przykład:

Co za ironia, że podczas pierwszych czterech lat naszego małżeństwa robiliśmy wszystko, żeby uniknąć ciąży. Oboje jesteśmy wysportowani i zdrowi (oprócz tego, że ja palę) i nie sądziłam, że gdy nadejdzie odpowiedni moment, pojawią się jakiekolwiek problemy. Pominę horror badań, przez które oboje przeszliśmy, ale po ośmiu latach prób doszliśmy do etapu, że przyjęliśmy do wiadomości, że nigdy nie będziemy mieć dzieci i powinniśmy zastanowić się nad adopcją.

Wtedy stał się cud. Nie da się opisać mojej euforii. Nie mogłam się doczekać, aż mąż wróci do domu, żeby podzielić się z nim dobrą nowiną. Miałam taki nawyk, żeby racjonować sobie paczkę papierosów na dzień. Zawsze zostawiałam sobie pięć na rozpoczęcie dnia. Poszłam zapalić i okazało się, że zostały mi tylko dwa. Była dopiero 17 a ja się zorientowałam, że paliłam jeden papieros za drugim od chwili gdy przyszłam do domu. W tych okolicznościach, wcale mnie to nie zdziwiło. Ale później nadszedł szok. Przypomniałam sobie, że obiecałam sobie i Eric'owi, że jeśli uda mi się zajść w ciążę, to rzucę palenie. Jednym z powodów, dla których czekałam na zajście w ciążę, była chęć rzucenia palenia. Jednak euforię zastąpiło uczucie paniki.

Nic nie powiedziałam Eric'owi. Pomimo, że nigdy nie palił, nie próbował nakłaniać mnie do rzucenia, choć wiem, że nienawidzi palenia. Teraz jestem w piątym miesiącu, już prawie widać a ja wciąż mu nie powiedziałam. Najpierw mówiłam sobie, że jest za wcześnie, że nie chciałam robić mu płonnych nadziei. Ale wiem, że jedynym prawdziwym powodem, dla którego mu nic nie powiedziałam, jest fakt, że nie potrafię zmierzyć się z myślą o rzuceniu palenia.

Jak mogę oczekiwać, że mnie zrozumie, zwłaszcza, że próbowaliśmy przez tyle lat? Jestem załamana i przygnębiona. Nie czułabym się gorzej zdradzając go – właściwie tak się właśnie czuję, jakbym była mu niewierna. Nie jestem głupią osobą, ale z trudem udaje mi się ograniczyć do dwóch paczek dziennie. Wiem, że powinnam mu powiedzieć, niż czekać aż sam zauważy. I wiem, że wierzysz, że każdy palacz może przestać palić z łatwością i bez wysiłku. I pewnie to mi poradzisz. Ale nie jestem w stanie myśleć nawet o podejmowaniu próby.

Mówi się: „nie sądźcie, bo sami będziecie sądzeni". Prawie straciłam moją najlepszą przyjaciółkę, bo prawiłam jej kazania, że będąc w ciąży nie powinna palić nawet marnych pięciu papierosów dziennie. Ale będzie miała minę jak się o mnie dowie! Wiem, że palenie szkodzi zdrowiu płodu. Wiem co to robi ze mną. Cały czas śnią mi się koszmary, że rodzę zdeformowanego potwora. Nawet to nie jest w stanie mnie powstrzymać. Wiem, że jestem beznadziejnym przypadkiem i chyba nawet pan mi nie pomoże.

Nie poradziłem Jean, żeby podjęła próbę rzucenia palenia. Zamiast tego zaproponowałem, żeby przyszła do mojej kliniki z mężem. Obojgu wytłumaczyłbym o tym jak okropną moc ma nałóg nikotynowy nad swoimi ofiarami. Ona nie czułaby się tak winna i przestałaby sobą gardzić. A jej mąż lepiej zrozumiałby w jakich są tarapatach.

Jean świetnie zdawała sobie sprawę ze skutków działania nikotyny. Myślała: „Moc, jaką ma nade mną to zło, jest tak wielka, że nigdy się nie uwolnię i nie będzie mi łatwo rzucić palenia".

„Moc" ma paniczny strach, że nie będziesz cieszyła się życiem albo nie będziesz umiała poradzić sobie z problemami bez papierosa. Uczucie paniki jest prawdziwe. Ale gdy zrozumiesz, że każdy papieros zamiast cię uwalniać od uczucia paniki tworzy je, to ta „moc" nie tylko zmniejszy swoją kontrolę nad tobą, ale także stanie się najważniejszym powodem do rzucenia palenia. Jean zrozumiała to podczas naszej sesji.

Niektórym ludziom trudno jest to zrozumieć, gdy wciąż tkwią w szponach nałogu. Ale łatwo to zrozumieć, gdy się uwolnisz. Jean i Eric to inteligentni ludzie. Na koniec sesji Eric objął Jean i powiedział: „Teraz rozumiem. Nawet nie próbuj przerywać palenia, chyba że naprawdę chcesz". Pamiętaj, że wtedy wciąż nie wiedział, że spodziewają się dziecka. Wiesz co mu odpowiedziała? „Już więcej nie zapalę". Potem powiedziała o dziecku. Podczas mojej dwudziestoletniej pracy – walki z nałogiem narkotykowym, miałem do czynienia z wieloma trudnościami, niepowodzeniami i smutnymi chwilami. Na szczęście wielokrotnie miałem zaszczyt uczestniczyć w takich chwilach, które rekompensowały wszystkie gorsze momenty. Często świadkiem radości były także chusteczki higieniczne.

Jean to rzeczywiście ekstremalny przypadek, ale tylko w pewnym stopniu; jeśli chodzi o istotę nałogu, to typowy przykład. Doprowadza mnie do szału, że nasze społeczeństwo tak ułatwia młodym dziewczynom uzależniać się od nikotyny. Praktycznie sami umieszczamy je w pułapce. Czekamy najpierw na to, aż zajdą w ciążę, a potem na prawdopodobnie najbardziej stresujące wydarzenie w ich życiu – rozwiązanie – dlatego wtedy wydaje im się, że najbardziej potrzebują swojego „małego przyjaciela". Poddajemy je ogromnej presji, której celem jest ośmieszenie przyszłej mamy i sprowokowanie do rzucenia. Ciąża stała się katalogiem testów, opcji, decyzji, radości, podekscytowania i strachu. Jeśli sobie nie poradzą z rzuceniem palenia w tym okresie, to piętnujemy je za ich „słabość". Takie podejście jest zrozumiałe z medycznego punktu widzenia, pomimo, że nie jest to dobre ani dla matki, ani dla dziecka. Ale niepalący, byli palacze, rodzina i zupełnie obcy ludzie czują się w obowiązku upokarzać palącą przyszłą mamę. Nawet palące koleżanki dołączą do tego polowania na czarownice, komentując: „Nie rozumiem, jak możesz palić będąc w ciąży. Ja na pewno bym rzuciła na twoim miejscu". Ich podejście ulega zmianie, gdy przychodzi ich kolej. Dopiero wtedy widzą ciemną stronę nałogu. Niemożność empatii to część natury ludzkiej. Gdy się przeziębisz i czujesz się fatalnie, ile razy ktoś skomentuje: „Ale o co tyle szumu? Przecież to tylko przeziębienie!" Możesz liczyć na współczucie tylko od kogoś, kto był w podobnej sytuacji i z własnego doświadczenia wie, jak to jest.

Niektóre dziewczyny mają szczęście. Gdy podczas ciąży zaczynają zmieniać im się nawyki żywieniowe tak, żeby wspierać przyszłą mamę i dzidziusia, to bardzo często tracą ochotę na papierosa. To kolejny cud działania ciała ludzkiego.

Inne dziewczyny podejmują świadomą decyzję o rzuceniu palenia, ale nie udaje im się zrealizować postanowienia. Nawet jeśli dziecko rodzi się zdrowe, ich porażka, choć nie one są za nią odpowiedzialne, powoduje, że poczucie winy towarzyszy im do końca życia. Trudno sobie wyobrazić jak bardzo cierpią, gdy dziecko rodzi się z jakimś defektem.

Niektórym kobietom udaje się przestać palić na czas ciąży, a po dziewięciu miesiącach dyskomfortu, strachu, oczekiwania i podekscytowania, nadchodzi najbardziej stresujący moment w ich życiu. Strach, ból, wyczerpanie psychiczne i fizyczne spowodowane porodem i w końcu cud narodzin. Jeśli wszystko dobrze przebiega, i matka, i dziecko czują się dobrze, strach znika, na chwilę zapomina się o bólu i wycieńczeniu. Świeżo upieczona matka odczuwa przypływ energii i wspaniałego samopoczucia. W tych dwóch ekstremalnych momentach życia palaczki, jej mózg woła:

POTRZEBUJĘ PAPIEROSA!

Niektóre kobiety, które przerywały palenie na dość długi okres podczas ciąży, mówią mi, że zapaliły zanim jeszcze odcięto pępowinę albo tuż po tym. Niektóre próbują się oprzeć pokusie i wpadają w depresję poporodową. Niestety, tylko niewielki odsetek kobiet „rezygnujących" z palenia z powodu ciąży, rzuca trwale. Tak jak w przypadku wszystkich powodów, dla których rzucamy palenie, gdy problem staje się nieaktualny, nieaktualne staje się pragnienie niepalenia.

Pewna pani, która odkryła, że straciła ochotę na palenie podczas swojej pierwszej ciąży, ale powróciła do nałogu zaraz po porodzie, postanowiła celowo zachodzić w ciążę, nie dla potomstwa, tylko żeby dzięki temu odzwyczaić się od palenia i w końcu rzucić to raz na zawsze. Szokujące i dziwaczne, ale ją rozumiałem. Problem polegał na tym, że jej pomysł nie sprawdzał się.

Wiele kobiet nie chce przyjąć do wiadomości, że palenie szkodzi ich nienarodzonym dzieciom albo szuka sobie wymówek: „uznałam, że bardziej zaszkodzę dziecku, jeżeli będę próbowała rzucić na tym etapie". Niektóre twierdzą, że ich lekarz zabronił im przerywać palenie właśnie z tego powodu. Mógłbym napisać odrębną książkę poświęconą temu, co lekarze rzekomo mówią o paleniu. Z pewnością czasami lekarze rzeczywiście mówią takie bzdury, ale myślę, że zazwyczaj wyjęto ich słowa z kontekstu albo zmieniono ich znaczenie. Inną ulubioną taktyką obronną palaczy jest stosowanie uzasadnień zasłyszanych od innych palaczy, wychodząc z założenia, że skoro tak jest w przypadku danego palacza, to musi się to sprawdzać u wszystkich.

Na jednym z moich seminariów młoda dziewczyna chorująca na astmę twierdziła, że lekarz zalecił jej palenie na zniwelowanie ataków astmy. Powiedziała to przy trzydziestu innych palaczach. Odparłem więc: „Ale to palenie jest główną przyczyną astmy. Trudno mi uwierzyć, że lekarz mógł poradzić ci coś takiego". Ale ona twierdziła, że tak właśnie było. „To skandal!" – powiedziałem – „daj mi jego nazwisko, adres to zajmę się tą sprawą". Wtedy zaczęła się wycofywać: „No, właściwie to on nigdy nie powiedział czegoś takiego. Ale kiedy powiedziałam mu, że wydaje się, że papieros pomaga mi przy ataku astmy, to on pokiwał głową". Trzydziestu innych palaczy o mały włos wyszłoby z mojego seminarium wierząc, że lekarze uznają papierosy za skuteczny środek łagodzący astmę.

Motywowani najlepszymi intencjami, lekarze często zalecają przynajmniej ograniczenie palenia, jeżeli przyszła mama nie jest w stanie zupełnie zaprzestać palenia. Rada brzmi całkiem logicznie, ale jak już wyjaśniłem, to jest najgorsza z trzech możliwości na jakie może zdecydować się młoda mama. Zamiast poddawać się symptomom odstawienia, nawet jeśli przejawiałyby się one zaledwie kilkudniowym pogorszeniem się samopoczucia psychicznego i fizycznego, nakłada na siebie dodatkowy stres i dziewięciomiesięczne ograniczenia i gdy w zły dzień przekroczy wyznaczony przez siebie limit, wywoła u siebie gigantyczne poczucie winy. Ale naprawdę niszczącym aspektem tej decyzji jest fakt, że od tej pory przyszła mama będzie utwierdzała się w iluzorycznym przekonaniu, że każdy papieros jest cenny. Oczekiwanie na możliwość zapalenia, będzie czyniła „swędzenie" coraz silniejszym i bardziej dokuczliwym. Gdy w końcu papieros da chwilową ulgę, to urasta ona do niebotycznych rozmiarów i traktowana jest jak nagroda. Po porodzie młoda mama jest w takiej samej sytuacji co osoba na diecie, która już nie może znieść poczucia, że coś jej odebrano. Osoba na diecie oddaje się uczcie obżarstwa, a palacz orgii palenia.

Nie będę się wdawał w szczegóły, co palenie może zrobić nienarodzonemu dziecku, częściowo dlatego, że już wiele o tym pisano, ale głównie dlatego, że ostatnią rzeczą o jakiej chce czytać przyszła mama to jak bardzo szkodzi swemu dziecku. I tak zdaje sobie z tego sprawę, a to nie zmotywowało jej do rzucenia palenia.

Wszyscy ci ludzie mający dobre intencje, krytykujący palące kobiety w ciąży, zdają się nie rozumieć, że najbardziej z niebezpieczeństwa palenia zdaje sobie sprawę przyszła mama. Może ci się do tego nie przyznać, może szukać wymówek, ale czuje się okropnie winna. Zachowuje się tak, jak większość palaczy przez swą palącą część życia. Im bardziej inni ją osaczają, a ona czuje się niepewnie i jest spięta, tym większa wydaje się potrzeba otrzymania iluzorycznego wsparcia.

Oprócz ciąży samej w sobie i szkalowania przez wszystkich dookoła, kobiety w ciąży doznają jeszcze jednego szoku. Większość młodych ludzi uważa, że mają nad wszystkim kontrolę i że mogą przestać palić w dowolnym momencie. Ciąża weryfikuje to przekonanie. Nagle okazuje się, że są one, tak jak miliony innych uzależnionych od nikotyny, nikotynowymi „ćpunami"!

Muszę wspomnieć o jednej ważnej sprawie związanej z paleniem i zdrowiem dziecka. Czytałem, że dzieci matek uzależnionych od heroiny same będą odczuwały skutki odstawienia. Wydaje się to być całkiem logiczne. W końcu ta sama krew płynie w żyłach matki i płodu. Idąc tym tropem, zapewne to samo dzieje się w przypadku uzależnienia nikotynowego.

Wiem, że gdy próbowałem rzucić palenie za pomocą „metody silnej woli", bardzo się denerwowałem, bo nie wolno mi było zapalić. Wiem także, że gdy zrozumiałem, że to uczucie pustki było spowodowane papierosem i że szybko minie, fakt, że nie mogłem zapalić przestał mieć jakiekolwiek znaczenie. Znam tylko te dwie sytuacje. Jedną, gdy wierzyłem, że papieros łagodzi uczucie pustki i niepokoju, i drugą, gdy zorientowałem się, że to papieros to uczucie powoduje. Nie wiem jak to jest, gdy odczuwa się fizyczny dyskomfort odstawienia nikotyny, nie wiążąc tego z papierosami w ten czy inny sposób. Więc jak mogę określić, jak to jest?

Jest jedna wskazówka, która nam pomoże. Wspomniałem, że fizyczny dyskomfort związany z odstawieniem nikotyny jest taki sam, jak objawy zwykłego głodu. Dzieci są zaprogramowane, żeby płakać, gdy są głodne. Dziecko cierpiące z powodu fizycznych objawów odstawienia nikotyny będzie odczuwało nieustanny głód, w związku z czym będzie bez przerwy płakało. Nakarmienie go nie wystarczy. Zmęczona i zdezorientowana matka będzie zbyt często karmiła niemowlę, co doprowadzi do przejedzenia i tylko pogorszy sprawę.

Ale wróćmy do tematu. Obojętnie czy jesteś, czy nie jesteś w ciąży, chcę żebyś przestała palić z czysto egoistycznych pobudek. Przestań palić po to, byś mogła w pełni cieszyć się życiem. Nie mówię, że nie będziesz miała poważnych problemów przez resztę życia. Ale jeśli masz bardzo poważny problem i możesz coś z nim zrobić, robisz to! Jeśli nic z tym nie możesz zrobić, to przyjmij to do wiadomości i się nie martw. Martwienie się w niczym nie pomoże. Jeśli palisz, to masz naprawdę poważny problem. Na szczęście jest jedno dobre rozwiązanie tego problemu:

PRZESTAŃ PALIĆ!

Kiedy to zrobisz, przekonasz się – tak jak ja i tysiące innych – że pozostałe problemy zaczną nagle znikać. Nieważne, jak poważne są twoje pozostałe problemy, czy są prawdziwe, czy tylko iluzoryczne – kiedy tylko wydostaniesz się z pułapki nikotynowej, wszystkie problemy okażą się już nie takie straszne, jak ci się wcześniej wydawało, zobaczysz.

A teraz zajmiemy się kolejnym mitem o paleniu, bliskim sercu milionów kobiet:

MITEM O TYM, ŻE PALENIE POMAGA SCHUDNĄĆ

18. Mit o tym, że palenie pomaga schudnąć

Straciłem rachubę ile kobiet mówiło mi, że palą, żeby zrzucić parę kilo. W rzeczywistości, jak to zaraz wytłumaczę, palenie wcale nie odchudza. Jak ze wszystkimi iluzjami dotyczącymi palenia, jest dokładnie odwrotnie. Ale nawet gdyby tak było, to nie wyobrażam sobie, że znalazłby się taki palacz, który chciałby być palaczem do końca swojego życia z tego, czy jakiegokolwiek innego powodu. Ważne, żebyś to rozumiała. Inni palacze mają ogromny wpływ nie tylko na to, że w ogóle zaczynamy palić, ale to również przez nich, kiedy rzucimy, mamy poczucie straty. Musisz zrozumieć, że żaden palacz nie pali z wyboru albo dlatego, że chce palić; że palenie nie daje żadnych korzyści, a wszyscy palacze żałują, że kiedyś dali się złapać w nikotynową pułapkę.

Co byś pomyślała, gdybym użył podobnej argumentacji, przy jakiejś innej szkodliwej czynności? Mógłbym na przykład powiedzieć „Nikt nigdy nie ośmielił się regularnie wsadzać ręki do wrzątku, tylko po to, żeby poczuć ulgę wyjmując ją". Myślisz, że to oczywiste i nie ma sensu się o to spierać. Prawdziwa różnica między tą sytuacją a paleniem jest taka, że w przypadku palenia wmawia się nam, że doświadczamy prawdziwej przyjemności. Zgodzisz się ze mną, że gdybyśmy zobaczyli w paleniu to, czym w istocie jest – „dewastację" – nikt nie dałby się nabrać. Ale jak już wiele razy podkreślałem, wmówiono nam, że palenie daje prawdziwą przyjemność i wsparcie. Dlaczego więc ktoś nie miałby się dać nabrać i palić celowo, żeby osiągnąć te korzyści?

Nawet jeśli wierzymy w iluzoryczne zalety palenia, nie ma logicznego powodu, żeby celowo się uzależniać. Jakie są te iluzoryczne korzyści z palenia? Przyjemność? Już pierwszy papieros temu zaprzecza. Wmawia się nam, że palenie pomaga się skoncentrować, zrelaksować i zabija nudę. Ale jesteśmy również świadomi, że jest niezdrowe i odrażające. Do tej pory nie mieliśmy problemu z koncentracją, relaksem, umieliśmy się bawić na imprezach i dawaliśmy sobie radę z nudą i stresem Nie potrzebowałaś do tego wszystkiego trującego dymu w płucach. Dlaczego ryzykujemy tak okropne skutki dla uzyskania korzyści, których w rzeczywistości nawet nie potrzebujemy?

Brak tu jakiejkolwiek logiki. Jedynym racjonalnym uzasadnieniem dla świadomego pakowania się w uzależnienie byłby zamiar samobójstwa. Ale nawet to nie ma sensu, bo gdybyś chciała skrócić sobie życie, to trudno wyobrazić sobie metodę bardziej bolesną, kosztowną, nieskuteczną i przedłużającą w istocie twoje cierpienia, niż palenie.

Wciąż możesz się spierać, że gdy dorastająca dziewczyna z nadwagą nie czuje się atrakcyjna dla płci przeciwnej, a wierzy, że palenie odchudza, to może nauczyć się palić, bo jest w stanie wiele zaryzykować, żeby osiągnąć swój cel. Młodzież wcale nie jest taka głupia. Każdy wie, że aby schudnąć, należy jeść mniej i zdrowo. Ponieważ wyobrażenie i obraz „idealnej sylwetki" kreowany jest przez media, gwiazdy i „gwiazdki", dochodzi do zachowań przesadnych, przejawiających się w rosnącej liczbie przypadków zaburzeń żywieniowych. W latach 90. problem stał się tak nabrzmiały, że rząd został poproszony o interwencję w sprawie ekstremalnie „wychudzonych” modelek, które pojawiły się na wybiegach. Chodziło o zatrzymanie tego trendu.

Reklamy papierosów radykalnie się zmieniły. Obecnie firmy tytoniowe nawet nie muszą przeprowadzać wielkich kampanii reklamowych. Najskuteczniejszą reklamą wizerunku papierosa, który jest „cool” i „sexy”, są znane gwiazdy mediów i mody. Wyobraźcie sobie jaki wpływ na młodzież ma widok palących Kate Moss czy Elle Macpherson, czy innych szczupłych, zgrabnych, atrakcyjnych idoli i idolek – chcą wyglądać dokładnie tak samo! Dają się nabrać na darmowe reklamy koncernów tytoniowych. Aż przykro pomyśleć, że ci piękni ludzie są wykorzystywani przez koncerny i nie dostają za to ani grosza. W rzeczywistości płacą wręcz koncernom za to, że – nie mając o tym oczywiście pojęcia – promują coś, co legalnie byłoby dla koncernów nieosiągalne i sami bronią ich prawa do „używania” produktu, który w końcu ich przecież zabije. W tym sensie wszyscy palacze pracują w istocie na rzecz producentów papierosów, tylko nie wszyscy są w centrum uwagi mediów i pojawiają się na pierwszych stronach gazet.

Na najbliższej imprezie zabaw się w grę „otyły palacz”. Gra polega na tym, że musisz znaleźć palacza z nadwagą. Gwarantuję, że ta zabawa otworzy ci oczy.

Zmiana nawyków żywieniowych powinna być pierwszą rzeczą, jaką robimy, chcąc rozwiązać swój problem z nadwagą. Z pewnością nikt nie zdecydowałby się świadomie na uzależnienie od Zabójcy Nr 1 zachodniej cywilizacji i wydawanie na to fortuny, chyba, że zawiodły bardziej logiczne i konwencjonalne metody odchudzania. „Być może ci ludzie sądzą, że się nie uzależnią, i nie są świadomi, jaką cenę zapłacą”, może takie wytłumaczenie przyszło ci głowy. Dobrze, zgadzam się z tą wymówką. To zresztą cecha tej przewrotnej pułapki. Wielu nastolatków daje się wciągnąć, bo sądzą, że nigdy się nie uzależnią. Jednak nie sprawdza się to w przypadku osób, które mają problem z kontrolowaniem swojej wagi i swoich nawyków żywieniowych. W końcu wszyscy wiedzą jak uzależniająca jest nikotyna i jak dużo silnej woli trzeba zaangażować w rzucanie palenia. Dlatego w latach 60., kiedy modne było używanie „miękkich" narkotyków, wielu nałogowych palaczy, takich jak ja, obawiało się ich próbować. Mieliśmy świadomość, że skoro nie jesteśmy w stanie kontrolować palenia, to z pewnością podobnie będzie z narkotykami, które uważaliśmy za „twardsze".

A fakt, że palacze nie próbują nawet policzyć, ile kosztuje ich palenie, tylko potwierdza moją teorię. Gdy świadomie decydujemy się na pewne działania, najpierw robimy rachunek zysków i strat. Nie zaczynasz jeździć na nartach z dnia na dzień. Najpierw sprawdzasz, czy cię na to stać. Jeśli jesteś w moim wieku, to zastanawiasz się, czy chcesz ryzykować złamanie nogi albo coś jeszcze gorszego. Gdyby jeden na trzech narciarzy umierał od samej jazdy na nartach, to nawet lekkomyślne dzieciaki nie chciałyby uprawiać takiego sportu. Sądzisz, że jakikolwiek palacz świadomie zdecydowałby się na palenie, obojętnie z jakiego powodu – nie mówiąc o chudnięciu! – wiedząc, jak wiele będzie kosztował go w przyszłości ten pierwszy papieros? Gdybyśmy musieli płacić za pierwszego papierosa, większość z nas zapewne nie wpadłaby w pułapkę.

Nawet gdy jesteśmy uzależnieni od lat, i mamy świadomość swojego uzaleźnia, wciąż wolimy nie sprawdzać, ile pieniędzy już zmarnowaliśmy i ile jeszcze zmarnujemy, jeśli nie przestaniemy palić. Zapytaj palacza ile wydaje na papierosy. Nigdy nie usłyszysz prawdziwej sumy. Naginamy prawdę, nawet gdy „rezygnujemy" z palenia. Opowiadamy dużo o swoich oszczędnościach i że ogólnie staramy się nie trwonić naszych pieniędzy. Zwykle mówimy wyłącznie o kosztach w skali miesiąca. Próbując ukryć prawdziwe sumy, chcemy być może osłodzić tę gorycz, tak jak robimy to z naszymi kredytami, osiągającymi kwoty 100, 200 czy 300 tysięcy zł. Nie lubimy otwarcie mówić, ani nawet myśleć, o finansowych obciążeniach, które wzięliśmy sobie na głowę. Ale przecież zanim zdecydowaliśmy się na ten kredyt mieliśmy świadomość czekających nas kosztów. Czasem nas to uwiera, ale tu liczy się cel: nasz dom albo cenna nieruchomość.

Wszyscy palacze kłamią. Choć nie mają takiego zamiaru. Jeśli tylko znajdą jakieś logicznie brzmiące wytłumaczenie, np. „Palę, żeby trochę schudnąć" – będą się go trzymać. To pokazuje jedynie, że bycie palaczem jest kompletnie nielogiczne. Palacze spędzają godziny, próbując znaleźć uzasadnienie dla swojego nałogu, jednak każdy palacz przestrzega swoje dzieci przed paleniem – to chyba wystarczający dowód na to, że sami nie palą z wyboru. Kto przy zdrowych zmysłach płaciłby dziesiątki tysięcy złotych za narkotyk, którego nawet nie potrzebował przed uzależnieniem? Kto dobrowolnie dałby się omamić narkotykowi, który zabija jedną na trzy ofiary, który do końca życia trzyma swoje ofiary w niewoli? Nawet jeśli będziesz się upierać przy tym, że palenie może sprawiać przyjemność i daje wsparcie, to musisz także przyznać, że jeszcze jako osoba niepaląca nie potrzebowałaś ani takiej przyjemności, ani wsparcia i wiedziałaś, że niepalący niczego nie tracą. Każdy palacz podświadomie wie, że sprawy potoczyły się za daleko i wpadł w pułapkę. Chcę, żebyś zapamiętała, że żaden palacz nie cieszy się z tego, że pali – więc nie masz im czego zazdrościć.

Wielu palaczy przyznaje, że chcą się uwolnić. Inni będą temu zaprzeczać i żeby zachować twarz, będą naginać prawdę. Ale ty wkrótce będziesz wolna. Zawsze pamiętaj: każdy palacz chciałby uciec z tonącego okrętu, więc im nie zazdrość! Raczej im współczuj.

Dlaczego jesteśmy przekonani, że palenie odchudza? Gdy twoja przyjaciółka chwali się, że nie pali już od pół roku, gratulujesz jej wytrwałości i zdrowego wyglądu. A w duchu myślisz: „Wymiana garderoby musiała kosztować majątek!" To prawda. Większość palaczy, którym udaje się rzucić palenie „metodą silnej woli", rzeczywiście przybiera na wadze. Jeśli ktoś z twojej rodziny rzucał palenie, ale ponownie wracał do nałogu, to musiałaś słyszeć nieśmiertelne: „Próbowałam rzucić, ale tak bardzo przytyłam, że znowu palę". Na początku takie uwagi puszczasz mimo uszu. Jednak kiedy później sama próbujesz rzucić palenie, przypominasz sobie wszystkie tego typu sytuacje i stwierdzenia o paleniu. Wielu byłych palaczy zyskuje dodatkowe kilka kilogramów. Skoro tak, to nasuwa się następujący wniosek: skoro byli palacze tyją, to oznacza, że palenie pomaga chudnąć. Ale tak jak w przypadku innych aspektów palenia, jeśli w pełni zrozumiesz pułapkę, zorientujesz się, że w rzeczywistości jest zupełnie inaczej. Zilustruję to na swoim własnym przykładzie.

Wcześniej wytłumaczyłem, że głód nikotynowy ma identyczne objawy jak zwykły głód i dlaczego palacz raczej zapali, niż zje. Gdy się uzależniamy, to zdarza nam się nie jeść śniadań, czasem także lunchu. Dopiero w porze kolacji nasze ciało mocno domaga się jedzenia i rozpoznajemy zwykły głód. Jednak po kolacji, pomimo sytego posiłku, uczucie pustki wciąż daje się nam we znaki. Sądzimy, że nie zaspokoiliśmy głodu, bo przecież cały dzień nic nie jedliśmy.

Co się działo przez cały dzień? Twój organizm domagał się jedzenia, ale twój umysł interpretował objawy głodu jako pragnienie zapalenia papierosa, więc zamiast coś zjeść, paliłaś. Wieczorem odczuwasz silny głód nikotynowy, ale twój mózg zinterpretuje to uczucie jako: „Jesteś głodna. Zjedz coś". Ja nigdy nie rozumiałem, że moje ciało domagało się nikotyny i zawsze jadłem obfite kolacje. Pustka, jaką tworzy nikotyna, nie da się odróżnić od zwykłego głodu. Jedzenie nie zaspokoi głodu nikotynowego, a nikotyna nie zaspokoi głodu jedzenia.

W efekcie nieprawidłowej interpretacji objawów, palimy cały dzień, żeby zaspokoić głód nikotynowy, ale nie reagujemy na zwykły głód. Dopiero kolacją próbujemy się najeść, ale nigdy nie czujemy sytości, bo głód nikotynowy zakłóca nasze doznania. Pomimo że cały dzień nie jadłem, tyłem.

Dlaczego palacze tyją, gdy „rezygnują" z palenia? Wprawdzie poziom nikotyny obniża się bardzo szybko, jednak „mały potworek" przez krótki czas daje jeszcze o sobie znać i domaga się nikotyny. Naturalną tendencją każdego palacza jest zastępowanie papierosów jedzeniem. Później powiem więcej, dlaczego szukanie substytutu papierosów utrudnia rzucenie palenia, zwiększa prawdopodobieństwo, że ponownie się uzależnisz i że poczujesz ochotę na zapalenie jeszcze wiele lat po zgaszeniu ostatniego papierosa. W takim przypadku „mały potworek" dawno już nie istnieje, a pragnienie zapalenia tkwi wyłącznie w głowie, jest czysto mentalne.

Doszliśmy teraz do najtrudniejszego etapu: etapu, kiedy niektórzy palacze, stosujący moją metodę, ponoszą porażkę. Musisz dobrze zrozumieć kilka następnych akapitów. Nie dostaję wielu podobnych listów, ale fragment listu Barbary jest typowy dla tej grupy palaczy:

Drogi Allenie,

Znam kilka osób, które przestały palić po przeczytaniu twojej książki. Potwierdzam, że to wspaniała lektura i zgadzam się ze wszystkim, o czym piszesz. Przeczytałam ją kilkakrotnie, ale na mnie to nie działa.

Kilkakrotnie podejmowałam próby. Ale najdłużej wytrzymałam trzy tygodnie. Jestem żoną farmera i mam czterech synów, którzy pomagają nam na farmie. To ciężka wielogodzinna praca. Za każdym razem, gdy próbuję rzucić, nieustannie myślę o pale-

niu. Staję się płaczliwa, wpadam w depresję. Wiem, że jest pan niezwykle zajęty, ale proszę mi pomóc.

Zanim przejdę do sprawy Barbary, muszę powiedzieć ci o czymś, co do tej pory przed tobą ukrywałem. Powiedziałem ci, że jest pięć instrukcji. Tak jest. Ale to instrukcje do wykonania tylko podczas czytania książki. Ich zadaniem było nastroić cię wewnętrznie do zapalenia ostatniego papierosa. Jest jeszcze jedna lista zaleceń, które mają utrzymać cię w szczęśliwym nastroju już do końca życia. O niektórych z nich już wspomniałem, ale nie martw się jeśli ich nie zauważyłaś. W odpowiednim momencie przedstawię je szczegółowo.

Tak jak ważna jest każda decyzja, jaką podejmujesz próbując wydostać się z labiryntu, tak samo ważna jest każda z tych instrukcji. Jedna z nich brzmi: „nie próbuj nie myśleć o paleniu po tym, jak już rzuciłaś". Dlaczego udzielam takiej rady? Gdy rzucamy palenie „metodą silnej woli", jesteśmy przygnębieni, ponieważ nie wolno nam już palić. Mamy obsesję na punkcie palenia, więc staramy się o tym nie myśleć. Ale w takiej sytuacji niemożliwe jest nie myśleć „o czymś". Jeśli powiem ci: „Nie myśl o wielkim różowym słoniu w czarne łaty, próbującym balansować na piłce nożnej" – Jak mogłabyś o tym nie pomyśleć?!

Powróćmy do listu Barbary. Zerwanie z nałogiem to najlepsza decyzja w twoim życiu. Czy mogłabyś o tym nie myśleć? Nawet gdybyś bardzo się starała, to przez kilka dni „mały potworek" skutecznie ci o tym przypomni. Wiele osób kibicujących ci, zapyta o postępy w rzucaniu palenia. Może też znajdzie się jakaś paląca przyjaciółka, która będzie dmuchała ci dymem prosto w twarz, próbując przekonać cię, a także siebie, że coś straciłaś. Nie jest możliwe nie myśleć o paleniu, a gdybyś tego próbowała, pogłębiłabyś tylko swoje przygnębienie.

Dlaczego miałabyś o tym nie myśleć? Przecież decyzja o „rozstaniu" z papierosami jest nie tylko najlepszą decyzją w twoim życiu, ale też największym twoim osiągnięciem. Nic złego się nie dzieje. Przeciwnie. Dzieje się coś cudownego. Po ponad dwudziestu latach wolności przez większość czasu myślę o tym, że już nie muszę palić. Wciąż doświadczam radości z tego, że jestem wolny. Zwróć uwagę, że Barbara mówi: „Kiedy tylko próbuję rzucić, nie mogę przestać myśleć o paleniu". Oczywiście, jej wydaje się, że wyrzeka się czegoś ważnego, w przeciwnym razie nie myślałaby tak często o paleniu. Tłumaczy także, że prowadzi bardzo stresujące życie. Wierzę, że tak jest. Ale gdybyś ty miała stresujące życie, to czy wydawałabyś fortunę, żeby przysparzać sobie jeszcze więcej stresu? Najwyraźniej Barbara nie zrozumiała wszystkiego. Palacze podejmujący próbę rzucenia palenia nie są jedynymi osobami nie rozumiejącymi mojej metody. Jak na ironię, często osoby, które odniosły dzięki niej sukces, wprowadzają innych palaczy w błąd. Pamiętasz, co napisała Debbie? „Już nie myślę o papierosach". Ponieważ palacze rzucający przy pomocy „metody silnej woli" czują się czegoś pozbawieni, z utęsknieniem czekają na czasy, gdy palenie nie będzie najważniejszą rzeczą w ich życiu i gdy będą mogli przestać o tym myśleć. Wypowiedź Debbie tylko wprowadza ich w błąd. Myślą, że kluczem do sukcesu jest zaprzestanie myślenia o papierosach. Im bardziej próbują myśleć o innych rzeczach, tym bardziej obsesyjnie myślą o paleniu i stają się coraz bardziej przygnębieni.

Tymczasem nie chodzi o to, czy myślisz o paleniu, czy nie. Kluczowe jest to, CO myślisz, kiedy o nim myślisz. Jeżeli myślisz: „Kiedy w końcu przestanę o tym myśleć?", albo „Kiedy przejdzie mi przygnębienie i przestanę za tym tęsknić?", to utwierdzasz się w przekonaniu, że jedyną odpowiedzią na oba pytania jest: „Nigdy". Ale jeśli myślisz: „Czy to nie wspaniałe? Jestem wolna!", to będziesz wolna naprawdę!

Czy to naprawdę takie proste? Czy to jedyne, co musisz przez całe życie robić? Za każdym razem, gdy pomyślisz o paleniu, po prostu powiedzieć sobie: „Czy to nie wspaniałe! Już jestem wolna!". Niestety, nie. Nawet, gdybyś powtarzała to w kółko. Wiemy, że palenie to głupia gra. Nikt z nas nie uważa, że jest w paleniu coś szykownego czy atrakcyjnego. Palisz, bo przy każdej poprzedniej próbie odstawienia nie byłaś w stanie się skoncentrować, spokojnie odebrać telefonu, posiłek ci nie smakował, nie radziłaś sobie ze stresem. Nie rozumiałaś dlaczego tak było, czy z tobą jest coś nie tak, czy to w paleniu jest coś magicznego.

Zdawaliśmy się nie rozumieć dlaczego, ale wiedzieliśmy, że tak było.

Nie możesz się oszukiwać, że odstawianie „wsparcia" było przyjemne albo że sprawiało, że czułaś się wolna. Jak już zrozumiesz, że cała pułapka nikotynowa to tylko podstępna sztuczka i że paliłaś nie z powodu jakiejś usterki w twoim ciele albo z powodu słabości, i że nikotyna nie tylko nie pomaga ci się koncentrować albo zrelaksować, ale że to ona właśnie ci to wszystko utrudnia – nie będziesz musiała sobie wmawiać, że potrzebujesz papierosów. Kiedy ja myślę o paleniu, to nie muszę sobie bezustannie powtarzać: „Czy to nie wspaniale! Już jestem wolny!". Po prostu wiem, że jestem wolny – niczego innego nie mógłbym sobie wmówić.

Palacze tyją po odstawieniu palenia, ponieważ „mały nikotynowy potworek" jeszcze przez kilka dni daje o sobie znać, wywołując uczucie pustki i niepokoju. Były palacz nie może podrapać się, kiedy go swędzi. A ponieważ nie da się tego odróżnić od zwykłego głodu, to naturalną reakcją jest sięgnięcie po cukierka albo gumę do żucia. Tę skłonność wzmacnia dodatkowo fakt, że byli palacze traktowali papierosy jak małą nagrodę, poprawiającą nastrój w jakiś pochmurny, stresujący dzień – dlatego potrzebują substytutu, który spełni podobną rolę.

Oczywiście palacze wiedzą, że słodycze tuczą. Ale traktują je jako substytut tymczasowy, który zostawią, jak tylko poradzą sobie z głodem nikotynowym. Problem polega na tym, że słodycze nie zaspokajają nikotynowego głodu, dlatego sądzimy, że potrzebujemy kolejnych i pochłaniamy ich coraz więcej. Nie tylko nie są one żadną nagrodą, ale, co więcej, każdy cukierek jest coraz obrzydliwiej słodki. Działają one odwrotnie niż zakładaliśmy, gdyż jedynie przedłużają walkę z nałogiem. W niedługim czasie były palacz czy palaczka ma nadwagę, niedobrze mu się robi od słodyczy i rozpaczliwie pragnie papierosa. Żeby zapalić tego jednego upragnionego wymyśla wymówki: „Nie tylko zabijałam się, tyjąc, ale także wydałam majątek na nowe ubrania. Pomyślałam, że palenie też może mi to wszystko zapewnić!"

Palacze stosujący „metody silnej woli" często tyją z wyżej wymienionych powodów. Ale żeby było jasne: nie tyją dlatego, że rzucają palenie, ale dlatego, że kiedyś zaczęli palić. Naturą uzależnienia nikotynowego jest to, że odczuwasz permanentny głód i dlatego narażona jesteś na tycie. Pewnie znasz bardzo szczupłych palaczy, o figurach supermodelki. Ale jak powiedziała to kiedyś Anita Roddick, założycielka sieci sklepów Body Shop – jest tylko siedem supermodelek na świecie, wszyscy pozostali są normalni, jak my.

To ważne, żeby rozumieć, że większość substytutów prowadzi do nadwagi i wywołuje przygnębienie. Dodatkowo substytuty utrudniają rzucenie. Jeszcze raz podkreślam, że stosując moją metodę, nie musisz przytyć nawet w okresie przejściowym.

Wyobraź sobie „małego potworka" jako tasiemca żyjącego w twoim ciele, który żywi się nikotyną. Jak długo musisz go głodzić, by w końcu umarł? Na podstawie testów medycznych można ustalić, w jakim stopniu nikotyna opuściła organizm. Ale tego, kiedy „mały potworek" przestanie domagać się nikotyny, nie wiadomo. Dlaczego? Bo to fizyczne doznanie jest prawie niezauważalne i trudno odróżnić je od uczucia pustki i niepokoju, jakie wywołuje głód jedzenia, a także niektóre inne nasze potrzeby, które będą nam dalej w życiu towarzyszyć. Dlatego szacunki, które podaję, opieram na własnych doświadczeniach w rzucaniu palenia oraz na obserwacji i komentarzach tysięcy innych palaczy. Ale proszę:

NIE PANIKUJ!

„Zawczasu ostrzeżony, na czas uzbrojony". Opowiem ci, czego możesz się spodziewać, żebyś wiedziała, że nie masz się czego obawiać. W momencie, kiedy odcinasz dopływ nikotyny, głód nikotyny wzmaga się i osiąga swój szczyt po pięciu, siedmiu dniach. Od tej pory były palacz czuje się już mniej spięty, bardziej zrelaksowany. Organizm się oczyszcza i powraca do stanu równowagi. Po około trzech tygodniach abstynencji, były palacz czuje, że „mały potworek" nie żyje. Osiągasz stan, którego kiedyś nie potrafiłaś sobie wyobrazić bez papierosa. Nagle uświadamiasz sobie, że nie tylko nie paliłaś przez cały ten czas, ale w ogóle nie przyszło ci to do głowy. Uświadamiasz sobie, że możesz cieszyć się życiem i radzić sobie świetnie ze wszystkim – bez uzależnienia od nikotyny. Czujesz się absolutnie wolna.

To cudowne uczucie dla każdego palacza, nie ważne, jakiej użył metody. To bywa też czasem moment niebezpieczny, moment, który zniweczył niejedną, udaną nawet, próbę rzucenia. Ponieważ czujesz się wolna, chcesz zapalić, żeby się o tym przekonać. I to ci się świetnie udaje! Po trzech tygodniach odstawienia papieros smakuje okropnie i dziwnie. Ani śladu przyjemności czy wsparcia i dziwisz się, jak mogłaś kiedyś wierzyć w te wszystkie iluzje. Jednak ponownie zaaplikowałaś sobie nikotynę i w momencie, gdy jej poziom zacznie się obniżać, okaże się, że stworzyłaś nowego „małego potworka". Prawdopodobnie nie podrapiesz „swędzenia" od razu, ale dopiero po kilku tygodniach, kiedy być może znów pojawi się pokusa, a ty pomyślisz: „dwa tygodnie temu zapaliłam i nie uzależniłam się, więc w czym problem?" Lądujesz w tej samej pułapce, co kiedyś i zanim się zorientujesz, palisz tak dużo, jak przedtem.

Ważne jest, żeby nie pomylić tego trzytygodniowego okresu, który właśnie opisałem, z trwającym dłużej pragnieniem zapalenia, którego doświadczają osoby stosujące „metodę silnej woli". Ci palacze nawet nie zdają sobie sprawy z istnienia „małego potworka". Długo po jego śmierci, za każdym razem, gdy czują pustkę i niepokój – bez względu na to, czy jego przyczyną jest głód jedzenia, stres, radość, lęk, czy cokolwiek innego – ich mózg wysyła sygnał: „To znaczy, że chcesz papierosa – nadal nie wygrałaś z nałogiem!"

Przed chwilą stwierdziłem, że gdy odcinasz dopływ nikotyny, pragnienie papierosa rośnie i osiąga szczyt mniej więcej po tygodniu. Możesz dojść wtedy do wniosku, że przez jakiś czas będziesz musiała znosić straszliwe objawy odstawienia i męczyć się, opierając się pragnieniu zapalenia. Nie, nie będziesz musiała! Pamiętaj, że prawdziwe objawy fizyczne są tak słabe, że nie jesteśmy ich nawet świadomi. To dlatego okazjonalni palacze mogą obejść się bez palenia nawet przez tydzień, najwyraźniej bez odczuwania dyskomfortu. Pamiętaj także, że uczucie pustki towarzyszy ci przez całe twoje życie palacza, a nawet nie zdajesz sobie z tego sprawy. Nie będzie gorzej, kiedy przestaniesz palić.

Kiedy w końcu przestałem palić, nie mogłem zrozumieć, dlaczego nie odczuwam potrzeby zapalenia, ani nie cierpię z powodu objawów odstawienia. Od razu byłem przeszczęśliwy i tak jest do dzisiaj. To „pragnienie" nazywam cały czas „małym potworkiem". W istocie, nasz organizm nie jest w stanie pragnąć nikotyny, tak samo jak nie jest w stanie pragnąć jedzenia. Organizm jedynie wysyła sygnał do mózgu: „jestem głodny, muszę coś zjeść", albo

„chcę zapalić". Ten pierwszy, to mechanizm obronny – niczym alarm przeciwpożarowy – który ma ci zapewnić przetrwanie, długie i szczęśliwe życie. Ale ten drugi jest podstępną, okrutną sztuczką. Wmawia ci, że chcesz albo potrzebujesz silnej trucizny, która stopniowo zniszczy cię psychicznie i fizycznie, a w żadnym razie nie dostarczy ci ani przyjemności, ani wsparcia.

Bądź świadoma, że zwłaszcza podczas kilku pierwszych dni, gdy „mały potworek" wciąż żyje, może ci się wydawać, że „chcesz lub potrzebujesz papierosa". Doszliśmy do kluczowego momentu, do punktu, który tłumaczy najważniejszą różnicę między moją metodą, a „metodami silnej woli".

W „metodzie silnej woli" były palacz najpierw uświadamia sobie wszystkie zagrożenia związane z paleniem i utwierdza się w przekonaniu, że palenie jest głupie. A jednak czasami kilka minut po tym, jak zdecyduje, że nigdy już nie weźmie papierosa do ust, część jego mózgu mówi mu, że potrzebuje albo że chce papierosa. Nie wie, co robić. Nie wie, że to tylko krzyk konającego w bólach „małego potworka". Zakłada, że chce lub potrzebuje papierosa, bo sądzi, że jest on źródłem przyjemności i wsparcia, albo dlatego, że jeszcze nie pozbył się nawyku. Powód nie ma znaczenia. Faktem jest, że chce zapalić, ale sobie na to nie pozwala. A przez to czuje, że czegoś się wyrzeka i to go przygnębia. Tymczasem „mały potworek", nawet częściowo nie zaspokojony, działa dalej. Pragnienie zapalenia papierosa wzmaga się. Przez to palacz czuje się coraz bardziej przygnębiony i nieszczęśliwy, cierpi.

Zaobserwuj, w jakim momencie potrzeba zapalenia jest najsilniejsza. W stresie? – To oczywiste, bo „zasada" jest prosta: im większy stres, tym większe pragnienie. Im dłużej nie zaspokajasz pragnienia, tym większy stres. Nic dziwnego, że palacze „rezygnujący" metodą „silnej woli" są tak spięci i napotykają takie trudności.

Także przy mojej metodzie może się pojawić sygnał „chcę albo potrzebuję papierosa!". Zaakceptuj to i jeśli rzeczywiście się pojawi, nie przejmuj się. Wiesz, że to tylko „mały potworek" w straszliwych konwulsjach, w agonii. Wiesz, że to uczucie to tylko podstępne oszustwo, i że wywołał je poprzedni – twój ostatni – papieros. Ponieważ wiesz, że palenie nie sprawia przyjemności ani nie daje wsparcia, zamiast pragnąć go i wpadać w depresję, ponieważ nie wolno ci zapalić, masz zupełnie inne nastawienie. Mówisz sobie „Teraz rozumiem, jak to oszustwo działa. Nie ma mowy! Już nigdy nie dam się namówić na wdychanie tej trucizny. Czy to nie jest cudowne? Jestem wolna!" W ten sposób za każdym razem, kiedy fizycznie odczuwasz, że poziom nikotyny w twoim ciele się obniża, potwierdzasz i wzmacniasz swoją świadomość i zrozumienie rzeczywistego stanu rzeczy.

Mogłabyś się upierać, że nieważne, co powoduje uczucie „chcę albo potrzebuję papierosa", wciąż to odczuwasz. Pragnienie papierosa to nie jest chwilowe odczucie, ale rozłożona w czasie tęsknota, której nie zaspokajasz.

Czy zauważyłaś, kupując nowy samochód, że przycisk uruchamiający wycieraczki jest zawsze w miejscu, gdzie w starym samochodzie miałaś światła kierunkowe albo klakson? To typowy przykład prawa Murphy'ego. Przez kilka dni za każdym razem, gdy chcesz włączyć światła kierunkowe, uruchamiasz wycieraczki. Kiedyś chciałem zatrąbić na samochód, który gwałtownie zajechał nam drogę i mechanicznie wcisnąłem przycisk, który znajdował się tam gdzie powinien się znajdować klakson, tymczasem włączyły się spryskiwacze szyb. Poczułem się głupio, ale akurat to nie spowodowało żadnego wypadku. Pewnie dawno bym o tym zapomniał, gdyby nie to, że od tamtej pory Joyce zawsze żartuje: „Spryskaj go, Allen!" za każdym razem, gdy ktoś wcina się przed nasz samochód.

Zaakceptuj, że wszelkie zmiany w życiu, nawet te na lepsze, np. lepszy samochód, praca, dom, potrzebują czasu, żeby się do nich przyzwyczaić. Gdy włączysz spryskiwacz zamiast świateł kierunkowych, czy od razu się denerwujesz? Czy celowo powielasz swoje zachowanie? Oczywiście, że nie. Przyjmujesz do wiadomości, że zajmie ci trochę czasu przyzwyczajenie się do nowej sytuacji i żyjesz dalej. Pamiętaj także, że drobne niedogodności, jakich doświadczysz rzucając palenie, nie są skutkiem wychodzenia z nałogu, lecz wynikają z tego, że w ogóle dałaś się złapać w pułapkę.

Więc zaakceptuj, że na początku twój mózg może wysyłać ci informację „potrzebuję, chcę zapalić". Ale miej świadomość możliwości wyboru. Możesz sobie mówić: „Chciałabym teraz zapalić. Ile czasu będę odczuwać to pragnienie? Czy kiedyś się od niego uwolnię?" Myśląc w ten sposób, sama skazujesz się na odczuwanie tego pragnienia. A to byłoby strasznie głupie. Dokonując takiego wyboru, nigdy się nie uwolnisz.

Już ci mówiłem, że palacze nie palą dlatego, że tak zdecydowali. Wpadli w pułapkę i nie wiedzą jak się z niej wydostać. Ale żeby było jasne: jest sposób na ucieczkę. Moja metoda daje ci klucz do tego więzienia. Umożliwia ci natychmiastową ucieczkę, łatwo i na zawsze. Jeśli kiedykolwiek poczujesz, że „chcesz zapalić", zamiast panikować i się nad sobą użalać, ponieważ nie możesz zapalić, zatrzymaj się na chwilę i powiedz sobie: „Rozumiem to. To agonia „małego potworka". Czy to nie cudowne? Już jestem wolna!"

I BĘDZIESZ WOLNA

Ale skąd będziesz wiedziała, że się nie oszukujesz, że naprawdę jesteś wolna? Nie jest możliwe, żebyś oszukała samą siebie, że nie jesteś zależna od nikotyny. Nikt nie jest zależny od nikotyny, nawet palacze. Po prostu wmówiono im, że tak jest. Stosując „metodę silnej woli" gaszą swojego – taką mają nadzieję! – ostatniego papierosa, a potem powtarzają przez kolejne dni, jak bardzo chce im się palić, ale im nie wolno. Niektórzy z nich już nigdy w życiu nie sięgną po papierosa, ale co jakiś czas będą odczuwać pokusę: „chciałbym zapalić...". Zatrzymaj się na chwilę. Pomyśl, co to za idiotyczna sytuacja: palacz postanawia, że nigdy w życiu już nie zapali, a potem przez resztę życia, co jakiś czas, nachodzi go ochota: „chciałbym zapalić..." Czy można sobie wyobrazić bardziej zagmatwaną i absurdalną sytuację?

Jaka jest prawdziwa różnica między palaczem a osobą niepalącą? Niepalący nie mają ani ochoty, ani potrzeby palenia. Jaki cel – niezależnie od stosowanej przez nich metody – chcą osiągnąć palacze? Czy chcą przez resztę życia odczuwać co jakiś czas ochotę na papierosa i czuć przygnębienie, bo sami sobie tego przecież zabronili? Oczywiście, że nie! Żyją nadzieją, że jeśli wytrzymają wystarczająco długo, pewnego dnia obudzą się z myślą:

CZY TO NIE CUDOWNE?
JESTEM WOLNY! JESTEM NIEPALĄCY!

Możesz być pewna, że im się to nie uda. Z powodów, o których pisałem, sami sobie szkodzą i gwarantują, że nigdy nie osiągną tego cudownego stanu. Nie musisz czekać na to, żeby stać się osobą niepalącą. Przeciwnie, kluczowe jest, żeby nie czekać na to, że staniesz się niepaląca. Jeśli gasisz papierosa, o którym sądzisz, że to ten ostatni, wciąż wierząc, że palenie sprawia przyjemność i daje wsparcie, to jak możesz doświadczyć czegoś przeciwnego?

Czy nie sensowniej jest najpierw wymazać te wszystkie tajemnice, wątpliwości i całe to zamieszanie, związanie z paleniem? Jeśli zrobisz to przed zgaszeniem ostatniego papierosa, to będziesz wiedziała, że z niczego nie rezygnujesz, niczego się nie wyrzekasz. Będziesz wiedziała, że palenie nie pomaga się koncentrować i relaksować, nie zabija nudy i nie łagodzi stresu. Przeciwnie, jest głównym powodem nudy i stresu, utrudnia koncentrację i relaks.

Czy nie sensowniej jest wystartować ze świadomością tej cudownej prawdy? Ze świadomością, że z niczego nie rezygnujesz, niczego się nie wyrzekasz; nie tracisz przyjemności ani wsparcia, za to uwalniasz się od Zabójcy Numer 1 zachodniej cywilizacji i wychodzisz z choroby; że jedyne z czego rezygnujesz to przygnębienie, bieda i zniewolenie. Czy nie sensowniej jest wystartować z nastawienie:

CZY TO NIE WSPANIAŁE?
CZY TO NIE CUDOWNE?
JESTEM WOLNA! JESTEM NIEPALĄCA!

Ja właśnie tak zrobiłem. Tak też zrobiła Debbie, podobnie jak tysiące innych byłych palaczy, którzy odnieśli sukces dzięki mojej metodzie. Jedyne co musisz zrobić, to postępować zgodnie z moimi wskazówkami. I w końcu tego doświadczysz. Jeśli rozpoczniesz z takim dobrym nastawieniem, to nie musisz na nic czekać.

JUŻ JESTEŚ SZCZĘŚLIWĄ NIEPALĄCĄ

I możesz śmiało kroczyć przez życie ciesząc się z tego faktu. Czekając na to, że staniesz się kiedyś osobą niepalącą – pięć dni, trzy tygodnie, a może jeszcze dłużej – czekasz na coś, co jest już twoim udziałem. Czekasz na to, że nic się nie stanie. Tak jak niepalący i palacze mają lepsze i gorsze dni, tak samo byli palacze. Stosując „metodę silnej woli" byli palacze za wszystkie niepowodzenia obwiniają niemożność zapalenia. Z moją metodą też nie wszystko będzie szło po twojej myśli, ale miej świadomość, że w chwili gdy zgasisz ostatniego papierosa, nie tylko nikotyna zacznie opuszczać twoje ciało, ale także wszystkie inne szkodliwe skutki palenia wraz z nią. Jeśli słyszałaś opowieści o tym, że trzeba 7–10 lat, żeby oczyścić organizm z całej tej trucizny, nie zwracaj na to uwagi: to „eksperci" tak twierdzą, ponieważ chcą w ten sposób namówić cię do rzucenia palenia już teraz, natychmiast. Takie panikowanie nie działa; jedyne, co robi, to napawa nas przerażeniem i sprawia, że ze strachu sięgamy po papierosa. Oczywiście, strach wzmacnia naszą wolę odstawienia papierosów, ale jeszcze nie dzisiaj, jutro – ale to jutro, o czym wszyscy wiemy, nigdy nie nadchodzi.

Skutki palenia nigdy nie znikają do końca, póki są wokół nas palacze. Nawet u osób niepalących można znaleźć ich ślady. Tak samo jak przecież wszyscy wdychamy wiele innych trujących substancji, którymi zanieczyszczamy naszą planetę. Jednak system, który nas stworzył, wyposażył nas w nieprawdopodobną siłę. Nie wiem, jakim cudem uniknąłem raka płuc czy jakiejkolwiek innej śmiertelnej choroby, biorąc pod uwagę jak dużo paliłem. Ale fakt, że mi się udało dowodzi, że jest to możliwe. Nie martwię się też zbytnio wdychaniem tych niewielkich ilości dymu papierosowego, kiedy przebywam w towarzystwie palaczy.

Zapewniam cię, że ogromnej ilości nikotynowej „smoły" pozbędziesz się już w kilka dni po rzuceniu palenia. Nie czekaj aż to się stanie! Po prostu uświadom sobie, że jak tylko zgasisz ostatniego papierosa, bardzo szybko poczujesz się silniejsza fizycznie i psychicznie.

Kiedy masz zły dzień, trudno. Tak bywa. Zaakceptuj to. Powiedz sobie: „OK, to jest jeden z tych dni, ale ponieważ jestem silniejsza fizycznie i psychicznie, zniosę to lepiej niż wtedy, gdy paliłam". Szybko odkryjesz, tak jak ja, że złe dni będą się zdarzać coraz rzadziej i coraz więcej będzie tych dobrych. Kiedy czujesz się słaba, fizycznie i psychicznie, najmniejszy kłopot staje się gigantycznym problemem. Gdy czujesz się silna, fizycznie i psychicznie, to, co kiedyś wydawało się być olbrzymim problemem, staje się małym wyzwaniem, które z przyjemnością pokonasz.

Nie powtarzam się tak często bez powodu: naprawdę jest ważne, żebyś to dokładnie rozumiała. „Mały potworek" jest realny, ale on nigdy nie „pragnie". Jak reszta wpajanych nam stereotypów i mitów, działa raczej jak katalizator, wzbudzając u ciebie pragnienie papierosa. Ale masz wybór. Możesz zapalić albo nie. Kiedy zdarzy ci się odkręcić kran, z którego leci wrzątek i parzy ci rękę, to chyba nie zastanawiasz się długo, czy wyciągnąć rękę spod gorącego strumienia, czy nie? Oczywiście, że nie. Masz dokładnie taki sam wybór, kiedy dopada cię myśl, że „chce ci się palić". Czy naprawdę jest sens myśleć o tym, że nie wolno ci palić? Jeśli to robisz, to w istocie rozważasz pytanie: „Czy chciałabym na nowo uzależnić się od „dewastacji"?

Przez kilka dni po tym, jak zgasisz ostatniego papierosa, możesz odczuwać pustkę. Skąd będziesz wiedziała, czy to konwulsje „małego potworka", czy głód jedzenia? Nie dowiesz się tego, tak jak nie wiedziałaś, kiedy byłaś jeszcze palaczką. Ale przecież nie musisz tego wiedzieć. W tym okresie będziesz jadła prawidłowe posiłki i nie będziesz podjadała między nimi. Innymi słowy, kiedy przyjdzie uczucie pustki, od razu uznasz, że to konanie „małego potworka". A i tak jest ono prawie niezauważalne i nie tylko nie będzie cię zadręczać, ale świadomość jego agonii i walki stanie się źródłem twojej radości i satysfakcji.

Być może już teraz zdarzają ci się napady jedzenia i nie możesz się powstrzymać od podjadania między posiłkami. Powodem może być twoje uzależnienie od nikotyny. Już ci wytłumaczyłem, dlaczego nieustannie czujesz głód i dlaczego palenie wcale nie pomaga w utrzymaniu wagi. Jeśli już teraz masz problem z nadwagą, to nie masz nic do stracenia. Wręcz przeciwnie, zapewne uznasz, że kiedy rozwiążesz problem palenia, to rozwiąże się też problem nadwagi i wiele innych problemów. Tak jak zdarzyło się to tysiącom innych palaczy, którzy bazowali na mojej metodzie.

Zapamiętaj sobie, że nawet jeśli będziesz wciskała w siebie ciastka i czekoladki, wciąż będziesz głodna. Jednocześnie będziesz sobie odmawiała, jak ci się wydaje, jednej z najprzyjemniejszych rzeczy w twoim życiu. Objadanie się słodyczami wprawi cię w przygnębiający nastrój, przyczyni się do otyłości i będzie ci od nich niedobrze. Zaburzasz także zdrowy apetyt. Nie bez powodu w kulturach, przywiązujących wagę do jedzenia, życzy się zwykle „dobrego apetytu", a nie „smacznego". Nawet pyszne jedzenie nie sprawia przyjemności, jeśli nie jesteś głodna. Zazwyczaj uważamy, że głód to nieprzyjemne uczucie. A tak nie jest. Przeciwnie, jest on niezbędny, jeśli jedzenie ma nam smakować. Jedz regularne, dobre posiłki, a nie będziesz głodna między posiłkami.

Nawet jeśli przez kilka pierwszych dni „bez palenia" uczucie głodu nasili się, nie rób z tego dramatu. Głód to cudowny mechanizm – im dłużej trwa, tym lepiej smakuje jedzenie.

W rzeczywistości palenie wzmaga głód, ale jednocześnie niszczy zmysł smaku i węch. Jedną z cudownych zalet rzucenia palenia jest przywrócenie tych zmysłów. Już od chwili zgaszenia ostatniego papierosa nasze doznania stają się intensywniejsze. Jednak jeśli będziesz używała słodyczy jako substytutu, nie tylko pozbawisz się tych przyjemności, ale także utyjesz i będziesz czuła się okropnie. I jeszcze wiele innych strasznych rzeczy może się zdarzyć. Za chwilę przejdę do tego, co najważniejsze – jak uwolnić się od skojarzeń i pozbyć się uczucia pustki. Substytuty utrwalają jedno i drugie. Przez nie także nie dowiesz się, czy jesteś już wolna. Nawet gdyby substytuty działały, to potem i tak musiałabyś zmierzyć się z problemem „zrezygnowania" z substytutu.

Czas podsumować nasze dokonania. W Rozdziale 7 poprosiłem cię o wypełnienie formularza, w którym pytałem cię o typowe iluzje, powszechnie uznawane za fakty.

Podsumujmy:

ILE MITÓW OBALILIŚMY?

19. Ile mitów obaliliśmy?

Zastanów się nad każdym pytaniem z kwestionariusza z Rozdziału 7. Nie spiesz się. Gdy będziesz gotowa, zanotuj odpowiedzi. Porównaj je z odpowiedziami, które podałaś za pierwszym razem. Czy są różne?

Teraz przeczytaj wyjaśnienia podane pod każdym pytaniem. Jeśli to konieczne, ponownie przeczytaj wybrane rozdziały, żeby upewnić się, że wszystko dobrze rozumiesz.

1. Czy palacze palą z wyboru?

W Rozdziale 7 jasno ustaliliśmy, że palacze nie palą z wyboru, tak jak i język ojczysty nie jest kwestią wyboru. Czy turysta amerykański, który kupił miniaturę Mostu Londyńskiego, zrobił to na podstawie świadomego wyboru? Nikt go do tego nie zmuszał, więc można twierdzić, że tak. Ale w rzeczywistości turysta padł ofiarą podstępu; choć nie chciał dać się oszukać. Czy mysz z wyboru zjada ser zostawiony w pułapce? Albo czy owady z wyboru chcą spróbować, jak smakuje dzbanecznik? Bez wątpienia, gdyby tylko znały konsekwencje, nie zrobiłyby tego. Zostały oszukane!

2. Czy pali się z nawyku?

Nie. Palacze palą ponieważ wpadli w jedną z najsprytniejszych pułapek, którą wspólnymi siłami stworzyli człowiek i natura: UZALEŻNIENIE OD NIKOTYNY (Rozdział 5).

3. Czy wieloletni palacz jest bardziej uzależniony niż nastolatek? (Rozdział 5)

„Eksperci" nie potrafią wyjaśnić, w którym momencie nastolatek, który zaledwie „bawi się" w palenie, nagle okazuje się uzależnionym od papierosów.

Kiedy owad się uzależnia? To oczywiste: gdy tylko poczuje zapach nektaru. Już wtedy nie ma wyboru. Jest zmuszony podążyć za kuszącą wonią. Tak działa instynkt. Nastolatki uzależniają się w momencie zapalenia pierwszego papierosa. Dlaczego niektóre dzieciaki, które spróbowały palenia, nie wpadają w nałóg? Z tego samego powodu co mysz, która choć ugryzie ser-przynętę, nie uruchomi mechanizmu pułapki – po prostu mają szczęście!

A co do „faktu", że wieloletni palacze są bardziej uzależnieni niż nastolatki – równie dobrze mogłabyś zapytać:

4. Czy nałogowi palacze są bardziej uzależnieni niż palacze okazjonalni? (Rozdział 9)

Komu bardziej pozazdrościłabyś sytuacji: komuś, kto jest uwięziony w lotnych piaskach do kostek, czy komuś kto grzęźnie w piasku aż po szyję? Przecież obie osoby tkwią w tej samej pułapce. Kto ma większe szanse na ucieczkę? Ktoś, kto nie zdaje sobie sprawy ze swojego uzależnienia i wierzy, że pali z wyboru i „pali, bo lubi"?

Jeśli zdajesz sobie sprawę, że znalazłaś się w pułapce, przynajmniej masz szansę na podjęcie próby ucieczki. A jeśli nie czujesz potrzeby uciekania, szanse wydostania się z pułapki są równe zeru!

5. Czy młodzież zaczyna palić, żeby czuć się jak „dorośli", „cool" lub z buntu?

Wiadomo, że młodzież lubi czuć się jak dorośli i chce być „cool". Czy dzieciństwo i dojrzewanie nie przygotowuje nas do bycia dorosłymi? Buntowniczość to na pewno bardziej zaleta niż wada, pod warunkiem, że idą za nią dobre intencje i szereg dobrych wskazówek.

Mam czworo dzieci. Muszę przyznać, że cieszę się, że cała czwórka miała w swoim życiu okresy buntownicze. Przez wiele lat starałem się im wpoić, że palenie jest głupotą. Ale uczyłem ich także zasad zachowania na drodze. Dwójka moich dzieci zaczęła palić. Wszystkie nauczyły się prawidłowego zachowania na drodze i żadne z nich nie czuło potrzeby zabawy w „cykora" podczas przechodzenia przez ulicę. W zasadzie to nie znam dziecka, które sprzeciwiałoby się zasadom zachowania na drodze. Więc dlaczego nasze z reguły zbuntowane dzieci, buntują się przeciw niepaleniu, ale nie buntują się przeciw zasadom przechodzenia przez przejście? Czy nie jest to dowód na to, że palenie kusi ich z innego powodu?

Jak na ironię, młodzież nie uważa palących dorosłych za super albo „cool". Raczej patrzą na nich jak na idiotów, bo się uzależnili! Nie mogą zrozumieć pułapki, nie mogą też sobie wyobrazić, że kiedyś będą tak samo starzy. Czy pamiętasz córkę Christine? Mała Sarah rozpłakała się, bo myślała, że jej mama umrze. Mogę się założyć, że teraz, jako osoba dorosła, Sarah sama ma problem nikotynowy. Pamiętam jak mój ojciec wykaszliwał płuca. Nie było w tym nic super ani „cool". Oczy miał wiecznie załzawione i przekrwione, palce żółte od papierosów, podobnie zresztą zęby. No i ten oddech! Ale czy to w jakiś sposób powstrzymało mnie od palenia? Oczywiście, że nie. I nie działa to na tysiące nastolatków wpadających w tę pułapkę każdego dnia. Nieśmiałe dzieciaki podziwiają swoich zbuntowanych kolegów, a palenie wciąż nosi etykietę „niezależność". W ich mniemaniu paląc, uniezależniają się od rodziców, dokonują nieodłącznej części obrzędu przechodzenia w dorosłość. Poza tymi wymówkami jest jeszcze jeden powód palenia wśród nastolatków. Z tego samego powodu paliłem ja i palisz ty. Zostali oszukani!

6. Czy palacze są głupi?

Jeśli tak, to oznacza, że Bertrand Russell, Freud, Einstein, a nawet Sherlock Holmes to także idioci. Tak, wiem, Sherlock Holmes to postać fikcyjna. Ale czy to nie jest dobry przykład prania mózgu? Holmes często wspominał o „problemie na trzy fajki". Ten wspaniały bohater bez palenia nie potrafił rozpocząć procesu myślenia i użyć umiejętności dedukcyjnych. Pewnie przygody Sherlocka Holmes'a nie są najpopularniejszą lekturą wśród dzisiejszych nastolatków. Sądzę, że taką współczesną wersją Sherlocka byłby bohater stworzony przez Mela Gibsona w „Śmiertelnej broni". Czy zaskakujące jest, że wierzymy, że nie możemy się skoncentrować bez papierosa? Czy mysz jest głupia, bo chce zjeść ser? Powiedzielibyśmy, że tak, bo wiemy, że ser jest tylko przynętą. Czy owady są głupie, lądując w paszczy dzbanecznika? I w tym przypadku wiemy, że to pułapka i nigdy byśmy w nią nie wpadli.

Ale pułapka nikotynowa jest dużo bardziej skomplikowana. Jest genialna. Stworzona przez ludzi, by zwabiać ludzi. Kilka pokoleń wstecz zwabiła w swe sidła 90% dorosłych mężczyzn. Wciąż więzi 30% naszych nieletnich, a obecnie więcej dziewcząt, niż chłopców. Jest odpowiedzialna za śmierć większej liczby ludzi niż jakakolwiek inna choroba, głód czy skutki wszystkich wojen razem wzięte. Uzależnienie nikotynowe obecnie więzi ponad 4 mln nowych ofiar w skali roku. Światowa Organizacja Zdrowia szacuje, że ta liczba wzrośnie do 10 mln ludzi przed rokiem 2030.

Czy myślisz, że mysz skusiłaby się na ser, gdyby rozumiała mechanizm pułapki? Wmawianie naszym dzieciom, że palenie jest drogie i szkodliwe dla zdrowia, wcale ich nie uchroni przed wpadnięciem do pułapki. Nie są głupsi od nas, a pułapka jest identyczna jak ta, w której ty sama siedzisz. Co ich powstrzyma przed wejściem do pułapki? Wyjaśnienie, jak działa jej mechanizm. Mówienie o zgubnych skutkach zdrowotnych wcale ich nie zniechęci.

Dwadzieścia lat temu byłem jedynym orędownikiem mojej metody. Teraz jest nas tysiące. Wiemy, że moja metoda działa. Gdy sprawdzisz ją na sobie, to proszę cię, żebyś zrobiła coś więcej niż napisanie do mnie listu z podziękowaniami. Napisz do mediów, twojego lekarza, posłów i zapytaj, dlaczego promują iluzje, dlaczego nie podejmują właściwych działań, żeby uwolnić świat od tej plagi. Zachęć ich, aby przenieśli swoje myślenie ze średniowiecza do XXI wieku. To smutne, że dopiero gdy palacze zachorują na raka płuc, zaczynają pojmować jak działa ta pułapka. Zastanawiają się nad własną głupotą i obwiniają siebie. Ale to niesprawiedliwe. Sami padli ofiarą sprytnej pułapki, w którą nigdy by nie wpadli, gdyby ją rozumieli.

Czy możemy przekazać naszym dzieciom coś ważniejszego niż wiedzę, która da im szansę na omijanie z daleka pułapki nikotynowej? Nawet buntownicze dzieciaki są otwarte na metody, które nie próbują ich odstraszać od palenia. Potwierdza się to za każdym razem, gdy nasi terapeuci odwiedzają szkoły, uczestnicząc w pogadankach o paleniu.

7. Czy palaczom smakują niektóre papierosy? (Rozdział 5)

8. Czy niektóre papierosy (np. po jedzeniu) smakują lepiej niż pozostałe?

Gdyby palacz zjadł papierosa – to od razu poznalibyśmy odpowiedzi na oba powyższe pytania. Jeśli kiedykolwiek paliłaś skręta albo dopalałaś niedopałki, to wiesz jak smakuje tytoń i od razu wiesz, co miałem na myśli.

Niektórzy palacze twierdzą, że palą, bo lubią zapach tytoniu, ale gdy wchodzą do zadymionego pomieszczenia, kaszlą i mówią, że jest nieprzyjemnie. Różnica jest taka, że palacz aklimatyzuje się dużo szybciej niż osoby niepalące i szybko przyzwyczaja się do dymu.

Zastanówmy się nad stwierdzeniem, że tytoń ładnie pachnie. Niepalący powiedzą, że tytoń cuchnie, zwłaszcza gdy ktoś pali, a oni chcą się rozkoszować pysznym posiłkiem. Jednak czasami, nawet 100% niepalący stwierdzą, że tytoń ma ładny zapach. Oni też zaczynają odczuwać efekty uzależnienia i zaczyna im się to podobać. Nie musisz palić, żeby zagnieździł się w tobie „mały potworek". Najgorszym aspektem palenia biernego jest to, że ten rakotwórczy dym zawiera także nikotynę, a ona tworzy „małego potworka" nawet w niepalących. Ten efekt może mieć szczególnie mocne działanie na byłych palaczy w dwóch ważnych sytuacjach, o których powinnaś wiedzieć.

Jedna z nich to okres kilku dni po zgaszeniu ostatniego papierosa. „Mały potworek" umiera z głodu i błaga cię o nakarmienie. Jeśli były palacz nie rozumie, jak działa pułapka, z której właśnie się wydostał, zapach palonego papierosa jest dla niego tak kuszący jak zapach nektaru dla owada. To ci palacze, którzy starają się przywiać do siebie dym papierosowy. Zapach dymu prowokuje wyuczone reakcje: zapalenie papierosa jest równoznaczne z błogością. Więc jeśli niedawno rzuciłaś palenie, to może cię wyprowadzić z równowagi, zamiesza ci w głowie i po chwili poczujesz sygnał z mózgu „Chcę papierosa". Byli palacze, którzy zdają sobie sprawę, że nie ma się co dawać ponieść emocjom, doskonale wiedzą, co się dzieje i w tym momencie są wdzięczni, że nie palą. Wiedzą, że to uczucie szybko minie.

Ważne jest także, żeby zrozumieć, że dym z papierosów lub cygar zdaje się być przyjemny tylko wtedy, gdy nie palisz. Niektórzy palacze fajki wąchają tytoń zanim go podpalą. Tak jak się wącha pyszne danie zanim zaspokoisz głód. Jak tylko „mały potworek" dostanie, o co prosił, zarówno zapach, jak i smak – przestają być przyjemne. Ale czy nie powinno się unikać biernego palenia, skoro to może na powrót uzależnić? Nie! Zrozum: to nie „mały potworek" cię uzależnia. Uzależnia cię „duży potwór": przekonanie, że karmiąc „małego potworka" odczujesz jakąś przyjemność. Kawałek sera zwabia mysz do pułapki. Ale gdyby mysz rozumiała działanie pułapki, nie widziałaby w niej jedzenia, które zaspokoi głód; zobaczyłaby w serze jego prawdziwe oblicze: przynętę, która przyczyni się do złamania jej karku. W przypadku pułapki nikotynowej przynętą nawet nie jest jedzenie, tylko Zabójca Numer 1 zachodniej cywilizacji. Jak tylko zrozumiesz pułapkę w całości, nie dasz się nabrać na karmienie „małego potworka".

Innym ważnym momentem są okazje towarzyskie. Szczególnie takie jak Boże Narodzenie i Nowy Rok, kiedy wszędzie napotykasz na imprezy i jesteś narażona na intensywne bierne palenie. Może zauważyłaś, że tymi, którzy najagresywniej reagują na dym papierosowy, nie są ludzie nigdy niepalący, ale ci mądrzący się byli palacze. Spędziwszy znaczną część życia broniąc swojego prawa do palenia, gdy tylko mają na to ochotę, nagle nie palą przez tydzień i krzyczą na prawo i lewo o ich prawie do oddychania świeżym powietrzem, które jest zatruwane przez wrednych i bezwzględnych palaczy. Nie znaczy to wcale, że są nietolerancyjni albo brak im empatii. Chodzi o to, że bierne palenie odbudowuje „małego potworka". Nawet jeśli tytoń nie pachnie ładnie, słyszą „małą syrenę" śpiewającą kusząco: „Naprawdę chcesz papierosa". W takich chwilach byli palacze z wielkim trudem walczą z „małym potworkiem". Wiedzą, że są w lepszej sytuacji niż palacze, a jednak ci ostatni zdają się być szczęśliwi z powodu tego, że palą. Ich antagonizm wobec palaczy to reakcja obronna. Atakując i poniżając palaczy, próbują się utwierdzić w przekonaniu, że podjęli słuszną decyzję.

Więc czy dobrym rozwiązaniem jest unikanie palaczy? Brzmi logicznie i właśnie to radzą „eksperci", ale jest to niewykonalne zadanie, tak samo jak próba nie myślenia o paleniu. Zastanów się przez chwilę, co to może za sobą pociągać. Oznaczałoby, że nie mogłabyś spotykać się ze znajomymi, nie mogłabyś chodzić na wesela, pogrzeby, przyjęcia, do barów i restauracji – wszędzie tam, gdzie możesz spotkać palaczy. A jeśli twoi przyjaciele palą, musiałabyś ich zostawić albo stać się mądrzącym się byłym palaczem nalegającym, aby nie palono w twojej obecności. Jeśli pracujesz z palaczami, musiałabyś rzucić pracę. Nie mogłabyś chodzić na golfa, tenis albo brydża, bo palacze też tam bywają. A jeśli twój partner także pali i lekkomyślnie odmawia przestania palenia oraz nagminnie pali w twojej obecności, musiałabyś poszukać sobie kogoś nowego. Jedyny wybór jaki ci pozostał, to wstąpienie do zakonu albo zamieszkanie w jakiejś społeczności, która zabrania palenia. I wyobraź sobie czego jeszcze musiałabyś sobie odmówić, żeby się wpasować do którejś z tych opcji.

Nie ma najmniejszej potrzeby, żebyś unikała palaczy i sytuacji kojarzonych z paleniem. Bo wtedy rezygnujesz z życia! A nawet jeszcze nie zrezygnowałaś z palenia. Z niczego nie rezygnujesz.

W chwili gdy zgasisz swojego ostatniego papierosa, rozwiążesz problem. Przestaniesz zatruwać swój organizm i szybko staniesz się silniejsza fizycznie i psychicznie. Od razu życie stanie się przyjemniejsze, chyba, że uciekasz się do szukania substytutów papierosów albo w paleniu zaczniesz się doszukiwać przyjemności, której nigdy naprawdę nie odczuwałaś. Najlepiej obrazuje to sytuacja, którą nazwałem „incydentem z obiadku".

Już kiedyś spotkałem Margaret – tak bardzo wstydziła się przy mnie palić. Powszechnie wiadomo czym się zajmuję i wszyscy spodziewają się, że będę najgorszym mądrzącym się byłym palaczem na kuli ziemskiej. Myślą, że będę im prawił kazania o wszelkim złu, które powoduje palenie. Podczas naszego drugiego spotkania Margaret była jedyną osobą palącą. Nie sądzę, żeby przejmowała się, że może kogoś urazić, paląc. Raczej czuła się skrępowana, że była jedyną palaczką w towarzystwie. W każdym razie, po jedzeniu dopadło ją „swędzenie" palacza.

Zdradzały ją odruchy palacza – wszyscy sobie miło rozmawiali, ale Margaret siedziała niespokojna, bawiąc się zapalniczką i papierosami. Nie znoszę obserwować palaczy w tym stanie, więc powiedziałem jej: „Margaret, słuchaj, nikt już nie je i nikt się nie obrazi, zapal sobie jeśli musisz". Odpowiedziała: „Nie muszę, tylko chcę".

Powinienem siedzieć cicho, ale to co usłyszałem, zadziałało na mnie jak czerwona płachta na byka. Nie mogłem się powstrzymać od komentarza: „Jeśli nie musisz palić, to nie pal. Nie ma sensu dusić się dymem, skoro nie masz takiej potrzeby". Właśnie miała zapalić. Zamiast tego, powiedziała: „Dobrze, nie będę paliła". Powróciłem do rozmowy z Shelagh, dziewczyną, która siedziała obok mnie. Dopiero ją poznałem, ale moja uwaga była w pełni skupiona na Margaret. Chciałem zobaczyć jak sobie poradzi z sytuacją. Oczywiście, w niedługim czasie pragnienie papierosa stało się nieznośne.

Bez wątpienia współczujesz Margaret. Jako palaczka przeżyłaś wiele podobnych sytuacji. Tak jak ja. Ale zrozum, że w tej sytuacji to nie ja byłem prawdziwym złoczyńcą, tylko nikotyna. Osób niepalących nie dopada przygnębienie, gdy nie pozwala się im palić.

W którymś momencie Margaret chciała wyjść do toalety. Już wzięła zapalniczkę i papierosy, ale wtedy spojrzała na mnie przez stół i natychmiast usiadła. Pewnie obawiała się jakiegoś złośliwego komentarza z mojej strony. W tamtym momencie poczułem się okropnie. Zamiast rozładować sytuację, tylko ją pogorszyłem. Chciałem pokonać impas, gdy ni stąd, ni zowąd Shalagh stwierdziła: „Zabiłabym za papierosa!" Byłem całkowicie zaskoczony, bo sądziłem, że nie pali. Byłem przekonany, że nigdy nie miała papierosa w ustach, bo to taki delikatny typ kobiety, jak dobra porcelana; ma piękną cerę. Ale chyba najbardziej zmyliło mnie to, że była żoną duchownego. Dlaczego żony duchownych miałyby nie palić? Nie wiem. Pewnie większość z nich pali. Ale pewne sprawy zakładamy z góry.

Powiedziałem: „O przepraszam, nie wiedziałem, że palisz. Jeśli powstrzymujesz się z mojego powodu, to nie myśl, że mnie tym obrazisz". Na co ona odpowiedziała: „Nie ma mowy! Nie palę od ośmiu lat i nie zamierzam wracać do nałogu. Ale kiedyś uwielbiałam palić po jedzeniu i myślę, że gdybym teraz zapaliła, sprawiłoby mi to przyjemność. W międzyczasie Margaret, która myślała, że jestem pochłonięty rozmową, zapaliła papierosa i ukradkiem się zaciągała.

Ten incydent wystarczająco pokazuje całkowity bezsens bycia palaczem. Z jednej strony była Margaret, która miała poczucie winy i nie czuła się komfortowo; zaciągała się ukradkiem z nadzieją, że nikt nie zauważy, że zapaliła, i dałaby wiele za to, by być wolna, jak reszta towarzystwa. Z drugiej strony była także Shelagh, która nie paliła od ośmiu lat i tęskniła za czymś, do czego miała nadzieję już nigdy nie wracać!

To była bezsensowna sytuacja. Głupotą jest zazdrościć innym, nawet jeśli wierzysz, że mają lepsze życie niż ty. W tej sytuacji obie kobiety zazdrościły sobie nawzajem. I każda z nich miała wybór „być albo nie być" (palaczem). Najbardziej drażniące w tej sytuacji było to, że zanim zaczęliśmy jeść, przez pół godziny rozmawiałem z Margaret i chwaliłem jak to wspaniale jest się uwolnić, sugerując, że ona także może być wolna. Już złapała linę i zacząłem uwalniać ją z czeluści...

Margaret należy do tych palaczy, którzy nie są w stanie wytrzymać jednego dnia bez papierosa. Czy wyobrażasz sobie jaki wpływ miały na nią słowa Shelagh, która nawet po ośmiu latach ma ochotę na papierosa?

Niedawno pewna ogólnokrajowa gazeta poświęciła cały artykuł kobiecie, która postanowiła powrócić do palenia po ośmiu latach abstynencji. W publikacji kobieta w szczegółach opisała swoją ośmioletnią drogę przez mękę i jak z roku na rok przybywało jej kilogramów. Twierdziła, że odkąd wróciła do palenia czuje się wspaniale, i że to jedna z najlepszych decyzji w jej życiu. Szczególnie zachwalała smak pierwszego papierosa.

Bardzo jej współczuję. Mówiłem o moich trudnych okresach, gdy rzucałem palenie za pomocą „metody silnej woli". Jestem całkowicie świadomy, że wtedy przesadzałem z traumą. Bez wątpienia ona była nieszczęśliwa, gdy nie paliła. Przeanalizujmy jednak uważniej jej argumenty. Jeśli naprawdę sądziła, że palenie jest takie wspaniałe, to dlaczego w ogóle podjęła próbę rzucenia nałogu? Jeśli te osiem lat było tak okropne, to dlaczego tak długo zwlekała z powrotem do nałogu? To sugeruje, że nie chciała dalej palić. Nie uwierzę, że było jej przyjemnie przyznać po ośmiu latach, że była to kompletna strata czasu!

Pamiętam ogromne uczucie ulgi, kiedy w końcu pozwalałem sobie na powrót do nałogu po okresach abstynencji kiedy stosowałem „metodę silnej woli". Ale nie przypominam sobie, żebym wtedy myślał: „Wspaniale! Znowu palę. A ten papieros smakuje wybornie!" Wręcz odwrotnie. Uczucie ulgi, zawsze szło w parze z uczuciem porażki. A pierwsze papierosy smakowały dziwnie.

Biegunka jest nieprzyjemna. Ale jeśli ktoś miał zatwardzenie przez osiem lat, to musi ona jawić się jako rozkosz.

Nie mam wątpliwości, że gdybyś czekała na papierosa przez osiem lat, ulga byłaby ogromna, ale smak papierosów nie spodobałby ci się wcale. Jak już mówiłem wcześniej, wszyscy nałogowcy kłamią. Muszą. Uwaga Shelagh po obiedzie była całkiem nieszkodliwa, jednak jej efekt całkowicie zniweczył wyniki mojej wcześniejszej rozmowy z Margaret. Czy możesz sobie wyobrazić wpływ wspomnianego artykułu na kogoś, kto niedawno przestał palić? Na kogoś, kto cierpi katusze z powodu zmagań z „metodą silnej woli"? Albo na palacza, który przymierza się do rzucenia?

Z pewnością widziałaś lub uczestniczyłaś w podobnych sytuacjach jak ta podczas obiadu. I wiesz, co ma na myśli kobieta cytowana w artykule. Ale nawet jeśli, nie unikaj innych palaczy. Przeciwnie, inni palacze mogą sugestywnie przypominać ci o tym, jak cudownie być wolną do końca życia. Przedrzyj się przez warstwę wierzchnią, przejrzyj przez zasłonę oszukiwania samych siebie i ujrzyj palaczy, okazjonalnych czy innych, takimi, jakimi są: żałosnymi nałogowcami. Jak już zobaczysz ich w prawdziwym świetle, będziesz czuła dla nich tylko współczucie. Jeśli myśl o imprezie bez palenia wciąż cię przeraża, to jak tylko wypalisz swojego ostatniego papierosa, szybko wybierz się na jakieś przyjęcie. Ale nie wybieraj się tam pełna obaw. Nic złego się nie stanie. Uciekniesz z celi śmierci, w której znalazłaś się za niewinność. Doświadczysz czegoś wspaniałego.

Wkrótce osiągniesz to, do czego każdy palacz dąży: WOLNOŚĆ. To twoja szansa aby udowodnić, że nie musisz czekać na moment, gdy staniesz się szczęśliwą niepalącą. Możesz cieszyć się życiem, łącznie z posiłkami, spotkaniami towarzyskimi, i to natychmiast. Będziesz prima donną w centrum uwagi – palacze będą czekali na twoje narzekania i zły nastrój. Jeśli będziesz jedyną osobą niepalącą na tej imprezie, wszyscy palacze będą ci zazdrościć, choć niektórzy, ze strachu, mogą się do tego nie przyznać. Niektórzy będą ci dmuchać dymem w twarz lub naumyślnie oferować papierosa, kiedy będą sądzić, że przestałaś się pilnować. Nie gardź nimi, raczej im współczuj. Uzależnienie nikotynowe może spowodować, że na ogół przyjaźni ludzie nagle zaczynają zachowywać się jak barbarzyńcy. Czasami możesz zapomnieć, że rzuciłaś i odruchowo sięgnąć po papierosa, ale zanim go dotkniesz, osoba częstująca cię zapyta: „Chyba rzuciłaś?" i usłyszysz gromki śmiech pozostałych palaczy. Stoisz tak z wyciągniętą ręką, zawstydzona i poniżona myśląc: „Ja też myślałam, że rzuciłam!"

To jest jedna z tych znaczących sytuacji, o których wspominałem, że wywołują zwątpienie. Wtedy zaczniesz zadawać sobie pytania: „Czy naprawdę jestem wolna, czy tylko się oszukuję? Jedyne twoje przewinienie to włączenie klaksonu zamiast kierunkowskazu. Tylko pomyśl. To, że zapomniałaś, jest dobrym znakiem. Czy masz lepszy dowód na to, że od razu możesz cieszyć się życiem, a także nie zaprzątasz sobie głowy tym, że już nie palisz? Nie myślisz o tym obsesyjnie.

Jest kilka sposobów na to, jak można zareagować, kiedy częstują cię papierosem. Możesz go wziąć i złamać, mówiąc, że wcale nie miałaś go zapalić: „Chciałam jedynie wyciągnąć gwóźdź z twojej trumny". Ale to nie jest w moim stylu. Ci palacze prawdopodobnie wyczują, że naprawdę zapomniałaś, że rzuciłaś. Zauważą także, że świetnie się czujesz będąc wolna. Więc możesz być z nimi absolutnie szczera: „Nie mogę w to uwierzyć. Przy poprzednich próbach czułam się tak przygnębiona i obsesyjnie myślałam o tym, że nie wolno mi palić. Jeśli ktoś powiedziałby mi, że po dwóch dniach zapomnę, że już nie palę i odmówienie papierosa sprawi mi tak wielką przyjemność, to bym mu nie uwierzyła!"

Może odbiorą to jako złośliwość. Ale w rzeczywistości wyświadczysz im przysługę. Zapamiętaj, że pomiędzy palaczami i byłymi palaczami, którzy rzucili „metodą silnej woli", trwa nieustanna psychologiczna wojna. Byli palacze będą ciągle opowiadać jak czują się zdrowi, ile oszczędzają, jakim okropnym nałogiem jest palenie. Palacze entuzjastycznie opowiedzą wtedy o przyjemności, że pieniądze są dobrze wydatkowane i że po co mają się martwić szkodliwością palenia, skoro jutro mogą wpaść pod ciężarówkę. Gdy zrywasz z paleniem za pomocą mojej metody, nie musisz blefować. Masz w ręku pokera i wiesz, że palacze nie mają nawet pary dwójek. Nawet jeśli palacze bardzo cię kochają i życzą ci wszystkiego najlepszego, część z nich będzie czekała na twoją porażkę. Dzieje się tak dlatego, że w ten sposób przyłączasz się do miliona innych osób, które uciekły z tonącego okrętu. A każdy palacz boi się, że wkrótce zostanie sam na pokładzie.

To ci narzekający palacze, „męczennicy walki z nałogiem", tacy jak Shelagh i kobieta z artykułu czynią myśl o rzucaniu tak przerażającą. Więc nie unikaj palaczy. Kiedy zobaczą, jak bardzo cieszy cię nowy stan, że naprawdę nie tęsknisz za paleniem, pomyślą, że jesteś jakąś Super Women! Wtedy będziesz miała jeszcze większą przyjemność, bo może zainspirujesz rodzinę lub przyjaciół do rzucenia palenia. A co najważniejsze, sama poczujesz się jak Super Women. Odrzuć wszelkie obawy, które mogą cię jeszcze dręczyć i zacznij oczekiwać chwili, którą wielu byłych palaczy, za sprawą mojej metody, uważa za największe osiągnięcie w życiu. Jak każdego wypuszczonego z więzienia, tak i ciebie, poczucie szczęścia z wolności nigdy nie opuści.

Innym częstym tematem w listach, które otrzymuję, jest przekonanie, że nie uda się rzucenie palenia jeśli twój partner pali. Nie zrób błędu prosząc go o rzucenie palenia razem z tobą. Jeśli to zrobisz, ryzykujesz, że go stracisz. A nawet jeśli się na to zdecyduje, robi to na niby i jeszcze próbuje podważyć twój sukces. Nawet jeśli ci się uda, to pewnie zrobisz z niego najbardziej nieszczęśliwą istotę na naszej planecie: sekretnego palacza! Po prostu postępuj według wcześniej podanych zasad. Kiedy zobaczy, że jesteś szczęśliwa, sam zechce do ciebie dołączyć.

Tak oto obaliliśmy mity od pierwszego do ósmego.
Mity od dziewiątego do dwunastego najlepiej obalić jednocześnie.

9. Czy palenie zabija nudę?
10. Czy palenie pomaga się skoncentrować?
11. Czy palenie pomaga się odprężyć?
12. Czy palenie redukuje stres?

Już mówiłem, że relaks i stres, jak również nuda i koncentracja – to zupełne przeciwieństwa. Zapytaj palacza jak to możliwe, że ten sam papieros może mieć działanie dokładnie odwrotne do tego, jakie miał godzinę wcześniej. Nawet „eksperci" się w tym gubią. Nie potrafią wyjaśniać tego zjawiska. Tak naprawdę, jest na to proste wyjaśnienie. Spadek poziomu nikotyny w organizmie powoduje u palacza stres i napięcie. Jeżeli palacz znalazł się w naprawdę stresującej sytuacji, takiej jak wypadek samochodowy, to będzie myślał, że cały stres to wina wypadku. Kiedy zapalisz i poczujesz, że napięcie się rozładowuje, twój mózg da się nabrać, że papieros, przynajmniej częściowo, redukuje stres. Ale nie zdajesz sobie sprawy, że nawet paląc jesteś bardziej spięta, niż gdybyś była niepaląca. To dlatego, że papieros tylko częściowo zaspokaja objawy odstawienia. W sytuacji odprężającej palacze nie mogą się do końca zrelaksować, bo nieustannie czują „swędzenie". To tłumaczy, dlaczego nawet palacze okazjonalni na przyjęciach palą jednego papierosa za drugim. Nie musisz mi wierzyć na słowo, zaobserwuj sama.

Nuda i koncentracja wymagają trochę więcej wyjaśnień. Nie da się przekonać osoby wykonującej pracę, w której zdarzają się długie monotonne okresy (np. pracownicy nocnej zmiany), że palenie nie jest dobrym sposobem na nudę. Przypomina to przekonanie, że żucie gumy rozluźnia. Jednym z objawów stresu jest zaciskanie szczęki. A guma daje jeszcze jeden powód do poruszania szczęką. Może ona oszczędzić zębom odrobiny zniszczenia, ale nie pomaga zwalczyć stresu. Gdyby żucie gumy naprawdę łagodziło stres, to osoba żująca nie musiałaby jej dalej żuć. Znowu nie wierz mi na słowo: następnym razem, gdy spotkasz kogoś żującego gumę, to pomyśl, czy ta osoba wygląda na zrelaksowaną czy raczej zestresowaną? Sytuacja stanie się jasna kiedy pozbędziesz się przekonań, które intensywnie ci wmawiano.

Wierzymy, że palenie to dobry sposób na nudę z jednego powodu: palimy wtedy, gdy się nudzimy. Ale nuda to stan umysłu. To sytuacja, gdy nasz mózg mówi nam, że nie ma niczego interesującego, czym moglibyśmy się zająć. Łatwo zauważyć, że rozwiązywanie krzyżówki, dobra książka albo zajęcie się inną ciekawą czynnością zdecydowanie pomaga w zaangażowaniu naszego umysłu. Palenie to nie jest czynność, która stymuluje myślenie. Po jakimś czasie nawet proces zapalania wykonujemy automatycznie. Przyznaję, że te pierwsze eksperymentalne papierosy dla grupy dzieciaków mogły się wydawać fajnym sposobem na spędzanie wolnego czasu. Ale gdy już się uzależnimy, palenie staje się automatyczne. Gdy palisz z nudów, czy myślisz: „Alеż to interesujące. Wdycham sobie te rakotwórcze substancje, a potem je wydycham. Ale zabawa!" Na pewno taki proces myślowy nie ma miejsca, nawet wtedy, kiedy palimy te „wyjątkowe" papierosy, np. po jedzeniu! Tak jak guma do żucia nie łagodzi stresu, a jedynie podkreśla twoje napięcie, tak też palenie nie zabija nudy, tylko raczej demonstruje czy podkreśla, że się nudzisz.

Dlaczego palacze palą, gdy się nudzą? Częściowo z powodu wpojonych przekonań, ale przede wszystkimi dlatego, że gdy zajmujesz się czymś nie wymagającym koncentracji i nie budującym napięcia, to nie czujesz „swędzenia", bo twoja uwaga jest zajęta czymś innym. Jednakże, jeśli naprawdę się nudzisz, to na pewno dostrzeżesz „swędzenie" i się podrapiesz, czyli zapalisz.

Tylko pomyśl o mojej sytuacji. Paliłem papierosa za papierosem, dzień po dniu przez ponad trzydzieści lat. Czy potrafisz sobie wyobrazić coś bardziej nudnego, okropnego i głupiego?

Uzależnienie od nikotyny jest głównym powodem nudy. I ma to kilka przyczyn. Ponieważ sądzimy, że zabija nudę, to jest najłatwiejszą opcją, którą wybieramy zamiast szukać prawdziwych na nią sposobów. Ponieważ palenie sprawia, że czujemy się ospali i rujnuje nasze finanse, nie mamy przez to energii ani pieniędzy, żeby zająć się czymś innym. Ale najważniejsze jest to, że sprawia, że czujemy się coraz mniej komfortowo w sytuacjach, w których nie możemy zapalić. Więc unikamy takich sytuacji. Czy to tylko zbieg okoliczności, że przestałem grać w piłkę nożną, rugby, krykieta i tenisa wiele lat wcześniej niż moi niepalący znajomi? Czy to przypadek, że moją pasją stał się golf, który pozwala na palenie w trakcie gry?

Powiedziałem, że rozwiązywanie krzyżówki to prawdziwe antidotum na nudę. Niby prawda, ale wielu palaczy nie mogłoby się skupić na wymyślaniu odpowiedzi bez papierosa. Byłem jednym z nich. Aby się skutecznie skoncentrować, trzeba usunąć wszelkie przeszkody. Palaczom cały czas coś przeszkadza – to coś to „swędzenie". Nie musisz zdawać sobie z tego sprawy. Dlatego większość palaczy zapali przed wykonaniem telefonu. Rozmowa przez telefon jest zawsze trudniejsza niż twarzą w twarz, więc najpierw upewniamy się, że nic nam nie będzie przeszkadzało. Jeśli rozmowa telefoniczna ma być stresująca, to jest to dodatkowy powód do zapalenia. Jeśli to tylko pogawędka z przyjaciółką, to i tak musisz się odprężyć. A jeśli przyjaciółka cię zanudza, to ważne, żebyś miała pod ręką duże zapasy papierosów. Palenie pomaga na „swędzenie" tylko częściowo, więc nie jesteś w stanie skoncentrować się tak, jak osoby niepalące.

Bardzo znany i skądinąd kompetentny profesor z Oxfordu powiedział w telewizji publicznej: „Palenie zdecydowanie pomaga się skoncentrować". Wszystkim nam wyprano mózgi i naprawdę wierzymy w te bzdury. Skoro tak jest, to czemu nie nakazujemy palenia w godzinach pracy: motorniczym, maszynistom, pilotom, chirurgom – wszystkim zawodom, które wymagają wyjątkowo dużej koncentracji. Dlaczego zabrania im się palić podczas pracy? Dlatego, że instynktownie wiemy, że tylko ludzie, którzy tkwią już w pułapce, nie potrafią się zrelaksować, poradzić sobie z nudą i stresem – bez nikotyny.

Podczas moich wielu prób „rezygnowania" z palenia nie byłem w stanie się skoncentrować bez papierosa. Działo się tak, bo wierzyłem, że papierosy pomagają w koncentracji. Gdy tylko pojawiała się blokada umysłowa, siedziałem bezczynnie, nie próbując rozwiązać problemu, tylko rozmyślając o tym, że na pewno pomógłby w tym papieros. No i narzekałem, że nie mogę go zapalić. Więc nic dziwnego, że nie mogłem się skoncentrować!

Czy tylko palaczom i byłym palaczom zdarzają się takie blokady umysłowe? Jeśli tak, oznaczałoby to, że jedynym ich sprawcą jest właśnie papieros. Oczywiście każdy doświadcza takich blokad od czasu do czasu. Co robią niepalący, gdy ich to spotyka? Robią dokładnie to samo, co palacze zanim zaczęli palić i zanim się uzależnili: próbują znaleźć rozwiązanie. Ponieważ „swędzenie" można zaspokoić tylko częściowo, gdy palimy, uniemożliwiamy sobie koncentrację. Degeneracja, którą uruchamia nikotyna, dotyka każdego organu, łącznie z mózgiem. Kiedy przestałem palić z moją metodą, wciąż zdarzały mi się blokady, ale wiedząc, że palenie tak naprawdę utrudnia koncentrację, nawet nie marnowałem czasu rozmyślania o paleniu. Skupiałem się na szukaniu jej prawdziwej przyczyny. Na przykład dopadła mnie mentalna blokada, gdy zacząłem pisać ten rozdział. Gdybym wciąż palił, to najzwyczajniej w świecie zapaliłbym papierosa. Ale wiem, że palenie nie jest rozwiązaniem, tylko przeszkodą w koncentracji, więc teraz patrzę na to racjonalnie. Po chwili refleksji, zrozumiałem co jest przyczyną blokady i wiedziałem jak sobie z nią poradzić. Koncentrowałem się intensywnie przez 5 godzin. Mój mózg potrzebował przerwy. Więc zrobiłem sobie przerwę. Niewiarygodne, jak piętrzące się problemy nagle rozwiązują się po dobrze przespanej nocy!

Rozprawiliśmy się już z mitami od 1 do 12. Zajmijmy się teraz dwiema iluzjami najbardziej wśród palaczy rozpowszechnionymi.

13. Czy palacze lubią palić?

Nawet jeśli rozumiesz charakter pułapki i to, jak działają iluzje, to ciężko jest się przyznać, że przez całe życie tak naprawdę nie lubiłaś palenia. Tym trudniej jest przyjąć do wiadomości, że nie było i nie ma palacza, który lubi palić papierosy, cygara czy fajkę. Musisz wymazać wszystkie iluzje, w które kazano ci wierzyć, żeby zobaczyć rzeczywistość. Uzależnienie nikotynowe to nic innego jak DEWASTACJA, jak to zdefiniowaliśmy w Rozdziale 6. Przeczytaj tę definicję ponownie i trudno będzie ci uwierzyć, że ktokolwiek może myśleć, że palenie sprawia przyjemność.

Zapytaj palacza, dlaczego pali, a zazwyczaj odpowiedzią jaką usłyszysz będzie: „Przecież lubię palić". Zapytaj więc, co mu sprawia przyjemność podczas wdychania rakotwórczych substancji i nagle nie wie, co powiedzieć. Już obaliliśmy wszystkie wcześniejsze wymówki, którymi zasłaniają się palacze.

Znam wiele kobiet, które przyznają się do noszenia zbyt ciasnych butów. Ale nie spotkałem żadnej, która uważała to za przyjemne doznanie. W restauracji dyskretnie zdejmują buty. Zazwyczaj w tym samym czasie, gdy muszą złagodzić inny dyskomfort – „swędzenie". Palenie przypomina noszenie za ciasnego obuwia – żadna z tych czynności nie jest przyjemna.

Jednakże, jest jedna rzecz, okazjonalnie podawana przez wytrawnych palaczy jako powód palenia, o którym jeszcze nie wspominałem: rytuał. Weź pod uwagę poniższy fragment listu:

Jestem dyplomowanym psychiatrą i bardzo dużo palę. Wiem, że nie jestem idiotką i doszłam do wniosku, że muszę z tego czerpać jakąś przyjemność, bo w innym razie nie paliłabym, podobnie jak miliony innych ludzi. Przeanalizowałam typowe powody podawane przez palaczy, ale żaden nie miał sensu. Przez jakiś czas wierzyłam, że jedyną możliwą odpowiedzią jest to, że mam tendencje do uzależnień. Jednak dzięki mojej profesji wykluczyłam także i tę odpowiedź. Więc doszłam do wniosku, że chodzi tu tylko o rytuał. Tylko rytuał sprawia mi przyjemność: piękne opakowanie, usuwanie folii i złotka, częstowanie papierosem znajomych, wyjmowanie idealnie wyprofilowanego papierosa, podpalanie, kilka pierwszych wdechów i jeszcze przyjemniejsze wydychanie dymu. Pod warunkiem, że nie siedzisz w towarzystwie osób niepalących! Ten rytuał kojarzy mi się z najprzyjemniejszymi momentami w życiu. I szczerze mówiąc, nie jestem w stanie wyobrazić sobie życia bez palenia.

Ten list porusza jeszcze dwie inne ważne sprawy. Ale najpierw zajmijmy się rytuałem. Gdyby to rytuał stanowił o tej przyjemności, to można byłoby wykonywać cały rytuał, rezygnując z samego zapalenia. Czasami palacze tak robią. Ale to tymczasowe rozwiązanie. David Bryant, zawodnik gry w kule, przez wiele lat podczas turniejów rozgrywających się wewnątrz, gdzie palenie było zabronione, trzymał w ustach pustą fajkę. Łatwo zrozumieć dlaczego to nie działa – pomyśl o rytuale jedzenia.

Możesz nazwać mnie snobem, ale uwielbiam rytuał jedzenia w pięknej restauracji, gdzie panuje miła atmosfera i jest cudowny widok. Dobra obsługa, towarzystwo przyjaciół, czyste obrusy, piękne szkło, eleganckie sztućce i fantastyczna porcelana sprawiają, że rytuał jest jeszcze przyjemniejszy. Teraz wyobraź sobie, że dochodzi cię zapach twoich ulubionych potraw, a ty umierasz z głodu. W końcu podano ci pyszności, ale czekasz grzecznie, aż inni też będą obsłużeni. Chcesz spróbować, gdy nagle kelner klepie cię po ramieniu mówiąc: „Najmocniej przepraszam, płaci pani tylko za rytuał, nie za jedzenie". Czy podobałby ci się taki rytuał, gdybyś nie mogła zjeść? Oczywiście, że nie. Byłabyś wściekła! Cały ten rytuał służy jedynie wzmocnieniu przyjemnych doznań, kiedy zaspakajamy nasz głód. Jeśli nie możesz go zaspokoić, rytuał traci sens. Pozostaje złość, rozdrażnienie i frustracja.

W przypadku palenia, cały ten rytualny zestaw – atrakcyjne opakowanie, złote zapalniczki, srebrne papierośnice, szklane popielniczki, spełniają inne zadanie: każą ci wierzyć, że wdychanie rakotwórczych substancji jest przyjemne i towarzyskie. Ale tak jak rytuał jedzenia straciłby sens, gdyby nie wolno ci było zjeść, tak i rytuał palenia straciłby sens bez możliwości zapalenia.

Innym sposobem na zilustrowanie tego zjawiska jest próba palenia papierosów ziołowych, dostępnych w aptekach.

Jeśli je paliłaś, nie muszę nic więcej dodawać. Jeśli nie, spróbuj. Od razu będziesz wiedziała o co chodzi.

14. Czy niektóre osoby mają tendencje do uzależnień?

Wyjątkowo lubię tą wymówkę, ponieważ trudno jest udowodnić, że coś nie istnieje. Możesz rozważyć wszystkie dowody, polegając na swojej inteligencji; zdecyduj co jest bardziej prawdopodobne.

Wielu palaczy dochodzi do wniosku, że mają tendencje do uzależnień. Dlaczego? Zazwyczaj dlatego, że wydaje się to być jedyną możliwą odpowiedzią. Nawet gdyby było coś takiego jak podatność na uzależnienia, to wciąż nie ma to najmniejszego sensu. Gdybym był towarzyski, to oznaczałoby to, że lubię przebywać z ludźmi. Stwarzałbym sprzyjające temu sytuacje i sprawiałoby mi to przyjemność. W rezultacie osoby, które mają tendencje do uzależnień, miałyby dużo więcej uzależnień niż tylko te od nikotyny. Uzależniliby się także od heroiny i wszelkich innych substancji. Ale nie spotkałem nikogo, kto celowo uzależniłby się od narkotyku. Więc cała sprawa nie ma sensu.

Pozwól, że wytłumaczę to w najbardziej przystępny sposób. Gdybym chciał dać ci milion funtów na zbadanie, dlaczego to Egipcjanie, a nie Ukraińcy, topią się w Nilu, oraz na ustalenie, czy Egipcjanie mają skłonność do uzależnień, w tym skłonności samobójcze, przejawiające się przymusem topienia się w Nilu, szybko doszłabyś do właściwych wniosków. Ukraińcy nie topią się w Nilu, ponieważ nie żyją w tej okolicy. Egipcjanie nie są uzależnieni od topienia się, topią się tylko wtedy, gdy pływają w Nilu. Nie jesteś uzależniona od heroiny, bo jej nie zażywasz. Nie możesz być od czegoś uzależniona, jeśli tego nie spróbujesz przynajmniej raz. Dla tysięcy palaczy, którzy sądzili, że mają osobowość szczególnie podatną na uzależnienia, ta prosta prawda, którą uświadomili sobie po zetknięciu się z moją metodą, była czymś kompletnie nowym, prawie objawieniem!

To nie twoja osobowość cię uzależnia, tylko uzależniający narkotyk. Uzależnia cię także przeświadczenie, że czerpiesz z tego przyjemność i/lub wsparcie i że nie możesz cieszyć się życiem ani radzić sobie ze stresem bez tego narkotyku. Innymi słowy, jesteś zależna od narkotyku, bo wierzysz, że pomaga ci w stresie i trudnościach życia. Oczywiście, jesteś fizycznie uzależniona od narkotyku, ale jesteś także uzależniona od iluzji, że bez papierosów jesteś niekompletna. Kiedy tylko odkryjesz i zrozumiesz te wszystkie skojarzenia, iluzje znikną, a uzależnienie zniknie wraz z nimi.

Obaliliśmy już czternaście mitów. Zanim weźmiemy pod lupę pozostałe sześć, zajmijmy się przez chwilę inną sprawą poruszoną w cytowanym liście: „Ten rytuał kojarzy mi się z najprzyjemniejszymi chwilami w moim życiu. Szczerze mówiąc, po prostu nie mogę sobie wyobrazić życia bez niego". Porozmawiajmy o tym, jak ważne jest:

ODRZUCENIE FAŁSZYWYCH SKOJARZEŃ

20. Odrzuć fałszywe skojarzenia

Moja metoda działa na każdego palacza. Ale bez względu na to jak moi koledzy, i ja sam, staramy się zapewnić, że ta metoda naprawdę działa na wszystkich palaczy, którzy odwiedzą nasze kliniki, znajdzie się niewielki procent, który nie odniesie sukcesu. Myślą o sobie czasem, że są nieudacznikami, ale my nigdy tak nie myślimy. Wiemy, że każdy z nich mógłby z łatwością przestać palić. We wszystkich „trudnych" przypadkach analizujemy przyczyny niepowodzenia. Wszystkie instrukcje są ważne, ale chciałbym, żebyś zwróciła szczególną uwagę na następujące kwestie, które zdają się być głównymi przyczynami porażki:

PRZEŚWIADCZENIE, ŻE JESTEŚ INNA I ŻE MOJA METODA NA CIEBIE NIE ZADZIAŁA

Ten przykład negatywnego myślenia, prosty i klarowny, pokona cię zanim cokolwiek rozpoczniesz. Jeśli już próbowałaś mojej metody, ale bez rezultatu, oznacza to, że nie zrozumiałaś lub nie wykonałaś co najmniej jednej instrukcji. Można to łatwo naprawić. Nie różnisz się od 40 procent populacji świata, która wpadła w nikotynową pułapkę i teraz próbuje się z niej wydostać – poza jednym: dysponujesz prawdziwymi faktami, a nie zmyślonymi bzdurami. Teraz jasno widzisz myśl, która wcześniej wykraczała poza możliwości twojej wyobraźni:

ZACZYNASZ PEŁNA OBAW I PRZYGNĘBIONA, PRZEKONANA, ŻE WYCHODZENIE Z NAŁOGU BĘDZIE BARDZO TRUDNE

Czym tu się martwić? Wybierasz wolność. Nie co dzień masz okazję poczuć się jak Nelson Mandela, opuszczający więzienie po wielu latach niewoli.

Zacznij szczęśliwa, pewna siebie i potraktuj to jak ekscytujące wyzwanie. Nie masz absolutnie nic do stracenia, za to dużo do zyskania.

NIE ROZUMIESZ, ŻE JEDYNYM POWODEM DLA KTÓREGO PALACZE PALĄ JEST POTRZEBA NAKARMIENIA „MAŁEGO POTWORKA"

Ten „mały potworek" jest tylko uzależnieniem fizjologicznym, a poczucie, że palenie sprawia ci przyjemność lub stanowi oparcie, jest tylko iluzją tworzoną właśnie przez „małego potwora". To ten potworek powoduje dysharmonię i dyskomfort, które odczuwasz. Twój mózg, próbując pozbyć się tego uczucia, błędnie sądzi, że papieros naprawi brak równowagi. Teraz rozumiesz łańcuch skojarzeń i wiesz, że gdy tylko zapalisz, każdy papieros zamiast usuwać uczucie pustki i niepokoju, tylko przedłuża cierpienia. Jedynym sposobem jest całkowite pozbycie się „potworka".

NIE ROZUMIESZ, ŻE „MAŁY POTWOREK" PRZEŻYJE TYLKO KILKA DNI, PO TYM, JAK ZGASISZ SWOJEGO OSTATNIEGO PAPIEROSA

Gdy wypalisz swojego ostatniego papierosa, możesz nagle poczuć ochotę na palenie. Pamiętaj, że to nie ty świadomie chcesz zapalić. To tylko pragnienie konającego „małego potwora". Możesz się wtedy cieszyć i potwierdzić słuszność swojej decyzji.

NIE POTRAFISZ DOSTRZEC I ZROZUMIEĆ ZAKORZENIONYCH W TWOIM UMYŚLE SKOJARZEŃ, A PRZEZ TO NIE MOŻESZ SIĘ OD NICH UWOLNIĆ

To przypomina mi analogię z wycieraczkami. Wszyscy mamy cechy, które zdają się być wynikiem starych zachowań. Niektórzy w stresie bawią się włosami, co ma im pomóc się odprężyć; to samo robili będąc dziećmi. Palacze często podkreślają negatywne strony niemożności zapalenia. Nie mogą sobie wyobrazić korzystania z telefonu albo podejmowania próby rozwiązania skomplikowanego problemu bez papierosa. Dzieje się tak, bo kojarzą sobie stan przygnębienia z brakiem papierosów. Strach przed byciem nieszczęśliwym we WSZYSTKICH sytuacjach wystarczy, by odwieść kogoś od podjęcia próby rzucenia palenia.

Jeżeli już na samym początku próby rzucenia palenia trudno ci wyobrazić sobie spożywanie posiłków bez papierosa, to co może się zdarzyć? Powiem ci. Przestaniesz palić, powiedzmy, na pięć dni. Potem pójdziesz na obiad z przyjaciółmi. Po jedzeniu oni zapalą, ty poczujesz zapach nikotyny i ledwo żywy „mały potworek" da o sobie znać, błagając, żebyś go nakarmiła. Co zrobisz? Albo spróbujesz polegać na swojej silnej woli, żeby oprzeć się pokusie, albo zapalisz. Po pięciu dniach abstynencji papieros będzie smakował dziwnie, ale fakt, że podrapiesz „swędzenie" częściowo usatysfakcjonuje „małego potworka". Przedłużysz mu życie i znowu zaszczepisz w swoim umyśle iluzję, że posiłek bez papierosów nie może cieszyć.

Gdy takie skojarzenia nadal będą wywoływały u ciebie strach, będziesz musiała uciekać się do „metody silnej woli" aby oprzeć się pokusie zapalenia. Nie tylko „mały potworek" uruchamia myślenie: „Chcę lub potrzebuję zapalić!" Każde z omówionych przez nas skojarzeń zadziałają tak samo. Dlatego Shelagh wciąż myślała, że mogłaby „zabić za papierosa", pomimo ośmioletniej abstynencji i dlatego palacze, którzy rzucają palenie „metodą silnej woli" nigdy nie czują się całkowicie wolni.

Niezbędne jest wymazanie jak najwięcej skojarzeń, które tylko przyjdą ci do głowy, jeszcze zanim wypalisz ostatniego papierosa. Wymaga to od palacza trochę wyobraźni i może nawet odwagi. Ale nagrody są wspaniałe. Przypomnij je sobie. Powiedz sobie, że to właśnie je zamierzasz zdobyć.

Najpierw, uświadom sobie, że wszystkie sytuacje, które kojarzysz z paleniem, były i znowu będą same w sobie prawdziwą przyjemnością. Masz na to odpowiedni dowód, bez potrzeby powracania do jakichkolwiek fragmentów przeczytanych w tej książce. Wiesz, że osoby niepalące nie mają potrzeby ani ochoty palenia w takich momentach. Wiesz także, że ty też nie odczuwałaś takiej potrzeby zanim wpadłaś w pułapkę.

Pamiętaj, że palenie tylko ogranicza przyjemność w takich chwilach, z powodu wyuczonego wzoru zachowań, na który cierpią tylko palacze. Innymi słowy, gdy palacz nie może zapalić, każda sytuacja nagle ulega pogorszeniu i już nie jest bezwarunkowo przyjemna. To właśnie papieros powoduje to przygnębienie. Jeśli stawisz czoła tym sytuacjom jako niepaląca, ale z nastawieniem palaczki, nie będą ci one sprawiały żadnej przyjemności. Jeśli myślisz: „Wątpię, czy będę się dobrze bawiła przy takich okazjach bez palenia", z pełną świadomością i odpowiedzialnością niszczysz szanse na sukces.

W ostatnim rozdziale zalecam, żebyś jak najszybciej po wypaleniu ostatniego papierosa udała się na imprezę. Zrób to, żeby mieć twarde dowody. Poszukaj skojarzeń, zastanów się nad nimi, wykorzystaj je, żeby zmienić sposób myślenia w świadomości i podświadomości. Jeśli to zrobisz, od nowa się zaprogramujesz. Udowodnij sobie, że nie musisz czekać na moment, gdy staniesz się niepalącą, że nie musisz przedłużać okresu cierpienia. Tak jak będziesz się cieszyła z tego, jak złe skutki palenia opuszczają twoje ciało, tak samo będziesz szczęśliwa usuwając z głowy wszystkie toksyczne skojarzenia. A tych są dosłownie dziesiątki. Zajmijmy się kilkoma najbardziej popularnymi.

Spotykasz grupę palaczy na ślubie lub na wakacjach. Wszyscy śmieją się, są zadowoleni i najwyraźniej świetnie spędzają czas. Papierosy wędrują z ręki do ręki i łatwo wysnuć wniosek: „To niesprawiedliwe; ci ludzie najwyraźniej świetnie się bawią. Oni mogą palić, a ja nie". Oczywiście świetnie się bawią nie dlatego, że są palaczami. Są na wakacjach. Choć się do tego nie przyznają, wszyscy ci palacze będą ci zazdrościć. Jeśli odczujesz pragnienie papierosa w takich okolicznościach, to w rzeczywistości będziesz tęsknić za czymś, co nigdy nie miało miejsca, co tak naprawdę nie istnieje i jest tylko iluzją. Sama postawisz się w sytuacji bez wyjścia: będziesz cierpieć, kiedy zapragniesz zapalić, a przecież ci nie wolno, ale będziesz cierpieć jeszcze bardziej, jeśli jednak w takiej sytuacji zapalisz.

Wyobraź sobie, że ci palacze są dotknięci jakąś niepełnosprawnością, inną niż bycie ofiarą nałogu. Powiedzmy, że każdy z nich np. stracił kiedyś nogę. Wciąż mogliby przecież przyjemnie spędzać czas na wakacjach. Czy zaczęłabyś myśleć, że coś tracisz, ponieważ miałaś na tyle szczęścia, że nie jesteś niepełnosprawna?

Ściśle kojarzone z wakacjami poczekalnie na lotniskach to kolejna pułapka na wszystkich byłych palaczy, zwłaszcza jeśli twój lot się opóźnia. Jak oni to wytrzymują? Nie wiem. Ale gdziekolwiek usiądziesz, widzisz paczki ze sklepów wolnocłowych. Jesteś znudzona i sfrustrowana, słyszysz jak palacze chwalą się, ile pieniędzy zaoszczędzili. Łatwo jest tak siedzieć i pomyśleć: „Kiedyś mogłam zaoszczędzić fortunę w sklepach wolnocłowych. Kupię tylko jedną paczkę". Nie rób tego! Zamiast tego, przypomnij sobie, że ci palacze nie tylko wcale nie oszczędzają, ale przez całe życie wydają dziesiątki tysięcy złotych, żeby wykańczać się fizycznie i robić z siebie niewolników. Wtedy przypatrz się otaczającym cię palaczom, zwłaszcza tym, którzy razem z tobą czekają na opóźniony samolot. Oceń, czy wyglądają na szczęśliwych i radosnych.

Bądź przygotowana na to, że znajdziesz się w sytuacjach przypominających ci dawne skojarzenia. To twoje dzwonki Pawłowa. Ponieważ kobiety lepiej znają swoje emocje i natychmiast umieją je właściwie odczytać, od razu dają upust swoim emocjom, zwłaszcza negatywnym. Kiedy doświadczamy dysharmonii, próbujemy znaleźć jakiś sposób naprawienia sytuacji przez działania, myśl lub rozwiązanie. Bądź na nie gotowa. Jeśli i kiedy, te dzwonki zadzwonią, umocnij swoją decyzję, uświadamiając sobie, że twoja pierwsza reakcja: „Chcę papierosa" – to nic innego jak tylko uwarunkowany odruch, ciemna strona pamięci, która uruchamia się w sytuacji dyskomfortu. Jeśli przytrafi ci się trauma podczas pierwszych tygodni rzucania palenia, to uczucie może być całkiem intensywne. Ale, pamiętaj, że działają tu dwie siły, a nie tylko jedna:

Wciąż możesz być jeszcze w końcowym stadium pozbywania się nikotyny z organizmu i fizycznie jesteś w rozsypce.

Wciąż cierpisz także psychicznie z powodu tego traumatycznego przeżycia.

Twój mózg nie będzie umiał automatycznie dostrzec różnicy i powiedzieć ci: „W połowie cierpisz fizycznie z powodu odstawienia nikotyny, a w połowie psychicznie, bo jesteś nieszczęśliwa".

PO PROSTU POCZUJESZ SIĘ ZESTRESOWANA!

Tak jak psy Pawłowa nauczyły się reagować na dzwonek, tak i ty nauczyłaś się wierzyć, że papieros przyniesie ulgę i będzie to dobrym bodźcem do zapalenia. Ale wiesz, że papieros ma do zaoferowania jedynie tymczasowe ukojenie, a co gorsze, nakręci proces od nowa.

Nie panikuj, gdy dostrzeżesz ten bodziec. Wykorzystaj jego okazjonalne wcielenia, żeby przypomnieć sobie, jaka jest rzeczywistość. Nigdy nie podważaj swojej decyzji rzucenia. Przypomnij sobie jakie masz szczęście, że jesteś niepaląca.

Innymi klasycznymi sytuacjami są małe dramaty życiowe. Ktoś rozbije twój samochód. Naturalnie nie jesteś tym zachwycona. Zaczynasz się zastanawiać: „W takich chwilach miałam swoje małe wsparcie". Przypomnij sobie czasy, gdy byłaś palaczem i zdarzały ci się małe dramaty, albo większe sprawy. Bez wątpienia paliłaś wtedy, czasami kilka papierosów pod rząd, ale czy pamiętasz żebyś chociaż raz myślała wtedy „Czy to nie cudowne? Skasowałam moje urocze auto, ale kogo to obchodzi? Palę sobie tego cudownego papierosa". Jeszcze raz powtarzam, że nawet myślenie o paleniu w takich chwilach skaże cię na tortury.

Mniej powszechną, ale często bardziej krytyczną sytuacją może być spotkanie po latach z wyjątkowym przyjacielem, z którym wypaliłaś w przeszłości niejednego papierosa. Może zauważyłaś, że Emma Freud była pod dużym wpływem przyjaciółki, która zaczęła palić w tym samym czasie co ona. Jednak wpływ może działać równie mocno w obie strony. Macie nawyk wspominania przeszłości, aż do czasów obecnych – oczywiście przy kieliszku wina i papierosie. Czy bez papierosa to będzie jeszcze to samo? Martwisz się, że twoja przyjaźń może ucierpieć w jakiś sposób.

Pamiętasz uwagę Emmy? „Oni opuścili ten klub, a ja nie". Czy to spotkanie towarzyskie nie wprawi w zakłopotanie twojej przyjaciółki, a ty nie poczujesz się jak zdrajczyni? Zawczasu przygotuj się na takie sytuacje. Przypomnij sobie, że nie zrezygnowałaś z żadnego towarzyskiego klubu, raczej z kolonii trędowatych. Nigdy nie zapominaj, że bez względu na to, jak twoja przyjaciółka będzie próbowała przekonać cię, że jest inaczej, ona także wolałaby być wolna, jak ty. Zwróć uwagę, że najpierw siedmiu znajomych Emmy rzuciło palenie, zanim ona przyznała się do tego, że nienawidzi być palaczką. Tylko pomyśl o satysfakcji jaką odczuwa przyjaciółka, która zainicjowała rzucanie palenia wśród tej sporej grupy, tym samym pomagając im się uwolnić.

Ty też wkrótce doświadczysz tej przyjemności.

Gdyby palenie oferowało wszystko to, co mu przypisujemy, to czy nie sądzisz, że czułabyś się:

CAŁKOWICIE wolna od stresu
ZAWSZE zrelaksowana
NIGDY znudzona
ZDOLNA do koncentracji w każdych okolicznościach?

Kto wzbudził w nas to poczucie, że czegoś nam brakuje, że jesteśmy niekompletni?

Szóstym i najważniejszym powodem ewentualnego początkowego niepowodzenia przy zastosowaniu mojej metody jest:

PUSTKA

21. „Pustka"

Czym jest „pustka"? To przekonanie, że bez względu na to, skąd się wzięliśmy na tej planecie, jesteśmy w pewnym sensie niekompletni. Fakt, czy wierzysz, że zostaliśmy stworzeni przez Boga, czy w wyniku ewolucji, albo też ich połączenia, w najmniejszym stopniu na to nie wpływa. Przyjmujemy do wiadomości, że bardziej rozwinięte gatunki takie jak goryle, tygrysy i słonie są fizycznie niewiarygodnie silne i mogą przetrwać w dziczy bez sztucznej odzieży lub schronień, bez szpitali, lekarzy, leków, zastrzyków lub szczepionek.

Oczywiście mogłabyś argumentować, że wszystkim tym gatunkom grozi wyginięcie. Dzieje się tak dlatego, że gatunek jeszcze silniejszy od nich dosłownie zmonopolizował planetę i nie tylko zniszczył ich środowisko oraz zanieczyścił morza, ziemię i powietrze, którym oddychają, ale także morduje te wspaniałe stworzenia dla celów czysto komercyjnych i estetycznych: dla zdobycia kości słoniowej, futer i skór.

Uznajemy goryle, słonie i tygrysy za zwierzęta niezwykle silne fizycznie, a sami jesteśmy przecież zbudowani z takiej samej skóry i kości. Istotnie, odkryto, że nasze DNA jest w 96 procentach zgodne z kodem genetycznym szympansa. Nie budzi wątpliwości fakt, że przez znacznie dłuższy okres niż ten, jaki my istniejemy na tej planecie, *homo erectus* przeżył bez ognia, szpitali, lekarzy, leków oraz wygód i bezpieczeństwa, które my przyjmujemy za oczywiste.

Dlaczego więc mała żyrafa potrafi samodzielnie chodzić już po kilku godzinach od urodzenia, a dziecku człowieka nauka chodzenia zajmuje rok? Dlaczego w społeczeństwach zachodnich poród będący całkowicie naturalną funkcją, traktowany jest jak choroba? Aborygenka rodzi w obecności tylko jednej innej kobiety, a po dwudziestu minutach jest już na nogach.

Nie zamierzam sugerować, że powinniśmy powrócić do prymitywnego sposobu życia. Nie kwestionuję także faktu, że współczesna medycyna pomogła zredukować wskaźnik śmiertelności zarówno matek jak i dzieci. Chciałbym jedynie zauważyć, że wydaje się, że doszliśmy do momentu, w którym wierzymy, że nie tylko dziecko jest fizycznie kruche, ale że także my dorośli jesteśmy delikatni i niekompletni.

Jak często słyszałaś to stare powiedzenie: „Szkolne dni to najszczęśliwszy okres w życiu". Głupotą jest w to wierzyć. Poród jest najbardziej stresującym doświadczeniem, przez jakie przechodzi każda istota. Fakt, że matka-natura jest uprzejma i sprawia, że nie jesteśmy tego świadomi lub szybko o tym zapominamy, nie zmienia tej sytuacji. Dzieciństwo i dorastanie to także stresujący czas, kiedy uczymy się radzić sobie z życiem, dojrzewaniem i stajemy się niezależni. Po osiągnięciu niezależności i dojrzałości, nasze życie powinno być usłane różami, a nie jest. Znajdujemy wymówki: hipoteka, trudna praca, a także zmartwienia i odpowiedzialność związana z wyżywieniem, ubraniem, wykształceniem i ogólnie utrzymaniem rodziny. Przyjmujemy te obowiązki dobrowolnie, dlaczego więc stają się one źródłem stresu, a nie przyjemnością?

To dlatego, że od urodzenia wmawia się nam, że potrzebujemy jakiegoś cudownego produktu lub gadżetu, aby stać się lepszym, aby stać się kompletnym. W rzeczywistości, ciało człowieka i umysł – jako całość – stanowią najsilniejszą i najbardziej zaawansowaną maszynę zdolną do przetrwania na całej planecie. Porównując się do słoni i tygrysów wierzymy, że znacznie je przewyższamy w sensie umysłowym, ale jesteśmy słabsi pod względem siły fizycznej. Tymczasem jest zupełnie odwrotnie. Skoro szkolne dni to najszczęśliwszy okres w naszym życiu, dlaczego częstotliwość samobójstw wśród nastolatków w krajach zachodnich wzrasta z każdym rokiem? Dlaczego jesteśmy jedynym gatunkiem na ziemi, który nauczył się płakać i popełniać samobójstwa?

Nasza tak zwana inteligencja jest wykorzystywana do zniszczenia nas. Dojrzewanie jest okresem stresującym, ale podobnie jak pozostałe stworzenia na tej planecie, również nas natura wyposażyła w mechanizmy niezbędne do radzenia sobie z problemami. Jestem przekonany, że najlepszym narzędziem zapewniającym przetrwanie, jakim dysponujemy, jest nasza świadomość. Innymi słowy, mamy zdolność logicznego myślenia.

W Rozdziale 18 omówiliśmy, w jaki sposób przewrotność pułapki nikotynowej sprawia, że zapalamy papierosa zawsze wtedy, gdy doświadczamy uczucia pustki i niepokoju, bez względu na to, czy uczucie to spowodowane jest wyłącznie głodem nikotyny, występuje w trakcie relaksu po posiłku, czy spowodowane jest normalnym stresem. Przyzwyczailiśmy się do zapalania papierosa, gdy tylko pojawia się uczucie pustki i niepokoju. Dajemy się nabrać, że papieros uwalnia nas od takich uczuć. Ale teraz zapewne już rozumiesz naturę tej sztuczki. Tak, jak szybko przystosowujesz się do zmian w twoim nowym samochodzie, tak samo szybko zmienisz swoje przekonanie o tym, że papieros uwalnia cię od uczucia pustki i że straciłaś coś, ponieważ nie wolno ci zapalić. Ujrzysz w papierosie przyczynę problemu i poczujesz radość, że nie tkwisz już w tym diabelskim łańcuchu, ponieważ problem jest rozwiązany.

Przez cały czas ignorujemy prawdziwe fakty o naturze tej podstępnej sztuczki, a są tacy, którzy użyją wszelkich chwytów, aby dalej wykorzystywać naszą sytuację. Zastanów się nad następującą sprawą.

Firmy tytoniowe przez dziesięciolecia wykorzystywały w swoich kampaniach reklamowych techniki psychoanalityczne. Informacje zebrane przez rząd i firmy wykazały, że ludzie pożądają i nabywają produkty w celu podnoszenia swojej wartości. Przeciętna osoba chce być kimś, a rzeczy materialne traktowane są jako środek przybliżający ją do wyższego statusu w społeczeństwie. Wykorzystując tę tendencję, firmy tytoniowe na własną rękę zbierają informacje, które umożliwią im dotarcie ze swoimi produktami do konkretnych grup społecznych.

Zatrudniły one znakomitych psychoanalityków, którzy ściśle współpracując z działami marketingowymi tworzyli właściwe logo i odpowiedni wizerunek, odpowiadający potrzebom i pragnieniom tych grup. Kolory i myśli kojarzone z okresem wczesnej dorosłości, sukcesem i integracją społeczną zostały użyte do przejęcia różnych rynków. Ten proces cały czas ma miejsce, oczywiście z dobrym skutkiem, bo firmom tytoniowym ciągle udaje się wciągać w pułapkę kolejne pokolenia palaczy.

Niedawno opublikowane dokumenty, które wykorzystano podczas procesów sądowych przeciwko firmom tytoniowym, ujawniły jak cyniczne chwyty marketingowe stosuje ten przemysł. Palacz jest opisywany jako „nielogiczny i głupi" w sprawie swojego uzależnienia. Pokrótce: nie ma pojęcia, że promujemy bardzo uzależniający narkotyk, i nawet ci, którym udaje się dojść do takiego wniosku, nie potrafią się wyrwać.

Można by mieć nadzieję, że takie informacje wstrząsną światową opinią i skłonią rządy na całym świecie do interwencji, w celu zapobiegania reklamowaniu papierosów. Ale niestety tak nie jest. Ujawnienie tych dokumentów podczas procesów sądowych w Minnesocie przeciwko Phillip Morris Inc. *et al* w 1998 roku nie miało wpływu na działania firm tytoniowych a także nie skłoniło rządów do przeciwstawienia się im. Przemysł tytoniowy kwitnie i pracuje bez zakłóceń.

Niektóre z informacji, na których się opierają, pochodzą bezpośrednio od ciebie. Sprzedaż jest regularnie monitorowana na podstawie informacji uzyskiwanych z badań na temat preferencji zakupowych. Pewnie sama wypełniłaś jedną z tych ankiet. Pomimo, że nie pochodzą one bezpośrednio od firm tytoniowych, są im odsprzedawane. W przyszłości upewnij się, że zaznaczyłaś kwadracik o ochronie danych osobowych związanych z przekazywaniem uzyskanych od ciebie informacji.

W latach 60., stosunek palących mężczyzn do palących kobiet wynosił 60:40. Następnie trend uległ zmianie, liczba palących mężczyzn spadła o ponad 50 procent do 27 procent, podczas gdy liczba palących kobiet obniżyła się do 30 procent wykazując tym samym 10-procentowy spadek. Na podstawie tych statystyk firmy tytoniowe doszły do wniosku, że mężczyznom najwyraźniej łatwiej jest uciec z pułapki niż kobietom. W roku 1998 paliło tylko 28 procent mężczyzn. W tym samym czasie, procent palących nadal kobiet spadł zaledwie do 27 procent. Lata 90., to czas, kiedy właśnie kobiety utrzymują zachodnie rynki. Według badań firm tytoniowych, kobiety wydają się być mniej podatne na kampanie antynikotynowe, głównie dlatego, że były one kierowane raczej do mężczyzn, niż do kobiet. Kwestie podnoszone w kampaniach miały niewielki oddźwięk w przypadku kobiet, co może tłumaczyć, dlaczego kobietom trudniej jest rzucić palenie.

Obecnie liczba palących kobiet jest równa liczbie palących mężczyzn. Co jednak bardziej niepokojące, wśród nastolatków liczba palących dziewcząt szybko rośnie, a w niektórych krajach jest ich nawet więcej, niż palących chłopców. Główną siłą napędową tego wzrostu jest niezwykle skuteczna i konsekwentna strategia marketingowa koncernów tytoniowych, od lat 60. w dużo większym stopniu nastawiona na kobiety. W końcu nie umknął ich uwadze proces społecznych przeobrażeń, emancypacji kobiet, związane z tym osiąganie przez nie niezależności, także ekonomicznej. Dla przemysłu, w oczywisty sposób, kobiety to rynek do podbicia i znaczna część budżetów promocyjnych jest przeznaczona właśnie na nie. Dokumenty, jakie na żądanie sądu musiały przedstawić firmy tytoniowe, ujawniły systematyczne analizy poprzez segmentację rynku, w celu lepszego odpowiadania na wyłaniające się „potrzeby i wymagania" nowoczesnych kobiet. Ogromna ilość badań była nastawiona na dotarcie do tego konkretnego rynku.

Najbardziej przerażające są notatki dotyczące sposobów pozyskiwanie nieletnich palaczek. Opracowano szczególny program, poprzez precyzyjne identyfikowanie ich poglądów i pragnień, który ma wpływać i kształtować styl życia tych dziewcząt, nakręcając sprzedaż produktów skierowanych do najmłodszych. Przy czym liczą się nie tylko obecne, chwilowe trendy, ale także przyszłe. Mówią o kreowaniu marek, wspierających wizerunek zgodny z duchem czasu i utożsamiany ze współczesną kobiecością. Słowa-klucze koncernów tytoniowych brzmią: „Uciec od codzienności", „Być kimś wyjątkowym", „Wolność", „Niezależność", „Przyjemność i relaks po całodziennej krzątaninie"... To hasła i skojarzenia, które z pewnością są ci znane.

Jeśli palisz Marlboro Lights, to złapali cię bardzo skutecznie. W rzeczywistości wszystkie „light'y" to oszustwo. Produkt ten był skierowany do ludzi dbających o zdrowie. Chodziło o sugestię, że palenie może być „zdrowe" i że osiągamy w tej mierze znaczne postępy, w efekcie dając palaczom argument, że nie muszą rzucać. Jak same firmy tytoniowe przyznają, „Light'y to jeden wielki przekręt". Po prostu mocniej się zaciągasz, żeby zapewnić organizmowi taki poziom nikotyny, jakiego „potrzebuje" dla poczucia równowagi. Jeśli masz wątpliwości, przypomnij sobie sytuację, w której ostatnio paliłaś papierosy typu ultra light (czy, tak jak wielu, zaklejałaś dziurki taśmą?).

I w końcu ostatnia, ale nie mniej ważna sprawa: firmy tytoniowe stworzyły produkty skierowane specjalnie do kobiet o niskich dochodach. Co jest lepszego od złotego błysku na paczce, dającego złudzenie świetności i bogactwa?

Spójrz na wykres poniżej. Nie mam wątpliwości, że potrafisz wskazać siebie w jednej z kategorii, które Big Tobacco wyodrębnił, aby lepiej zrozumieć palące kobiety (Jeśli chcesz dowiedzieć się więcej o świecie przemysłu tytoniowego, poszukaj w Internecie pod hasłem Big Tobacco).

Mógłbym w nieskończoność mówić o taktykach, mających złapać cię w pułapkę. Po prostu przyjmij do wiadomości, że czegoś tak podstępnego, wyrafinowanego i złowrogiego nawet nie byłaś w stanie sobie wyobrazić, kiedy zapalałaś swojego pierwszego papierosa.

Teraz możesz wykorzystać te informacje, żeby wzmocnić swoje nowe wyobrażenie o papierosach i uniknąć powrotu do więzienia, które w tak oczywisty sposób pokazuje wykres. Masz za sobą autentyczne doświadczenie palacza, naprawdę wiesz, co to jest. Nie podobało ci się to i dlatego czytasz tę książkę: aby uciec. Bycie palaczem nigdy nie będzie czymś lepszym, tylko gorszym. Jeśli nienawidzisz sytuacji, w której się teraz znalazłaś, to zawsze będziesz jej nienawidziła. Gdybyś mogła cofnąć czas do momentu, w którym zapaliłaś swojego pierwszego papierosa, to jakiej rady byś sobie udzieliła?

Wkrótce znajdziesz się w tej wyjątkowej sytuacji, kiedy wypalisz ostatniego papierosa, kiedy zakończysz ten koszmar i odejdziesz wolna. Wrócisz do stanu, w którym cieszyłaś się życiem tak, jakbyś nigdy nie zapaliła tego pierwszego papierosa. Z wiedzą, jaką obecnie posiadasz, możesz udzielić sobie najlepszej rady. I wreszcie, możesz dokonać uzasadnionego wyboru.

MOŻESZ POZOSTAĆ W TEJ PUŁAPCE
DO KOŃCA SWOJEGO ŻYCIA,
PRZEZ WIĘKSZOŚĆ CZASU IGNORUJĄC
RZECZYWISTOŚĆ WIEDZĄC,
JAKA JESTEŚ ŻAŁOSNA
I JAKA ZAWSZE BĘDZIESZ

lub

MOŻESZ SIĘ WYZWOLIĆ
I CIESZYĆ SIĘ RADOŚCIĄ UCIECZKI

Jak postrzega cię Big Tobacco

Informacje uzyskane z *A Structural/Psychological Segmentation of the Adult Female Market*

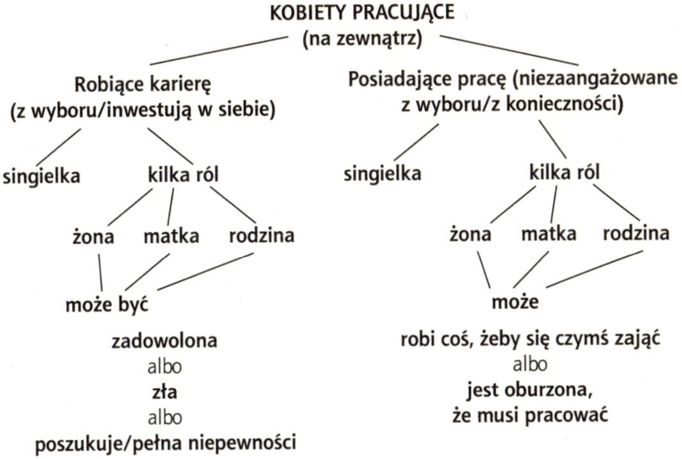

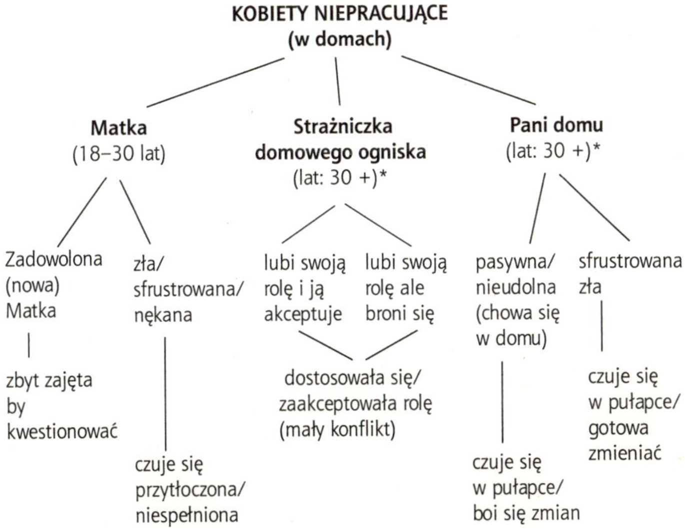

* Lata podano wyłącznie jako punkty odniesienia. Jest coraz mniej kobiet w wieku 18–30 lat, które nie mają dzieci i zatrudnienia.

Pustka nie istniała, dopóki nie zaczęłaś palić. Stworzyłaś ją, zapalając pierwszego papierosa i nie zdajesz sobie sprawy, że możesz wypełnić tę „lukę" tylko przejściowo, a kolejny papieros tworzy ją na nowo.

Celowe zażywanie jakichkolwiek narkotyków, które wpływają na naturalne funkcjonowanie najbardziej zaawansowanej w rozwoju istoty na ziemi, byłoby równie głupie, jak zmiana kalibracji urządzenia, które było idealnie skalibrowane. Bądź absolutnie pewna: nie musisz palić i:

NIE POTRZEBUJESZ NICZEGO W ZAMIAN

W ten sposób możemy wrócić do kwestionariusza i iluzji nr 16: Czy stosowanie gumy antynikotynowej, plastrów nikotynowych lub sprejów pomaga? Pozwól, że teraz dokładnie wyjaśnię, dlaczego:

WSZYSTKIE SUBSTYTUTY SPRAWIAJĄ, ŻE TRUDNIEJ JEST PRZESTAĆ

22. Wszystkie substytuty utrudniają rzucenie palenia

Dążymy do tego, żeby osiągnąć stan, w którym nie mamy potrzeby ani pragnienia zapalenia kolejnego papierosa. Być może nadal wierzysz, że osiągnięcie takiego stanu jest trudne. Obiecuję ci, że jest to bardzo proste, pod warunkiem, że postępujesz zgodnie ze wszystkimi instrukcjami. To nie zależy od szczęścia. Przeciwnie, będziesz miała pełną kontrolę.

Jedną z instrukcji jest właśnie zakaz używania jakichkolwiek substytutów. Mówiłem, jak ważne jest, żeby pozbyć się przekonania, że jesteś niekompletna lub że brakuje ci jakiegoś istotnego składnika, kiedy nie palisz. Szukając zamiennika, w rzeczywistości mówisz sobie: „Wiem, że palenie rujnuje moje zdrowie i finanse i chciałabym się tego pozbyć, ale palenie to także przyjemność i wsparcie, i potrzebuję czegoś, co mogłoby to zastąpić". Ale mówiąc tak, jedynie potwierdzasz, że ciągle wierzysz, że jesteś zależna od narkotyku, zamiast się tej iluzji pozbyć. Dlaczego i do czego potrzebny ci substytut?

Kiedy wychodzisz z grypy, czy szukasz innej choroby, która mogłaby zająć jej miejsce? Oczywiście, że nie; cieszysz się, że masz już to za sobą. Teraz ponownie przeczytaj definicję DEWASTACJI w Rozdziale 6; to choroba, na którą cierpisz. Wiem, że być może nadal trudno ci jest spojrzeć na palenie właśnie w ten sposób, ale mam zamiar cię do tego przekonać. Wyobraź sobie alkoholika, który stoczył się na dno. Każdy wyraźnie widzi, że niezależnie od tego, jakie problemy skłoniły go do sięgnięcia po alkohol, jego największym problemem i źródłem całego zła jest właśnie alkohol, który nie dostarcza mu przecież żadnych korzyści. Jedyną osobą, która tego nie dostrzega jest alkoholik. Wszystkie narkotyki mają dokładnie taki wpływ na swoje ofiary. Im bardziej cię to wciąga (nie mówię tu o fizycznych skutkach; te widzimy wyraźnie), tym bardziej niszczy twoją odwagę i pewność siebie, tym bardziej potrzebujesz swojego iluzorycznego przyjaciela i wsparcia.

Być może brak ci odwagi, żeby wyobrazić sobie samą siebie w takie strasznej sytuacji. Rzeczywiście, potrzeba do tego i wyobraźni i odwagi. I co z tego! Natura dała ci jedno i drugie, a to jest dokładnie to, czego teraz potrzebujesz. Jesteśmy trochę jak Lew z Krainy Czarnoksiężnika z OZ; straciliśmy naturalną odwagę i pewność siebie, które były kiedyś naszym udziałem. Właśnie je odzyskujesz!!!

Im szybciej zagłodzisz „małego potworka", tym szybciej pozbędziesz się „dużego potwora". Na szczęście, „duży potwór" jest jedynie wytworem twojej wyobraźni, jest iluzją. To jak w *Matrixie.* Gigantyczna iluzja, której możesz się pozbyć, zanim zgasisz swojego ostatniego papierosa.

Substytuty jedynie podtrzymują iluzje. Jeśli nie pozbędziesz się tej bestii, zanim zgasisz ostatniego papierosa, jak miałoby ci się to udać potem? Wszelkie substytuty z założenia przedłużają życie „dużego potwora". Substytuty zawierające nikotynę mają dodatkową wadę, ponieważ utrzymują przy życiu również „małego potworka". Mam na myśli oczywiście gumy antynikotynowe, plastry czy spraye. Oczywiście wiem, że uzasadnienie dla stosowania ich brzmi z pozoru logicznie. Zwolennicy tej teorii twierdzą, że palacz rzucający palenie ma do pokonania dwie wielkie przeszkody. Pierwsza to straszliwe fizyczne objawy odstawienia; druga – to nawyk sam w sobie. Żeby nie porywać się na obie te rzeczy naraz – tylko idiota by tak postąpił! – o wiele rozsądniej jest, głoszą, najpierw pozbyć się nawyków, wspomagając się substytutami, a potem stopniowo odstawiać substytut, unikając w ten sposób znoszenia przykrych objawów odstawienia. To wszystko brzmi tak przekonywająco, nieprawdaż? Do czasu, gdy odkryjesz drugie dno. Czyż nie osiągnęlibyśmy tego samego rezultatu stopniowo ograniczając palenie? Przecież to byłoby nawet łatwiejsze? Ostatecznie, mogłabyś przecież rozwiązać ten problem, kolejno, stopniowo pozbywając się i nawyków, i fizycznych objawów. Pamiętasz Mary z rozdziału 13? Próbowała tej drogi, ale stwierdziła, że nie tylko nie udało się jej pozbyć iluzji uzależnienia, ale utwierdziła się w przekonaniu, że najcenniejszą rzeczą na świecie jest papieros.

Nikotynowa Terapia Zastępcza (NTZ) brzmi logicznie, ale oparta jest na trzech błędnych założeniach:

1. Palenie jest nawykiem.
2. Nawyków trudno się pozbyć.
3. Odstawienie nikotyny powoduje silne fizyczne bóle.

Już wcześniej podważyliśmy te trzy założenia. Pewnie zauważyłaś, jak często palacze, którzy próbowali „plastrów" – bez skutku – mówią: „Zdecydowanie łagodziło to fizyczne dolegliwości, jednak nie rozwiązało problemu mentalnego". Innymi słowy, przypisuje się plastrom wsparcie w rozwiązywaniu problemu, który właściwie nie istnieje, ale nie robi się nic, żeby pomóc w rozwiązaniu realnego problemu.

Prosiłem dziesiątki lekarzy o naukowe wyjaśnienie, dlaczego przyjmuje się, że stopniowe ograniczanie palenia nie zapewnia dokładnie takich samych efektów, jak Nikotynowa

Terapia Zastępcza. Pytałem też dlaczego, skoro dowiedziono już, że stopniowe ograniczanie palenia 10-krotnie utrudnia rzucenie, nadal twierdzą, że Nikotynowa Terapia Zastępcza to ułatwia. Żaden z nich nie próbował udzielić mi na ten temat popartej naukowo odpowiedzi. Zapytałem tych samych lekarzy: „W jaki sposób można pomóc osobie uzależnionej od narkotyku, przepisując jej ten sam narkotyk, od którego jest uzależniona"? Żaden z nich nie pokusił się o wyjaśnienie, co więcej, żaden z nich nie zdawał sobie najwyraźniej sprawy z tego, że to właśnie robią, przepisując palaczom nikotynowe substytuty!

Doradzanie palaczowi przyjmowania nikotyny w formie gumy do żucia, zamiast palenia, jest równoznaczne z doradzaniem heroiniście, żeby wstrzykiwał sobie heroinę do żyły, zamiast ją palić, ponieważ palenie jest niebezpieczne. Nawet samo określenie „Nikotynowa Terapia Zastępcza" jest nietrafne. Nie ma tu żadnej terapii i nie ma żadnej zamiany. Chodzi wyłącznie o przepisywanie tego samego narkotyku w innej postaci. Nic dziwnego, że tysiące byłych palaczy przychodzą na nasze sesje, żeby uwolnić się od uzależnienia od nikotynowej gumy.

Czego więc szukamy, kiedy szukamy substytutu? Czegoś, co ma wszystkie zalety, ale żadnych wad palenia? Magicznej pigułki, która zabije nudę i poprawi koncentrację, która pobudzi i jednocześnie wyciszy? Daj spokój! Nadal wierzysz w bajki? Czy nie z tego powodu wpadłaś kiedyś w pułapkę? Tak jak Dorotka odkryła, że czarnoksiężnik z Oz był oszustwem. To, czego szukała, już właściwie miała. Z tobą jest tak samo. Twój organizm i umysł nie potrzebują pomocy z zewnątrz. Nie wyeliminują prawdziwego stresu, tak jak nie zrobi tego papieros, ale w razie potrzeby zapewnią Ci adrenalinę, która pomoże ci sobie z nim poradzić, oraz dostarczą dopaminę, abyś czuła się zrelaksowana i szczęśliwa, kiedy niebezpieczeństwo minie.

Poświęćmy jeszcze chwilkę lekarzom. Lekarz rodzinny nie tylko powinien przepisać lek, który pomoże palaczom odstawić palenie, ale oczekuje się od niego również, że zna lekarstwo na każdą inną chorobę, która może dotknąć człowieka, tę najbardziej zaawansowaną w rozwoju istotę na ziemi. Nie bądźmy dla nich zbyt surowi. W końcu mi także rozwikłanie nikotynowej zagadki zajęło prawie całe życie. Tak jak w przypadku innych chorób, lekarze często przepisują to, co oferuje i poleca przemysł farmaceutyczny.

Przeciętny lekarz rodzinny wie o uzależnieniu nikotynowym tyle, co przeciętny „Kowalski". W rzeczywistości, relatywnie więcej lekarzy szuka pomocy na naszych sesjach, niż przedstawicieli innych zawodów. Chciałbym podkreślić, że nie zgłaszają się do nas, by móc potem skuteczniej wesprzeć swoich pacjentów, ale dlatego, że sami chcą uciec z pułapki!

Teraz zostały nam już jedynie cztery ostatnie iluzje z kwestionariusza:

Czy do rzucenia palenia potrzebna jest silna wola?

Czy musimy znosić fizyczne objawy odstawienia nikotyny?

Czy byli palacze muszą w początkowym okresie zmagać się z silnym pragnieniem zapalenia i irytacją?

Czy trudno jest rzucić palenia?

Częściowo omówiliśmy już wszystkie cztery punkty. Odpowiedź na wszystkie jest krótka, ale zdecydowana: „NIE!", zawsze pod warunkiem, że postępowałaś zgodnie z instrukcjami.

Dotarłaś teraz do ekscytującego etapu. Wyobraź sobie, że jesteś Edmundem Hillary lub Sherpa Tenzing. Stoisz zaledwie kilka metrów od szczytu Everestu. Masz za sobą całą ciężką pracę związaną z planowaniem i przygotowaniem wyprawy. Pogoda jest piękna, widoczność idealna i wiesz, że nic cię już nie powstrzyma. Osiągniesz swój cel.

Czy czujesz lekkie napięcie albo niepokój? Nie przejmuj się tym. Pomyśl, jak czuł się Nelson Mandela, kiedy otwarto drzwi jego więzienia. Potrafisz wyobrazić sobie to podniecenie? Jesteś teraz w podobnej sytuacji, co Hillary i Tenzing, ale dużo lepszej. Nie jesteś zależna od szczęścia, pogody, czy jakichś nieprzewidzianych okoliczności. Jesteś dokładnie w takiej samej sytuacji, co Mandela. Drzwi do wolności stoją otworem! Jedyne, co musisz zrobić, to postępować zgodnie z:

KOŃCOWYMI INSTRUKCJAMI

23. Końcowe instrukcje

Zanim przejdziemy do końcowych instrukcji, jest jeden ważny temat, którego do tej pory nie omówiliśmy: WŁAŚCIWY MOMENT. Być może zadajesz sobie pytanie „Czy rzeczywiście jest to właściwy moment na podjęcie próby rzucenia palenia?"

Proszę, nie wpadaj w tę podstępną pułapkę. W przeciwnym razie uwierzysz, że moment nigdy nie jest dobry. W końcu palacze palą w najprzyjemniejszych chwilach: nierozsądnym byłoby „rezygnowanie" z palenia przed ślubem, Bożym Narodzeniem lub wakacjami. Jest także stres: „Poczekam, aż będę bardziej zrelaksowana, a problemy X, Y lub Z zostaną rozwiązane". Takie myślenie zniewala nas, a w końcu zabija. I zawsze jest jakaś uroczystość lub tragedia, która zmusza nas do przełożenia tego „sądnego" dnia.

Przypuśćmy, że ktoś cierpi z powodu choroby i jego stan stopniowo się pogarsza, a dostępne jest proste i niedrogie lekarstwo. Co mu doradzacie: kiedy miałby je zastosować? Nie wahacie się ani chwili. Odpowiedź jest oczywista: TERAZ! TERAZ! TERAZ! Z pewnością uznałabyś Hilary'ego za idiotę, gdyby, będąc kilka metrów od szczytu, zaczął zastanawiać się nad swoim kolejnym krokiem i ostatecznie zdecydował: „Być może powinienem poczekać do następnego roku".

Nic złego się nie dzieje. Wprost przeciwnie, dzieje się coś wspaniałego:

ZRÓB TO!

Czytając książką miałaś postępować zgodnie ze wszystkimi instrukcjami. Nie ma sensu powtarzać ich na tym etapie. Jednakże, zanim przystąpisz do rytuału ostatniego papierosa, konieczne jest, abyś w pełni zrozumiała podstawowe założenie i filar mojej metody: palenie nie daje ci żadnej prawdziwej przyjemności ani wsparcia – nigdy i w żadnej postaci. Chcę, żeby to było absolutnie jasne: nie chodzi mi o to, że wady bycia palaczem znacznie przewyższają jakiekolwiek zalety. Każdy palacz to wie, zanim daje się złapać, ma tego świadomość w czasie, kiedy jest palaczem, a także wtedy, kiedy już rzuci, nawet jeśli wciąż tęskni za papierosem. Mówię zupełnie poważnie: palenie nie ma ani jednej, absolutnie żadnej zalety – nigdy i w żadnej postaci!

Odczucie przyjemności i/lub wsparcia to iluzja. Bierze się ona stąd, że kiedy nikotyna opuszcza twój organizm, pojawia się uczucie pustki i niepokoju – rodzaj nierównowagi. Palenie nie łagodzi stresu ani nie zabija nudy, nie pomaga się skoncentrować ani zrelaksować – w rzeczywistości jest dokładnie odwrotnie.

NIKOTYNA STWORZYŁA TĘ NIERÓWNOWAGĘ I BĘDZIE JĄ PODSYCAĆ CIĄGLE NA NOWO; TAK DŁUGO, JAK DŁUGO BĘDZIESZ ZNAJDOWAŁA WYMÓWKĘ, ŻEBY ZAPALIĆ JESZCZE TYLKO TEGO JEDNEGO PAPIEROSA

Musisz zrozumieć, że te fakty dotyczą każdego palacza, nie tylko ciebie. I jeśli jakiś punkt nie jest dla ciebie jeszcze całkowicie jasny, przeczytaj książkę ponowne. Nie podejmuj próby rzucenia, dopóki nie zrozumiesz wszystkiego. Jeśli nadal sprawi ci to trudność, możesz uzyskać dalszą pomoc w każdej z naszych klinik (patrz spis na końcu książki).

Musimy także wyjaśnić cztery ostatnie iluzje, wymienione w kwestionariuszu:

17. Czy do rzucania palenia potrzebna jest silna wola?

18. Czy trzeba cierpieć powodu fizycznych objawów odstawienia nikotyny?

19. Czy byli palacze muszą przechodzić początkowy okres pragnienia zapalenia i podenerwowania?

20. Czy trudno jest przestać?

Omówiliśmy już wszystkie cztery punkty na różnych etapach i zakładając, że całkowicie zrozumiałaś pułapkę, będziesz wiedziała, że wszystko to fałszywe wyobrażenia, a nie fakty. Jeśli wszystko poszło dobrze, to być może czekasz już niecierpliwie, jak pies uwiązany na smyczy, żeby zapalić tego ostatniego papierosa i odzyskać wolność. A może nadal sądzisz, że rzucenie palenia jest trudne, ponieważ należysz do osób, które – jak ja – w przeszłości nie raz próbowały to zrobić, bezskutecznie. To jednak nie powinno powstrzymywać cię przed podjęciem próby. Nie przekonasz się, dopóki nie spróbujesz! Jeśli czujesz się podenerwowana i pełna obaw, nie przejmuj się. Nie może ci się nie udać, o ile będziesz się trzymać wszystkich wskazówek, nawet, jeśli jesteś niepewna.

OTO TWOJE KOŃCOWE INSTRUKCJE:

1. Sprawdź swoje nastawienie. Pamiętaj, prawdziwą różnicą między palaczem a osobą niepalącą nie jest to, że jeden z nich pali, a drugi nie. Prawdziwą różnicą jest to, że osoba niepaląca nie odczuwa potrzeby ani pragnienia palenia; ani dzisiaj, ani jutro, ani kiedykolwiek. Jeśli myśl, że już nigdy, przenigdy nie zapalisz papierosa, jest dla ciebie trudna do wyobrażenia, spróbuj pomyśleć o alternatywach i jak się wtedy czujesz:

a) przez całe życie pragniesz papierosa, ale sama go sobie odmawiasz; albo
b) nigdy nie wolno ci przestać palić.

Nawet jeśli czujesz się trochę zdenerwowana i jesteś pełna obaw, nie oznacza to, że musisz być przygnębiona. Ważne jest, żebyś zaczęła, przez cały ten czas była w dobrym nastroju i postrzegała palenie takim, jakie naprawdę jest: jako narkotyk o nazwie „DEWASTACJA". Poza tym ważne jest, żebyś miała świadomość, że jesteś właśnie na drodze, która pozwoli ci osiągnąć coś naprawdę wspaniałego, coś, o czym marzy każdy palacz na świecie:

UWOLNIĆ SIĘ OD NIKOTYNOWEGO UZALEŻNIENIA

2. Nigdy nie podjęłaś decyzji, że do końca życia będziesz palaczką. Jak każda palaczka i każdy palacz zostałaś wciągnięta w pułapkę. Nie lekceważ przewrotnej natury pułapki. W pewnym momencie więziła ona 90 procent dorosłej populacji. I inaczej niż w przypadku osoby odsiadującej dożywocie, nie wyjdziesz po trzydziestu latach, nie ma mowy o przedterminowym zwolnieniu za dobre sprawowanie. To szczególne więzienie zostało stworzone po to, aby więzić cię tak długo, aż cię zabije. Co więcej,

zostałaś ukarana za przestępstwo, którego nawet nie popełniłaś. Nie podejmujesz próby ucieczki, tylko żyjesz nadzieją, że w końcu zdarzy się kiedyś jakiś cud, który da ci wolność. Teraz jest na to czas! Pierwszą rzeczą, jaką musisz zrobić, jest podjęcie decyzji: „Uciekam!"

I właśnie zaraz to zrobisz. Niektóre decyzje trudno jest podjąć. Np. o kupnie samochodu tej czy może innej marki, kiedy trzeba uwzględnić tak wiele czynników. Decyzja, którą za chwilę podejmiesz jest prawdopodobnie najważniejszą decyzją w twoim życiu. Być może uważasz, że przesadzam z dramaturgią. Jak tysiące innych palaczy i palaczek, którzy przestali palić dzięki mojej metodzie, wkrótce przekonasz się, że decyzja, którą dziś podejmujesz, pozytywnie wpłynie na jakość całego twojego życia, w każdym jego aspekcie. Pamiętaj, nie decydujesz się wyłącznie na rzucenie palenia, ty wybierasz wolność! Podejmujesz decyzję o tym, czy chcesz spędzić resztę życia w pułapce, czy chcesz być wolna. Przestań się oszukiwać i wmawiać sobie, że jeśli nie rzucisz dzisiaj, to zrobisz to jutro. W ten sposób dowiedziesz mojej tezy, że pułapka cię pokonała i pozostaniesz w niej do końca życia. Na szczęście, decyzja o rzuceniu palenia to nie tylko najważniejsza i najkorzystniejsza decyzja, jaką kiedykolwiek podejmiesz, ale także decyzja najłatwiejsza. Cudowna prawda jest taka, że nawet nie musisz się nad tym zastanawiać ani rozważać za i przeciw – bycie palaczem nie ma ani jednej zalety. Wady są tak straszne, że kiedy się już uzależnimy, nie jesteśmy nawet w stanie o nich myśleć. Mimo to chcę, żebyś złożyła sobie teraz uroczyste przyrzeczenie, że kiedy wypalisz już swojego ostatniego – rytualnego – papierosa, bez względu na to, co się w twoim życiu wydarzy, nigdy nie zapalisz kolejnego.

Skoro podjęłaś decyzję, o której wiesz, że to właściwa decyzja, nigdy, przenigdy nie kwestionuj jej ani nie podawaj w wątpliwość. Od urodzenia poddawano nas zmasowanemu praniu mózgu, z którego wynika, że palenie to przyjemność i/lub wsparcie. Pamiętaj, palenie nie jest niczym więcej, niż tylko uzależnieniem od nikotyny, a nikotyna – narkotykiem o nazwie DEWASTACJA. Twoje postrzeganie palenia było do tej pory zniekształcone. I kiedyś ponownie może się tak zdarzyć. Ale fakty nigdy się nie zmieniły. Palenie zawsze było uzależnieniem od DEWASTACJI i zawsze nim będzie.

Niektórym palaczom trudno jest uwierzyć, czasem jest to wręcz niemożliwe, że każdy palacz może z łatwością rzucić palenie i jeszcze czerpać z tego prawdziwą radość. Chcę mocno podkreślić, że chociaż wielu byłych palaczy uważa, że moja metoda działa jak czary, to nie są to czary. Łatwo jest uciec z najbardziej skomplikowanego labiryntu, pod warunkiem, że masz jego plan. Wielu krytyków uważa, że moja metoda jest po prostu zbiorem przydatnych wskazówek. Ale to coś więcej: to mapa, która każdemu palaczowi pomoże łatwo rzucić palenie. Cudowna prawda jest taka, że rzucanie palenia naprawdę jest łatwe, pod warunkiem, że postępujesz zgodnie z instrukcjami.

Palaczom trudno jest przestać tylko z następujących powodów:

a) wierzą, że pozbawiają się prawdziwej przyjemności i/lub wsparcia. I dlatego
b) wypalają swojego ostatniego papierosa z nadzieją, że nigdy już nie sięgną po kolejnego, ale potem tracą następne kilka dni i zwykle też resztę swojego życia, tęskniąc za papierosem – z poczuciem straty i przygnębienia, ponieważ sami odmawiają sobie palenia.

Jedyną trudnością są nasze wątpliwości, niepewność, czekanie, że „nic", albo że „coś", się stanie. Dla ciebie najważniejsze jest, żebyś miała świadomość, że sama podjęłaś właściwą decyzję i żebyś nie dręczyła się teraz podważaniem jej słuszności. Wtedy odstawienie papierosów przyjdzie ci łatwo:

a) nie będziesz miała poczucia straty, ale będziesz szczęśliwa, że już nie jesteś palaczką,
b) nie będziesz palaczom zazdrościła, ale raczej współczuła, kiedy będą palić.

Jeśli nie jesteś przekonana, że podjęłaś właściwą decyzję, stawiasz się w sytuacji bez wyjścia: będziesz przygnębiona i będziesz tęskniła za sytuacją, która nigdy nie miała miejsca i mieć nie może. Teraz masz do wyboru: stawić czoła pokusie i cierpieć z powodu straty albo poddać się i zapalić tylko tego „jednego papierosa". A przecież wiesz, że jeśli raz ulegniesz, to zrobisz to po raz kolejny i kolejny. Nadal będziesz niewolnikiem nikotyny i będziesz czuła się jeszcze bardziej żałośnie.

BEZ WZGLĘDU NA TO, JAKĄ DECYZJĘ PODEJMIESZ, BĘDZIESZ PRZEGRANA

Na szczęście, masz jeszcze trzeci wybór. Możesz zaakceptować to, że zostałaś poddana praniu mózgu. I może okazać się, że będziesz zazdrościła innym palaczom lub nawet miała ochotę na papierosa przy jakiejś okazji, pewnie dlatego, że znajdziesz się w przepełnionej dymem atmosferze i biernie zażyjesz nikotynę, co z kolei wywoła reakcję fizyczną. Możesz też po prostu zdziwić się, że otaczający cię ludzie wydają się być zadowoleni z tego, że palą, i może pomyślisz, że coś z tego mają. Jest to ważny sygnał ostrzegawczy: oznacza on, że warunkowanie i pranie mózgu zaczynają działać. Pamiętaj, firmy tytoniowe wydają miliardy, żeby przeniknąć do twojego umysłu. Ale nie jesteś wobec tej podstępnej propagandy bezbronna: przecież wiesz, że to wszystko, to perfidia pułapki, jeden z jej wielu elementów, które trzymają uzależnionych od nikotyny w niewoli tak długo, aż ich zniszczą. Ciesz się, że teraz rozumiesz już, jak wyrafinowana jest ta pułapka, i że osiągnęłaś to, o czym marzy każdy palacz na tej planecie. I zamiast pozwalać sobie na zwątpienie w takich chwilach, użyj ich do przypomnienia sobie o tym:

JAK WSPANIALE JEST BYĆ WOLNĄ!
ŻE NIE MUSISZ PRZEŻYWAĆ OKRESU TRAUMY!
ŻE NIE MUSISZ CZEKAĆ, ŻEBY STAĆ SIĘ NIEPALĄCĄ!

Jeśli czekasz, to tym, na co naprawdę czekasz, jest zniknięcie niepewności i wątpliwości. Na co więc czekać? Podobnie jak ja i każdy inny palacz, wiesz instynktownie, że palenie to głupia gra. To tak proste i oczywiste jak to, że za chwilę doświadczysz czegoś wspaniałego:

RYTUAŁU OSTATNIEGO PAPIEROSA

Jeżeli ta perspektywa ciągle napełnia cię obawą, miej świadomość, że wynika to wyłącznie ze strachu, że będzie ci brakowało palenia i nie będziesz w stanie cieszyć się życiem albo sobie z nim radzić – bez papierosów. Te obawy są realne. Ale pamiętaj – nie odczuwałaś ich, zanim nie wpadłaś w pułapkę.

Przyjrzyjmy się więc temu rytuałowi ostatniego papierosa. Całe swoje życie palaczki przygotowujesz się do tego momentu: zgaszenia papierosa. Postanowiłaś zrobić coś, co powszechnie uważa się za niezwykle trudne, a niektórzy uważają za wręcz niewykonalne. Doszłaś do momentu kiedy jesteś już prawie u celu. Szkolenie zakończone. Rytuał ostatniego papierosa jest jak ceremonia rozdania Oskarów. Czy Oskar bez całej tej oprawy miałby takie samo znaczenie? Czy ślub albo pogrzeb, bez ceremonii, byłyby tym samym?

Hilary i Tenzing byli sami, ale nie przeszkodziło im to w zamocowaniu narodowej flagi na szczycie i nie umniejszało wagi tego rytuału. Cały świat dowiedział się o ich osiągnięciu. Twoja rodzina, przyjaciele, koledzy i znajomi wkrótce dowiedzą się o tym, czego ty dokonałaś. Nie patrz na to, jak na rytuał ostatniego papierosa, ale zobacz w tym to, czym to wydarzenie naprawdę jest: ceremonią dedykowaną tobie i twojej osobistej chwale, mającą uczcić twoją ucieczkę z koszmarnego zniewolenia:

UZALEŻNIENIA OD NIKOTYNY

Te z was, które zgodnie z moją instrukcją, cały czas paliły, proszę teraz o zapalenie ostatniego papierosa. Jeżeli jesteś jedną z tych, które złożyły sobie uroczyste przyrzeczenie, że nigdy już nie zapalą, zanim zaczęły czytać tę książkę, nie czuj się tak, jakby ci czegoś zabrakło, jakby ominęła cię cała zabawa! Wypaliłaś już swojego ostatniego papierosa, ale nie znaczy to, że nie masz świętować swojego sukcesu! Ważne, żebyś zrobiła to teraz, nawet, jeśli rzuciłaś palenie jakiś czas temu. W twoim przypadku „mały potworek" jest albo w agonii, albo nawet może już martwy.

Szkoda, że nie można organizować corocznej wielkiej gali, transmitowanej przez TV, w czasie której odznaczano by wszystkich palaczy, którym udało się wyzwolić. Jestem przekonany, że gdyby istniało coś na wzór nagrody Oskara – z taką samą wspaniałą oprawą i PR! – dla tych, którzy „rzucili", śmiertelne uzależnienie od nikotyny przestałoby siać takie spustoszenie.

Możesz oczywiście świętować w towarzystwie bliskiej rodziny i znajomych. Możesz także, jeśli masz ku temu jakieś powody, zrobić to na osobności.

Bez względu na to, jakiego dokonasz wyboru, bądź świadoma, że palisz swojego ostatniego papierosa. Bądź świadoma: w paleniu nie ma absolutnie nic przyjemnego, a wdychanie trujących, rakotwórczych substancji do płuc jest czymś zdecydowanie nieprzyjemnym. Bądź także świadoma, że jeśli wybierasz przeżycie tej chwili na osobności, twoja bliska rodzina i przyjaciele nadal będą cię dopingować. Tak naprawdę, to wszyscy palacze na świecie będą cię dopingować, nawet jeśli się do tego nie przyznają. To dlatego, że twój sukces – twoja ucieczka – daje innym nadzieję, że im też może się udać.

Zacząłem od stwierdzenia, że żaden z żyjących czy nieżyjących palaczy nigdy nie czerpał przyjemności z palenia. Chciałbym złagodzić to oświadczenie, ponieważ istnieje taki papieros, którego wypalenie jest nie tylko przyjemne, ale który sprawi, że ogarnie cię radość i zachwyt: twój ostatni papieros! Oczywiście, o ile masz pełną świadomość, że to ostatni.

Niezależnie od tego, czy pojawiły się jakieś trudności, teraz możesz być wolna! Nie musisz już więcej znosić upokorzenia związanego z porażką. Proszę cię, wypal swojego ostatniego papierosa i ciesz się, bo właśnie przekręcasz klucz, który otwiera drzwi do wolności i pozwala ci uciec z

NIEWOLI NIKOTYNY

Pamiętaj: w momencie, kiedy zgasiłaś ostatniego papierosa, już jesteś niepaląca!! Teraz jedyne, co musisz zrobić, to zaakceptować, że tak jak palacze, tak i niepalący, mają swoje lepsze i gorsze dni. Im dalej od nałogu, dobrych dni będzie coraz więcej. W pierwszych dniach możesz się czuć trochę zagubiona. Nie przejmuj się tym. To znak, że wracasz do zdrowia. Od tej chwili musisz pamiętać tylko o jednym: kiedykolwiek pomyślisz o paleniu, czy będzie ci dobrze, czy źle, nie podawaj w wątpliwość swojej decyzji i naucz się cieszyć:

HURRA! NIE PALĘ!

To nie jest jedynie mantra: powtarzając coś, co masz nadzieję urzeczywistnić, sprawiasz, że staje się prawdą. To JEST prawda: nie palisz! Genialna pułapka kazała ci wierzyć, że zapalając papierosa, można złagodzić uczucie pustki i niepokoju. Moim celem jest pomóc ci zrozumieć, że prawdą jest coś zupełnie przeciwnego. Potrzeba czasu, żeby tę prawdę przyswoić. Postępuj w tym okresie zgodnie z moimi wskazówkami, a już za kilka dni doświadczysz czegoś cudownego. Nazywam ten moment „momentem olśnienia". To uczucie podobne do tego, co czujesz, kiedy po raz pierwszy udaje ci się utrzymać na wodzie bez „skrzydełek" albo kiedy zdałaś egzamin na prawo jazdy. Kiedy ci się to udaje, świat staje przed tobą otworem. Możesz jechać gdziekolwiek chcesz, nie musisz nikogo prosić, żeby ci towarzyszył, ryzykując swoje życie. Jesteś samodzielna! Tak samo jak wtedy, kiedy nauczyłaś się jeździć na rowerze, bez bocznych kółek albo asekurującego rodzica.

Ten rodzaj doświadczenia pokazała kiedyś w piękny sposób pewna telewizyjna reklama: mały chłopczyk cały czas powtarza: „Tato, nie puszczaj"; w jakimś momencie rozgląda się i uświadamia sobie, że tata już dawno go puścił, a on przejechał 50 jardów bez żadnej pomocy i miał nad wszystkim kontrolę.

Źródłem głębokiej radości w takich chwilach jest poczucie nowo odkrytej wolności „istoty zwycięskiej" i świadomość całkowitej niezależności. „Moment olśnienia" znacznie przewyższa te przykłady. Miło jest nie być zależnym od ludzi, którzy cię kochają i zawsze chętnie pomogą.

Ale czym innym jest zdać sobie sprawę, że nie jesteś już zależna od obrzydliwej trucizny, o której wiesz, że cię zabija. Czym innym jest wyzbyć się tej pogardy dla samej siebie, której doświadczałaś przecież, odkąd miałaś świadomość, że płacisz majątek za to, żeby być niewolnikiem trucizny. Jesteś wolna! To jest zupełnie wyjątkowy moment.

Ten wyjątkowy moment pojawia się zwykle kilka dni po tym, jak przestałaś palić, w jednej z tych sytuacji – jakieś towarzyskie spotkanie albo stres o których zawsze myślałaś, że bez papierosa nie dasz sobie rady, kiedy nagle okazuje się, że nie tylko dałaś sobie radę bez papierosów, ale w ogóle nie przyszło ci do głowy, żeby zapalić. Wtedy zdajesz sobie sprawę, że wszystko, co mówiłem, jest prawdą: spotkania towarzyskie będą cię bardziej cieszyć, lepiej poradzisz sobie ze stresem, nie będziesz musiała cierpieć do końca życia z powodu „straty", a powiedzenie „palacz pozostaje palaczem na zawsze" jest bzdurą.

Podobnie jak próba, żeby nie myśleć o paleniu, z pewnością sprawi, że skutek będzie przeciwny, a myśl o paleniu stanie się twoją obsesją, tak samo próba przyspieszenia „momentu olśnienia" sprawi, że nigdy go nie doświadczysz. Palacze rzucający metodą „silnej woli" rzadko doznają „momentu olśnienia", ponieważ nigdy nie mają pewności, że im się udało. Jeśli twoim celem jest nie palić przez tydzień lub rok, nie będziesz wiedziała, czy udało ci się to osiągnąć, dopóki nie minie tydzień lub rok. Na tej samej zasadzie, jeśli twoim celem jest nigdy więcej już nie zapalić, nie dowiesz się, czy ci się udało, dopóki twoje życie nie dobiegnie końca. Więc skąd będziesz wiedziała stosując moją metodę? Będziesz wiedziała, bo rozumiesz istotę pułapki. Ryba w ławicy chętnie bierze udział w wyścigu do przynęty wraz ze swoimi towarzyszkami, i może nawet uda się jej tę przynętę złapać, ale ryba, która wie, że przynęta to pułapka, ominie ją z daleka, i będzie współczuć swoim towarzyszkom, a zwłaszcza zwyciężczyni zawodów.

Już jesteś niepaląca. Koszmar się skończył. Głównym celem tej książki nie było jedynie pomóc ci rzucić palenie, ale przede wszystkim pomóc ci bardziej cieszyć się życiem. Tak właśnie zrób, i to od zaraz!

Niektóre byłe palaczki z łatwością rzuciły palenie moją metodą. Były bardzo szczęśliwe, że nie są już palaczkami, jednak nigdy nie doznały „momentu olśnienia". To dlatego, że nie zastosowały się do wszystkich instrukcji. Przypomnij sobie Fionę z rozdziału 15, która pisała:

Rozumiem i zgadzam się ze wszystkim, o czym mówisz w swojej metodzie. Pozwól mi to wyjaśnić, jestem bezgranicznie szczęśliwa, że stałam się osobą niepalącą i wiem, że już nigdy więcej nie zapalę. Wiem, że zaraz powiesz, że cokolwiek myślę o paleniu to powinno to być „Czy to nie wspaniałe? W końcu jestem wolna" i tak się właśnie czuję przez większość czasu. Za wyjątkiem momentu, w którym otwieram drzwi wejściowe do pustego domu. Nie mogę przestać myśleć: „Gdybym tylko mogła zapalić, choć jednego papierosa". Ale wiem, że nie byłby to jeden papieros, więc nie daję się skusić. A nie palę już od sześciu miesięcy. Czy możesz mi pomóc?

Kiedy spotkałem się z Fioną, doszedłem do wniosku, że musiała coś albo przeoczyć albo źle zrozumieć. Odkryliśmy, że nie udało jej się wyzbyć jednego skojarzenia, związku między tym smutnym momentem wejścia do pustego domu, a złudnym komfortem zapalenia papierosa. Pogarszała jeszcze swoją sytuację, ponieważ pragnęła czegoś, czego sama sobie wzbraniała, zwłaszcza, że i tak nie rozwiązałoby to jej prawdziwego problemu, którym był pusty dom i samotność. Omówiliśmy jej sytuację dokładniej i Fiona szybko pojęła, że samo wejście do domu było dla niej generalnie bardzo smutną chwilą, ponieważ nie ma nikogo, z kim mogłaby porozmawiać o codziennych problemach. Jako osoba z natury towarzyska, była swoją sytuacją przygnębiona. Ile papierosów mogłoby to zmienić? Jeszcze raz przeczytała swoje „osobiste przekonania". Potwierdziło to, że ma serdecznie dość siedzenia samotnie w pustym domu, paląc, trując się i marnując życie, zamiast w pełni z niego korzystać. Ludzie rzadko chwalą się swoimi osiągnięciami. Nieustannie dążymy do perfekcji, następnym razem musi być jeszcze lepiej. Przypadek Fiony pokazuje, jak ważne jest, żeby przeanalizować i mieć świadomość swoich myśli i odruchów, żeby nie zmylił cię więcej dzwonek (Pawłowa), kiedy zadzwoni! Za moją radą Fiona zdecydowała się wykorzystać moment codziennego otwierania drzwi, żeby przypomnieć sobie, jak cudownie jest odzyskać kontrolę nad czymś, czego się nienawidzi i być w stanie ze wszystkim sobie radzić. Dla nas obojga było to objawienie, kiedy pisała:

Robiłam to, co sugerowałeś – od poniedziałku do czwartku – i czułam się świetnie. Bałam się piątku, ponieważ była to zazwyczaj najgorsza noc – cały weekend w pustym domu! To było niezwykłe! Kiedy weszłam do domu, nawet nie pomyślałam już o tym, jak miło jest nie musieć palić. Ale jeszcze bardziej niesamowite było to, że tak naprawdę nie mogłam się doczekać powrotu w domu! I to nie tylko dlatego, że czułam się kompletnie wolna od palenia. Zrozumiałam, że swój rozwód traktowałam w dokładnie taki sam sposób, jak palenie. Wybacz mi proszę mój język, ale mój były mąż był samolubnym, bezmyślnym draniem! Zanim się w nim zakochałam i wyszłam za niego, byłam szczęśliwa i pewna siebie. Nie chcę się przechwalać, ale nigdy nie mogłam narzekać na brak adoratorów. On podkopał całą moją wiarę w siebie, sprawił, że moje życie stało się pasmem nieszczęść, a kiedy mnie zostawił, byłam znerwicowanym wrakiem człowieka. A potem, tak jak w przypadku palenia, tęskniłam za czymś, co nigdy nie istniało.

Dalsza część listu była podobna do listu Debbie. Nie lubię przypisywać sobie zasług, jeśli nie miałem w nich udziału, ale zerwanie z nałogiem nikotynowym uznawane jest za rzecz niezwykle trudną do osiągnięcia. I kiedy już ci się uda, poczujesz ogromny przypływ zaufania i wiary w siebie, osiągniesz stan, który pozwoli ci skonfrontować się z różnymi aspektami twojego życia, które do tej pory sprawiały ci tyle problemów, a teraz świetnie sobie z nimi poradzisz. Twierdzę, że jest to jedna z największych korzyści uwolnienia się od nikotynowego nałogu.

Doświadczyłem „momentu olśnienia" jeszcze zanim zgasiłem ostatniego papierosa. W naszej klinice niektórzy palacze doświadczają tego na długo przed zakończeniem terapii. Mówią: „Nie musisz już nic mówić. Widzę wszystko wyraźnie. Palenie jest po prostu wielkim oszustwem i wiem, że już nigdy więcej nie zapalę". Być może ty też już tego doświadczyłaś. Nie przejmuj się, jeśli to nie nastąpiło. Powody mogą być różne: stopień przygnębienia, do jakiego doprowadził cię narkotyk; to, czy masz bujną wyobraźnię czy jesteś raczej osobą, która „musi przekonać się sama"; i najważniejsze – czy dajesz się prowadzić jak owca, podążająca za czymś, bez względu na to, jak jest to bezsensowne, czy może jesteś w stanie otworzyć swój umysł i zaakceptować prawdę. Nie ma znaczenia fakt, ile udało ci się zdobyć punktów, czy było ich dużo, czy mało. Jeśli postępowałaś zgodnie ze wszystkimi instrukcjami, już jesteś szczęśliwą niepalącą. Kiedyś nie potrafiłaś sobie wyobrazić, że mogłabyś być szczęśliwą niepalącą. Kiedy doświadczysz „momentu olśnienia", trudno będzie ci sobie wyobrazić, że mogłabyś wpaść w tę pułapkę ponownie. Przeczytaj teraz ostatni rozdział, żeby dowiedzieć się:

JAK POZOSTAĆ SZCZĘŚLIWĄ NIEPALĄCĄ PRZEZ CAŁE ŻYCIE

24. Jak pozostać szczęśliwą niepalącą przez całe życie

Kiedy doświadczyłem „momentu olśnienia", wiedziałem już, że nigdy więcej nie wpadnę w pułapkę nikotynową. I przez ponad dwadzieścia lat nie wydarzyło się nic, co podważałoby moje przekonanie. Przeciwnie, wszystko je wzmacnia. Wierzyłem także, że każdy palacz, który z łatwością uwolnił się od palenia z pomocą mojej metody, będzie tak samo odporny na pokusę powrotu. Kilka miesięcy później odkryłem, że wcale nie musi tak być i doświadczyłem największego niepowodzenia. Wyobraź sobie moje zakłopotanie, kiedy Emma Freud poprosiła o usunięcie jej wypowiedzi w prezentacji video o mojej metodzie.

Postąpiłem zgodnie z jej prośbą. Bez względu na to, jak dumny byłem z tej prezentacji i ilu palaczom mogłaby pomóc się wyzwolić, ostatnią rzeczą, jakiej chciałem, była rekomendacja osoby, która znów pali. Nauczyłem się już, jakie pojawiają się wtedy reakcje. Mówią: *Tak, naprawdę? Wyszłaś z sesji po sześciu godzinach i od razu byłaś szczęśliwą niepalącą, a w dodatku tak niedrogo? To twój najlepszy interes w życiu! Też muszę spróbować!* Ale myślą inaczej: *Myślisz, że jestem idiotą?! Skoro było to takie proste i przyjemne, to, dlaczego znowu palisz?*

No właśnie, dlaczego? Od momentu, w którym stworzyłem moją metodę, spędziłem więcej czasu zastanawiając się nad tym konkretnym aspektem palenia, niż nad wszystkimi innymi łącznie. Oczywiście, cynik przyjąłby stanowisko:

Wielu ludziom udało się powstrzymać od palenia przez jakiś czas i rzeczywiście uważali się za szczęśliwych niepalących. Ale tak naprawdę nie byli wolni i w końcu znowu zaczęli palić. Oni po prostu oszukiwali samych siebie!

Nie wstydzę się przyznać, że gdybym nie odkrył „Easyway", argumentowałbym dokładnie tak samo. I choćby nie wiem jak entuzjastycznie byli palacze zachwalali metodę, nie wydałbym takiej sumy.

Moje rozważania nie były całkowicie jałowe. Musiałem przyjąć do wiadomości, że niewielki procent palaczy wraca do palenia w ciągu trzech miesięcy. Dumny jestem z tego, że udało mi się zredukować tę liczbę z 24 procent w pierwszym roku mojej działalności, do mniej niż 5 procent w ostatnim. Wiem także, że w przypadku mojej metody największą tragedią, jaka może się przytrafić, nie jest to, że nie uda się rzucić za pierwszym podejściem, ale kiedy się udaje, a potem znów się wpada. Mam powody, aby wierzyć, że znacznie zredukowałem również odsetek takich przypadków, ale nie dysponuję dokładnymi danymi. Ten ostatni rozdział jest próbą zapewnienia, że nie znajdziesz się w tej grupie.

Twierdzę, że moja metoda może nie tylko pomóc każdemu palaczowi rzucić palenie łatwo, ale także zrobić to trwale. Jak mogę wypowiadać takie twierdzenia, skoro jednocześnie przyznaję, że są palacze, którym się wprawdzie początkowo udaje, ale dają się złapać na nowo? Jak mogę mówić o trwałości, kiedy palacz na nowo się uzależnia? Cóż, mógłbyś np. powiedzieć, że kiedyś udało ci się uwolnić z sideł zastawionych na niedźwiedzia i teraz jesteś całkowicie wolna. Nie można jednak wykluczyć, że kiedyś znów ci się to przytrafi. Ale czy znaczy to, że nie uwolniłaś się z tej pierwszej pułapki?

Zawsze podkreślam, że palacze, którzy rzucili metodą „silnej woli", nigdy nie czują się naprawdę wolni i do końca życia będą narażeni na porażkę. Stosując moją metodę, stajesz się wolna w momencie, kiedy uwalniasz się od efektów prania mózgu. W tym kontekście przychodzi mi na myśl przypadek Doris. Była jedną z pierwszych uczestniczek sesji w naszej klinice w Birmingham. Pojawiła się cała we łzach i tak nieszczęśliwa, jak nieszczęśliwa może być tylko palaczka. Wychodziła także we łzach. Ale były to łzy radości, która udzieliła się wszystkim obecnym, łącznie ze mną. Była w absolutnej euforii. Ucałowała mnie mocno i była naprawdę przeszczęśliwą niepalącą. Jeszcze tego samego wieczoru odwiedziła swoją córkę i zięcia, pragnąc podzielić się z nimi tą cudowną nowiną. Zięć obiecał jej, że też „zrezygnuje" z palenia, nie dlatego, że chciał, ale by wesprzeć swoją teściową. Oczywiście próbował robić to, opierając się na „silnej woli" i entuzjazm teściowej wzmacniał jedynie jego przygnębienie. Powiedział do niej: „Czym się tak ekscytujesz? Przecież nie wytrzymałaś jeszcze nawet jednego dnia?" Efekt był katastrofalny. Sześć godzin, które spędziłem próbując pomóc tej kobiecie wyrwać się z piekła, w ułamku sekundy zostały zniweczone. Doris nie zapaliła, ale ziarno wątpliwości zostało zasiane. Kiełkowało, pęczniało i rosło.

Wychodząc z kliniki Doris była już szczęśliwą niepalącą i miało tak być już do końca życia. Mogłabyś powiedzieć, że jej szanse nie były duże, skoro kilka słów wystarczyło, żeby zachwiać jej pewnością. Ale ona naprawdę pozostała wolna! Na szczęście wróciła, żeby się ze mną zobaczyć. Przypomniałem jej o psychologicznej wojnie, jaka toczy się między palaczami a byłymi palaczami, mogła więc postawić się w sytuacji swojego zięcia. Przecież on nie chciał jej zaszkodzić.

On się po prostu bronił. Z jednej strony była Doris, w euforii, że już nie musi palić, z drugiej – on, w depresji i pełen żalu, ponieważ musiał „rezygnować" z palenia. Nie mogła się doczekać, żeby wrócić tam i wyłożyć mu swojego pokera na stół. I dokładnie tak zrobiła.

Stajesz się wolna w momencie, kiedy pozbywasz się skutków prania mózgu i osiągasz właściwe nastawienie. Ale nigdy nie trać czujności. Jeśli moja metoda ma w ogóle jakąś wadę, to tę, iż w tak łatwy sposób umożliwia palaczowi rzucenie, że staje się on zbyt pewny siebie. Matka-natura, w swojej łaskawości, pozwala nam pamiętać tylko dobre chwile, te złe każe zapomnieć. Niestety, w przypadku palenia może to być problemem. Moja metoda dostarcza wam dość przekonywujących, ważnych powodów, żeby nigdy nie palić, i ani jednego – żeby palić. Ale w miarę upływu czasu zapominamy o wadach. W początkowym okresie takie zagrożenie nie istnieje. Jesteś ciągle pełna obaw i dobrze pamiętasz, jak bardzo nienawidziłaś swojego palenia. Właśnie dlatego prosiłem cię, żebyś spisała swoje „osobiste przekonania", żebyś miała pod ręką coś, do czego będziesz mogła zajrzeć od czasu do czasu i przypomnieć sobie, dlaczego tak bardzo cieszy cię to, że jesteś wolna. Nie zapomnij też napisać, jak czułaś się, kiedy przyszedł „moment olśnienia"!!!

Zawsze, kiedy mam kontakt z palaczem, który przez długi czas nie palił, ale potem znów zaczął, pytam go: „Czy wtedy, kiedy byłeś wolny, lubiłeś być niepalącym?" Odpowiedź zawsze brzmi: „Było wspaniale!" Potem następuje długi opis tego, jak było wspaniale. Następnie pytam ich, czy fajnie jest znowu palić. Odpowiedź zawsze brzmi: „Nienawidzę tego! Dlaczego byłem taki głupi?" Dokładnie taką samą odpowiedź dostaję od palaczy, którym udało się rzucić palenie na jakiś czas przy użyciu metody „siły woli". Proszę, ucz się na ich błędach. Kiedy jakiś klient wysłał do mnie list, podobny do tego, jaki dostałem od Debbie, to często, żeby rozwiązać problem, wystarczy, że odeślę mu ten list, żeby przypomniał sobie, jak się wtedy czuł.

Dlaczego wiadomość o tym, że Emma zaczęła znowu palić była takim ciosem? W końcu była młoda, zdrowa, bogata i miała niewiele powodów, aby przestać palić. Uprawiała bardzo stresujący i odpowiedzialny zawód, w który panuje silna konkurencja, a pokus jest mnóstwo. Byłem pod wrażeniem jej inteligencji i osobistego uroku. Jako kobieta sukcesu, mądra i urocza, na dodatek potomkini słynnego Zygmunta, była też idealnym wzorem do naśladowania dla młodych dziewcząt. Wszystko to razem sprawiało, że cios był boleśniejszy. Miała oczywiście rację, prosząc o usunięcie jej wypowiedzi z prezentacji. Miała świadomość hipokryzji tej sytuacji i z pewnością musiała przełknąć niejedną złośliwość ze strony znajomych, którzy wiedzieli, że znowu zaczęła palić. Mam ogromny szacunek dla Emmy i nie mam do niej żalu. Ale gardzę sobą za to, że zgodziłem się usunąć jej wypowiedź. Jednego się w życiu nauczyłem: uczciwość jest najlepszym sposobem na życie; nie z powodów moralnych czy ideowych, ale z powodów czysto egoistycznych – to się opłaca. Powinienem był nalegać na pozostawienie jej wypowiedzi. Emma była osobą głęboko uczciwą i przez jakiś czas naprawdę szczęśliwą niepalącą. Powinienem był użyć jej słów jako ostrzeżenia, tak, jak robię to teraz. Łatwo jest rzucić palenie natychmiast i trwale, ale nie można lekceważyć perfidii pułapki. Przyrzekłaś uroczyście, że nigdy przenigdy już nie zapalisz. Najważniejsza instrukcja brzmi: skoro podjęłaś decyzję, o której wiesz, że to słuszna decyzja, nigdy nie podawaj jej w wątpliwość! Zawsze, kiedy pomyślisz o paleniu, dziś, jutro, czy kiedykolwiek w przyszłości, przypomnij sobie po prostu:

HURRA! NIE PALĘ!

W ten sposób, żeby trzymać się swojej decyzji, nie potrzebna ci będzie ani odrobina silnej woli. Co ważne: moją metodą od razu możesz mieć sukces i będzie on trwały, o ile zastosujesz się do wszystkich wskazówek. Ci, którym się nie udaje, tego nie robią. Wyciągnijmy wnioski z historii Fiony. Nie udało jej się wypełnić zaledwie jednej instrukcji: pozbyć się fałszywych skojarzeń. Ale i tak była szczęśliwa jako niepaląca i przekonana, że nigdy już nie zapali. Ale jak możemy mieć pewność, czy nie zostały jeszcze jakieś resztki prania mózgu? Nie możemy! Fiona czuje się wolna, w każdej sferze swojego życia. I tylko to się liczy.

Dla pamięci i wsparcia znajdziesz na końcu wszystkie instrukcje w skrócie. Przeczytaj je teraz. Nie przeskakuj ich, myśląc: „Tak, to oczywiste". Naprawdę nieźle się napracowałaś, aby dojść tak daleko. Poświęć kilka dodatkowych minut, wstydem byłoby to wszystko zmarnować sądząc, że to nuda. Potraktuj każdą kwestię poważnie. Zapytaj siebie: Czy naprawdę w to wierzę? Czy naprawdę to rozumiem? Zrób to, a ja powtórzę słowa Emmy:

BAW SIĘ DOBRZE!

Główne instrukcje, jakich należy przestrzegać w trakcie czytania tej książki

1. Miej otwarty umysł.
2. Zachowaj pozytywne nastawienie przez cały czas.
3. Nie próbuj przestać palić, zanim nie skończysz czytać tej książki.
4. Nie popełniaj falstartu.
5. Zapisuj swoje „Osobiste Przekonania".

Instrukcje, jakich należy przestrzegać, aby ułatwić sobie rzucenie palenia na stałe

1. Przechowuj tę książkę w bezpiecznym miejscu, gdzie możesz w łatwy sposób się do niej dostać. Nie zgub jej, nie pożyczaj, ani nie oddawaj.
2. Nigdy nie zapominaj, że palenie nie daje żadnych korzyści ani tobie, ani żadnemu innemu palaczowi.
3. Nigdy nie zazdrość innym palaczom. To oni będą ci zazdrościć. Nie będziesz czuła się pozbawiona czegokolwiek. To oni będą się tak czuli.
4. Po podjęciu decyzji uznanej przez ciebie za właściwą, nigdy, przenigdy nie kwestionuj jej, ani nie podawaj w wątpliwość.
5. Bądź świadoma tego, że „mały potworek" przeżyje kilka dni i możesz znaleźć się w sytuacji, w której sięgniesz odruchowo po papierosa. Jeśli tak się

stanie, nie przejmuj się tym. Skorzystaj z chwili, aby przypomnieć sobie jak miło jest być wolnym.

6. Ciesz się z usunięcia skojarzeń. Udowodnij swoją rację, znajdź je, aby je zniszczyć.
7. Nie używaj substytutów – nie potrzebujesz ich.
8. Zaakceptuj, że będą dobre i złe dni, ale nigdy nie zapominaj, że dobre dni będą lepsze, a złych dni będzie coraz mniej.
9. Nie unikaj sytuacji kojarzonych z paleniem, ani nie zmieniaj swojego stylu życia, tylko dlatego, że przestałeś palić, chyba, że pragniesz zmienić je z czysto egoistycznych powodów. Pamiętaj: przestałaś tylko palić, a nie żyć!
10. Nie próbuj ograniczać palenia, albo kontrolować zażywanie nikotyny.
11. Przeczytaj ponownie swoje „Osobiste Przekonania". Ustaw je w komputerze jako wygaszasz ekranu.
12. Ignoruj rady „ekspertów" i przyjaciół, jeśli są one sprzeczne z tymi instrukcjami, bez względu na to, jak znakomitymi osobami oni są lub jak imponująco brzmią ich rady.
13. Nie czekaj na „Chwilę Olśnienia" ani na stanie się osobą niepalącą – już nią jesteś. Po prostu żyj dalej.
14. Jeśli masz jakieś trudności skontaktuj się z najbliższą kliniką Allena Carr'a. Na następnych stronach znajdziesz ich listę.
15. Przede wszystkim, nie próbuj nie myśleć o paleniu. Zawsze, gdy do tego dojdzie, powiedz sobie:

HURRA! JESTEM OSOBĄ NIEPALĄCĄ!

Ostatnie ostrzeżenia

Możesz cieszyć się resztą życia jako szczęśliwa niepaląca. Aby się upewnić, że tak jest, musisz postępować zgodnie z tymi prostymi instrukcjami.

1. Przechowuj tę książkę w bezpiecznym miejscu, gdzie możesz w łatwy sposób się do niej dostać. Nie zgub jej, nie pożyczaj ani nie oddawaj.
2. Jeśli kiedykolwiek zaczniesz zazdrościć innym palaczom, zdaj sobie sprawę z tego, że to oni będą zazdrościć tobie. Nie będziesz czuła się pozbawiona czegokolwiek. To oni będą się tak czuli.
3. Pamiętaj, że nie lubiłaś być palaczką. Dlatego właśnie z tym skończyłaś. Podoba ci się za to bycie osobą niepalącą.
4. Pamiętaj, nie ma czegoś takiego jak tylko jeden papieros.
5. Nigdy nie wątp we własną decyzję o tym, aby nigdy więcej nie palić. Wiesz, że jest to właściwa decyzja.
6. Jeśli masz jakieś trudności skontaktuj się z najbliższą kliniką Allena Carra. Na następnych stronach znajdziesz ich listę.

Kliniki Allen Carr's Easyway

POLSKA

WARSZAWA

ul. Wilcza 12 B lok. 13, 00-532 Warszawa
Tel.: 0 22 621 36 11
Terapeuta: Anna Kabat
E-mail: info@allen-carr.pl
Website: www.allen-carr.pl, www.allencarr.com

Sesje rzucania palenia metodą Allena Carra odbywają się regularnie w Warszawie, Krakowie, Gdańsku, Poznaniu, Wrocławiu i Katowicach. Aktualne terminy dostępne są na stronie internetowej kliniki.
Seminaria antynikotynowe dla pracowników firm i korporacyjne projekty antynikotynowe dostępne są na terenie całej Polski.

Informacja o ofercie korporacyjnej: Kinga Balter, mobile: 0 601 898 201.

CENTRALA Allen Carr's Easyway

Park House, 14 Pepys Road, Raynes Park, London SW20 8NH
Tel.: +44 (0) 208 944 7761
E-mail: mail@allencarr.com
Website: www.allencarr.com

Międzynarodowe biuro prasowe
Tel.: +44 (0) 7970 88 44 52
E-mail: jd@statacom.net

AUSTRALIA

NORTH QUEENSLAND

Tel.: 1300 85 11 75
Terapeuta: Tara Pickard-Clark
E-mail: nqld@allencarr.com.au
Website: www.allencarr.com

SOUTH AUSTRALIA

Tel.: +61 (0) 8 8341 0898
lub 1300 88 60 31 (linia bezpłatna)
Terapeuta: Dianne Fisher
E-mail: wa@allencarr.com.au
Website: www.allencarr.com

SOUTH QUEENSLAND

Tel.: 1300 85 58 06
Terapeuta: Jonathan Wills
E-mail: sqld@allencarr.com.au
Website: www.allencarr.com

SYDNEY, NEW SOUTH WALES

Tel./Fax: 1300 78 51 80
Terapeuta: Natalie Clays
E-mail: nsw@allencarr.com.au
Website: www.allencarr.com

VICTORIA, TASMANIA, ACT.

Tel.: +61 (0) 3 9894 8866
lub 1300 790 565 (linia bezpłatna)
Terapeuta: Gail Morris
E-mail: info@allencarr.com.au
Website: www.allencarr.com

WESTERN AUSTRALIA

Tel.: 1300 55 78 01
Terapeuta: Dianne Fisher
E-mail: wa@allencarr.com.au
Website: www.allencarr.com

AUSTRIA

Sesje prowadzone są na terenie
całej Austrii
Bezpłatna infolinia i rezerwacja:
0800RAUCHEN (0 800 7282436)
Tel.: +43 (0) 3512 44755
Terapeuta: Erich Kellermann
z zespołem
E-mail: info@allen-carr.at
Website: www.allencarr.com

BELGIA

ANTWERPIA

Koningin Astridplein 27
B-9150 Bazel
Tel.: +32 (0) 3 281 6255,
Fax: +32 (0) 3 744 0608
Terapeuta: Dirk Nielandt
E-mail: easyway@dirknielandt.be
Website: www.allencarr.com

BUŁGARIA

Tel.: 0800 14104 / +359 899 88 99 07
Terapeuta: Rumyana Kostadinova
E-mail: rk@nepushaveche.com
Website: www.allencarr.com

CHILE

Tel.: +56 2 4744587
Terapeuta: Claudia Sarmiento
E-mail: contacto@allencarr.cl
Website: www.allencarr.com

CYPR

Tel.: +35 77 77 78 30
Terapeuta: Kyriacos Michaelides
E-mail: info@allencarr.com.cy
Website: www.allencarr.com

DANIA

Sesje prowadzone są na terenie całej Danii
Tel.: +45 70267711
Terapeuta: Mette Fonss
E-mail: mette@easyway.dk
Website: www.allencarr.com

EKWADOR

Tel./Fax: +593 (0) 2 2820 920
Terapeuta: Ingrid Wittich
E-mail: toisan@pi.pro.ec
Website: www.allencarr.com

ESTONIA

Tel.: +372 733 0044
Terapeuta: Henry Jakobson
E-mail: info@allencarr.ee
Website: www.allencarr.com

FINLANDIA – otwarcie 2010

Website: www.allencarr.com

FRANCJA

Sesje prowadzone są na terenie całej Francji
Tel.: +33 (4) 91 33 54 55
Terapeuta: Erick Serre z zespołem
E-mail: info@allencarr.fr
Website: www.allencarr.com

GRECJA

Sesje prowadzone są na terenie całej Grecji
Tel.: +30 210 5224087
Terapeuta: Panos Tzouras
E-mail: panos@allencarr.gr
Website: www.allencarr.com

HISZPANIA

MARBELLA
Sesje prowadzone są w języku angielskim
Terapeuta: Charles Holdsworth Hunt
Tel.: +44 8456 187306
E-mail: stopsmoking@easywaymarbella.com
Website: www.allencarr.com

HOLANDIA

Sesje prowadzone są na terenie całej Holandii
Allen Carr's Easyway
'stoppen met roken'
A.C.E. Nederland BV
Buurserstraat 214-216,
7544 RG ENSCHEDE
The Netherlands
Tel.: (+31) 53 478 43 62,
(+31) 900 786 77 37
E-mail: info@allencarr.nl
Website: www.allencarr.com

HONG KONG

Terapeuta: Rob Groves
Tel.: +852 2911 7988
E-mail: stopsmoking@eventclicks.com
Website: www.allencarr.com

INDIE

BANGALORE i CHENNAI
Tel.: +91 (0) 80 41540624
Terapeuta: Suresh Shottam
E-mail: corp@easywaytostopsmoking.co.in
Website: www.allencarr.com

IRLANDIA
DUBLIN i CORK
Lo-Call (From ROI) 1 890
ESYWAY (37 99 29)
Tel.: +353 (0) 1 499 9010 (4 lines)
Terapeuta: Brenda Sweeney
z zespołem
E-mail: info@allencarr.ie
Website: www.allencarr.com

ISLANDIA
REYKJAVIK
Tel.: +354 553 9590
Terapeuta: Petur Einarsson
E-mail: easyway@easyway.is
Website: www.allencarr.com

IZRAEL
Sesje prowadzone są na terenie
całego Izraela
Tel.: +972 (0) 3 6212525
Terapeuci: Ramy Romanovsky,
Orit Rozen, Shahaf Ashkenazi,
Kinneret Triffon
E-mail: info@allencarr.co.il
Website: www.allencarr.com

JAPONIA
Sesje prowadzone są na terenie
całej Japonii
Tel.: +81 3 3507 4020
Terapeuta: Miho Shimada
E-mail: info@allen-carr.jp
Website: www.allencarr.com

KANADA
Seminaria prowadzone są w Toronto
i Vancouver
Programy antynikotynowe dla firm
dostępne są na terenie całej Kanady
Bezpłatna infolinia: 1 866 666 4299
/ +1 905 8497736
Terapeuta: Damian O'Hara
E-mail: info@theeasywaytostopsmoking.com
Website: www.allencarr.com

KOLUMBIA
BOGOTA
Tel.: +57 1 245 6910
Terapeuta: Jose Manuel Duran
E-mail: easywaycolombia@cable.net.co
Website: www.allencarr.com

LITWA
Tel.: +370 694 29591
Terapeuta: Evaldas Zvirblis
E-mail: info@mestirukyti.eu
Website: www.allencarr.com

ŁOTWA
Tel.: +371 67 27 22 25
Terapeuci: Anatolijs Ivanovs,
Eriks Migacevs
E-mail: info@allencarr.lv
Website: www.allencarr.com

MAURITIUS
Tel.: +230 727 5103
Terapeuta: Heidi Houreau
E-mail: allencarrmauritius@yahoo.com
Website: www.allencarr.com

MEKSYK
Sesje prowadzone są na terenie
całego Meksyku
Tel.: +52 55 2623 0631
Terapeuci: Jorge Davo,
Mario Campuzano Otero
E-mail: info@allencarr-mexico.com
Website: www.allencarr.com

NIEMCY
Sesje prowadzone są na terenie
całych Niemiec
Bezpłatna infolinia i rezerwacja:
08000RAUCHEN
(0 800 07282436)
Tel.: +49 (0) 8031 90190 0
Terapeuta: Erich Kellermann
z zespołem
E-mail: info@allen-carr.de
Website: www.allencarr.com

NORWEGIA
OSLO
Tel.: +47 93 20 09 11
Terapeuta: Rene' Adde
E-mail: post@easyway-norge.no
Website: www.allencarr.com

NOWA ZELANDIA
NORTH ISLAND – AUCKLAND
Tel.: +64 (0) 9 817 5396
Terapeuta: Vickie Macrae
E-mail: vickie@easywaynz.co.nz
Website: www.allencarr.com

SOUTH ISLAND – CHRISTCHURCH
Tel.: +64 (0) 3 326 5464
Terapeuta: Laurence Cooke
E-mail: laurence@easywaysouthi-
sland.co.nz
Website: www.allencarr.com

PORTUGALIA
PORTO
Tel.: +351 22 9958698
Terapeuta: Ria Slof
E-mail: info@comodeixardefumar.com
Website: www.allencarr.com

ROSJA
MOSKWA
Tel.: +7 495 644 64 26
Terapeuta: Fomin Alexander
E-mail: info@allencarrmoscow.ru
Website: www.allencarr.com

ST. PETERSBURG – otwarcie
2010/2011
Website: www.allencarr.com

RPA
Sesje prowadzone są na terenie
całej RPA
Rezerwacja: 0 861 100 200
15 Draper Square, Draper St,
Claremont 7708
CAPE TOWN
Dr. Charles Nel
Tel.: +27 (0) 21 851 5883,
Mobile: 083 600 5555
Terapeuci: Dr. Charles Nel, Dudley
Garner, Malcolm Robinson z zespołem
E-mail: easyway@allencarr.co.za
Website: www.allencarr.com

SERBIA
BELGRAD
Tel.: +381 (0) 11 308 8686
E-mail: office@allencarr.co.yu
E-mail: milos.rakovic@allencarrser-
bia.com
Website: www.allencarr.com

SINGAPUR
Tel.: +65 6329 9660
Terapeuta: Pam Oei
E-mail: pam@allencarr.com.sg
Website: www.allencarr.com

SŁOWENIA – otwarcie 2010
Website: www.allencarr.com

SZWAJCARIA
Sesje prowadzone są na terenie
całej Szwajcarii
Bezpłatna infolinia i rezerwacja:
0800RAUCHEN (0800 / 728 2436)
Tel.: +41 (0) 52 383 3773,
Fax: +41 (0) 52 3833774
Terapeuta: Cyrill Argast
z zespołem
Tel.: 0 800 386 387
E-mail: info@allen-carr.ch
Website: www.allencarr.com

SZWECJA
GÖTEBORG
Tel.: +46 (0) 8 24 010 0
E-mail: info@allencarr.nu
Website: www.allencarr.com

MALMÖ
Tel.: +46 (0) 40 30 24 00
E-mail: info@allencarr.nu
Website: www.allencarr.com

SZTOKHOLM
Tel.: +46 (0) 7 35 00 01 23
E-mail: info@allencarr.nu
Website: www.allencarr.com

TURCJA
Sesje prowadzone są na terenie
całej Turcji
Tel.: +90 212 358 5307
Terapeuta: Emre Ustunucar
E-mail: info@allencarrturkiye.com
Website: www.allencarr.com

USA
Sesje prowadzone są na terenie
całych Stanów Zjednoczonych
Bezpłatna infolinia i rezerwacja:
1 866 666 4299
Seminaria prowadzone są
w Nowym Jorku i Los Angeles
Seminaria dla firm dostępne na terenie
całych Stanów Zjednoczonych
Adres korespondencyjny:
1133 Broadway, Suite 706,
New York. NY 10010
Terapeuci: Damian O'Hara,
Collene Curran
E-mail: info@theeasywaytostopsmoking.com
Website: www.allencarr.com

WĘGRY – otwarcie 2010
Website: www.allencarr.com

WIELKA BRYTANIA
Bezpłatna infolinia i rezerwacja:
0 800 389 2115

LONDYN
Park House, 14 Pepys Road,
Raynes Park, London SW20 8NH
Tel : +44 (0) 20 8944 7761,
Fax: +44 (0) 20 8944 8619
Terapeuci: John Dicey,
Sue Bolshaw, Colleen Dwyer,
Crispin Hay, Emma Hudson,
Rob Fielding, James Pyper
E-mail: mail@allencarr.com
Website: www.allencarr.com

AYLESBURY
Tel.: 0 800 0197 017
Terapeuci: Kim Bennett,
Emma Hudson
E-mail: kim@easywaybucks.co.uk
Website: www.allencarr.com

BELFAST
Tel.: 0 845 094 3244
Terapeuta: Tara Evers-Cheung
E-mail: tara@easywayni.com
Website: www.allencarr.com

BIRMINGHAM
Tel./Fax: +44 (0) 121 423 1227
Terapeuci: John Dicey, Colleen Dwyer,
Crispin Hay, Rob Fielding
E-mail: easywayadmin@tiscali.co.uk
Website: www.allencarr.com

BOURNEMOUTH
Tel.: 0 800 028 7257 /
+44 (0) 1425 272 757
Terapeuci: John Dicey, Colleen Dwyer,
Emma Hudson, James Pyper
E-mail: easywayadmin@tiscali.co.uk
Website: www.allencarr.com

BRIGHTON
Tel.: 0 800 028 7257
Terapeuci: John Dicey, Colleen Dwyer,
Emma Hudson, James Pyper
E-mail: easywayadmin@tiscali.co.uk
Website: www.allencarr.com

BRISTOL
Tel.: +44 (0) 117 950 1441
Tearpeuta: Charles Holdsworth Hunt
E-mail: stopsmoking@easywaybri-
stol.co.uk
Website: www.allencarr.com

CAMBRIDGE
Tel.: 0 800 0197 017
Terapeuci: Kim Bennett,
Emma Hudson
E-mail: kim@easywaybucks.co.uk
Website: www.allencarr.com

CARDIFF
Tel.: +44 (0) 117 950 1441
Terapeuta: Charles Holdsworth Hunt
E-mail: stopsmoking@easywaybri-
stol.co.uk
Website: www.allencarr.com

COVENTRY
Tel.: 0 800 321 3007
Terapeuta: Rob Fielding
E-mail: info@easywaycoventry.co.uk
Website: www.allencarr.com

CREWE
Tel.: +44 (0) 1270 501 487
Terapeuta: Debbie Brewer-West
E-mail: debbie@easyway2stopsmo-
king.co.uk
Website: www.allencarr.com

CUMBRIA
Tel.: 0 800 077 6187
Terapeuta: Mark Keen
E-mail: mark@easywaycumbria.co.uk
Website: www.allencarr.com

DERBY
Tel.: 0 800 0197 017
Terapeuta: Debbie Brewer-West
E-mail: debbie@easyway2stopsmo-
king.co.uk
Website: www.allencarr.com

EXETER
Tel.: +44 (0) 117 950 1441
Terapeuta: Charles Holdsworth Hunt
E-mail: stopsmoking@easywayexeter.co.uk
Website: www.allencarr.com

GUERNSEY
Tel.: 0 800 077 6187
Terapeuta: Mark Keen
E-mail: mark@easywaylancashire.co.uk
Website: www.allencarr.com

HIGH WYCOMBE
Tel.: 0 800 0197 017
Terapeuta: Kim Bennett,
Emma Hudson
E-mail: kim@easywaybucks.co.uk
Website: www.allencarr.com

ISLE OF MAN
Tel.: 0 800 077 6187
Terapeuta: Mark Keen
E-mail: mark@easywaylancashire.co.uk
Website: www.allencarr.com

JERSEY
Tel.: 0 800 077 6187
Terapeuta: Mark Keen
E-mail: mark@easywaylancashire.co.uk
Website: www.allencarr.com

KENT
Tel.: 0 800 028 7257
Terapeuci: John Dicey, Colleen Dwyer,
Emma Hudson, James Pyper
Website: www.allencarr.com

LANCASHIRE
Tel.: 0 800 077 6187
Terapeuta: Mark Keen
E-mail: mark@easywaylancashire.co.uk
Website: www.allencarr.com

LEEDS
Bezpłatna infolinia: 0 800 804 6796
Terapeuta: Rob Groves
E-mail: stopsmoking@easywayyorkshire.co.uk
Website: www.allencarr.com

LEICESTER
Tel.: 0 800 321 3007
Terapeuta: Rob Fielding
E-mail: info@easywayleicester.co.uk
Website: www.allencarr.com

LIVERPOOL
Tel.: 0 800 077 6187
Terapeuta: Mark Keen
E-mail: mark@easywayliverpool.co.uk
Website: www.allencarr.com

MANCHESTER
Tel.: 0 800 804 6796
Terapeuta: Rob Groves
E-mail: stopsmoking@easywaymanchester.co.uk
Website: www.allencarr.com

MILTON KEYNES
Tel.: 0 800 0197 017
Terapeuci: Kim Bennett,
Emma Hudson
E-mail: kim@easywaybucks.co.uk
Website: www.allencarr.com

NEWCASTLE/NORTH EAST

Tel./Fax: 0 800 077 6187
Terapeuta: Mark Keen
E-mail: info@easywaynortheast.co.uk
Website: www.allencarr.com

NORTHAMPTON

Tel.: 0 800 0197 017
Terapeuci: Kim Bennett,
Emma Hudson
E-mail: kim@easywaybucks.co.uk
Website: www.allencarr.com

NOTTINGHAM

Tel.: 0 800 0197 017
Terapeuci: Kim Bennett,
Emma Hudson
E-mail: kim@easywaybucks.co.uk
Website: www.allencarr.com

OXFORD

Tel.: 0 800 0197 017
Tearapeuci: Kim Bennett,
Emma Hudson
E-mail: kim@easywaybucks.co.uk
Website: www.allencarr.com

PETERBOROUGH

Tel.: 0 800 0197 017
Terapeuci: Kim Bennett,
Emma Hudson
E-mail: kim@easywaybucks.co.uk
Website: www.allencarr.com

READING

Tel.: 0 800 028 7257
Terapeuci: John Dicey, Colleen Dwyer,
Emma Hudson, James Pyper
Website: www.allencarr.com

SCOTLAND
GLASGOW i EDYNBURG

Tel.: +44 (0) 131 449 7858
Terapeuci: Paul Melvin,
Jim McCreadie
E-mail: info@easywayscotland.co.uk
Website: www.allencarr.com

SHEFFIELD

Freephone: 0 800 804 6796
Terapeuta: Rob Groves
E-mail: stopsmoking@easywayyorkshi-
re.co.uk
Website: www.allencarr.com

SHREWSBURY

Tel.: +44 (0) 1270 501 487
Terapeuta: Debbie Brewer-West
E-mail: debbie@easyway2stopsmo-
king.co.uk
Website: www.allencarr.com

SOUTHAMPTON

Tel.: 0 800 028 7257
/ +44 (0) 1425 272 757
Terapeuci: John Dicey, Colleen Dwyer,
Emma Hudson, James Pyper
E-mail: easywayadmin@tiscali.co.uk
Website: www.allencarr.com

SOUTHPORT

Tel.: 0 800 077 6187
Terapeuta: Mark Keen
E-mail: mark@easywaylancashire.co.uk
Website: www.allencarr.com

STAINES/HEATHROW

Tel.: 0 800 028 7257
Terapeuci: John Dicey, Colleen Dwyer,
Emma Hudson, James Pyper
Website: www.allencarr.com

STEVENAGE

Tel.: 0 800 019 7017
Terapeuci: Kim Bennett,
Emma Hudson
E-mail: kim@easywaybucks.co.uk
Website: www.allencarr.com

STOKE

Tel.: +44 (0) 1270 501 487
Terapeuta: Debbie Brewer-West
E-mail: debbie@easyway2stopsmoking.co.uk
Website: www.allencarr.com

SURREY

Tel : +44 (0) 20 8944 7761
Terapeuci: John Dicey, Sue Bolshaw,
Colleen Dwyer, Crispin Hay,
Jenny Rutherford, Emma Hudson,
Rob Fielding, James Pyper
E-mail: mail@allencarr.com
Website: www.allencarr.com

SWINDON

Tel.: +44 (0) 117 950 1441
Terapeuta: Charles Holdsworth Hunt
E-mail: stopsmoking@easywaybristol.co.uk
Website: www.allencarr.com

TELFORD

Tel.: +44 (0) 1270 501487
Terapeuta: Debbie Brewer-West
E-mail: debbie@easyway2stopsmoking.co.uk
Website: www.allencarr.com

WŁOCHY

Sesje prowadzone są na terenie
całych Włoch
Tel./Fax: +39 (0) 2 7060 2438
Terapeuta: Francesca Cesati
E-mail: info@easywayitalia.com
Website: www.allencarr.com

Dotychczas wydawnictwo BETTERS wydało

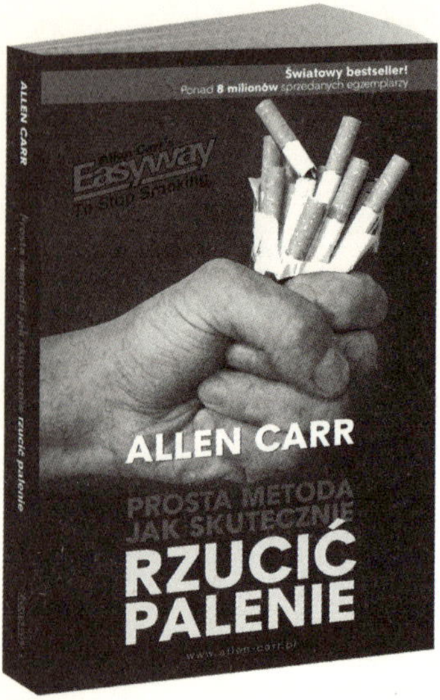

Rok wydania: 2007
Format: 123 x 195 mm
ISBN: 978-83-926159-4-1
Cena detaliczna: 29,90 zł

Rok wydania: 2008
Format: 123 x 195 mm
ISBN: 987-83-926159-7-2
Cena detaliczna: 29,90 zł

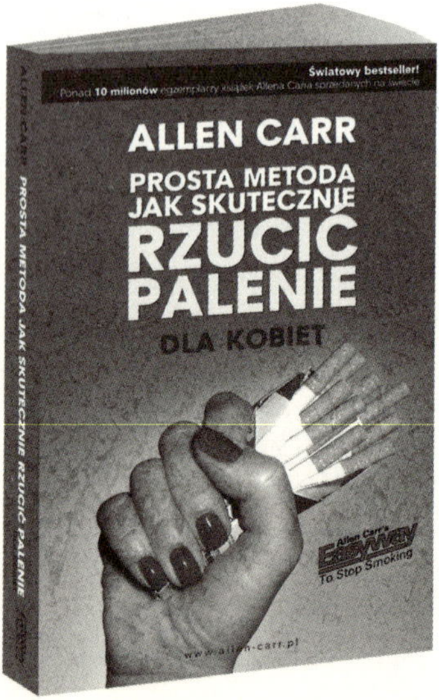

Dotychczas wydawnictwo BETTERS wydało

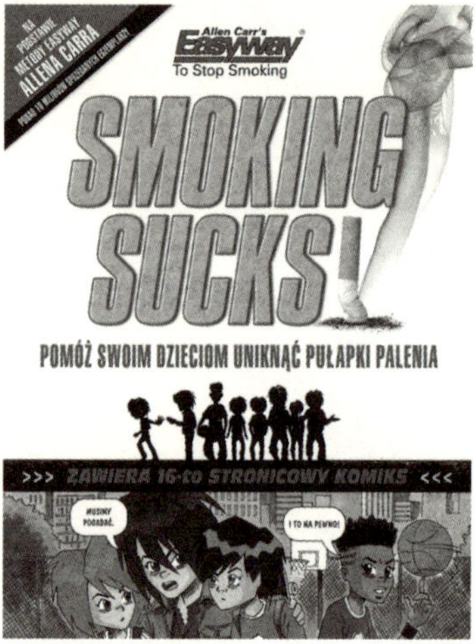

Rok wydania: 2008
Format: 215 x 280 mm
ISBN: 987-83-926159-0-3
Cena detaliczna: 19,90 zł